医疗服务的政治经济学

英国国家
医疗服务系统
从哪里来，
到哪里去

（第二版）

The Political Economy of Health Care

Where the NHS Came from and Where it Could Lead, 2e

[英]朱利安·图德·哈特 著　　林相森　丁煜 译

格致出版社　　上海人民出版社

谨将此书献给玛丽
感谢你所做的一切

中文版序

　　非常感谢林相森博士和丁煜博士将我的《医疗服务的政治经济学：英国国家医疗服务系统从哪里来，到哪里去》（第二版）翻译成中文。这一定是件极其困难的任务，有时甚至是不可能完成的。 那为什么还要翻译？ 根据我在南威尔士的一个煤矿小社区的一生从医的经历写出的一本书，对处于中国文化和社会中的医疗从业人员能有什么帮助呢？毕竟，我所工作的社区只有 2 000 人左右，即使南威尔士也只不过有300 万人口，而中国的人口是它的 453 倍，文明历史也比它多几千年。

　　如果你想要一个简短的回答，那就是：英国这个小国是世界上第一个走上工业资本主义道路的国家，它可能正成为第一个走向这条道路终点的国家，不管终点那儿是什么。 我们早期的工业资本主义的经历正在世界上其他地方重复着，虽然规模更大，但其影响跟查尔斯·狄更斯（Charles Dickens）、罗伯特·特雷塞尔（Robert Tressell）和埃米尔·左拉（Emile Zola）在 19 世纪时描述的非常相似。 从资本主义一开始，第一个全面的医疗服务系统就开始产生了，这个系统由政府提供资金，向全体国民提供服务。中国现在正在建立自己的医疗服务系统，它很快就会成为世界上最大的系统。 如果你们想知道某些想法和做法会将你们引向何处，一个聪明的办法就是看一看这些想法和做法最初出现在哪里，看看那里发生过什么。

　　当英国的国家医疗服务系统 （National Health Service，简称NHS）在 1948 年开始建立时，医疗服务变成了英国全体居民的一项人权，个人免费享用，资金来源于所得税。 对于超过 90% 的人来说，医疗服务不再是一种需要购买的商品。 医生们不再需要依靠向患者收费来维生。 对医疗服务所带来的经济负担或利润的关心，从患者本人和医生转移到了国家，由选举产生的议会成员向全国人民负责。 医疗服务的费用由税收来支付，而每个人的税收金额是由个人财富的多少决定的，医疗服务则根据个人的需要分配给每个人。

这为建立一种完全不同于商品市场的新的医疗文化和医疗服务的政治经济系统奠定了物质基础，本书对这两方面都有描述。这种新型的医疗文化发展迅速，很快就替代了之前被称作医疗专家主义的医疗服务行业文化。这种进步在此前的政治经济系统中从未出现过。在 2006 年出版的本书第一版中，我不但分析了医疗服务行业的市场失灵问题，还证明了一种新的医疗服务文化和政治经济系统可能会出现并替代市场。据我所知，在所有的英文书籍中，我的书是第一本进行这种研究的。

在 2010 年，本书的英国出版商布里斯托大学政策出版社（The Policy Press）同意出版本书的第二版。到目前为止，我还不能说本书引起了正统的卫生经济学家们的兴趣。正如一位伟大的美国作家所言："如果一个人的收入来源于他对某些事物的不理解，想让他理解这些事就太困难了。"不仅仅是收入，很多人的事业，常常好像都取决于对某些有重大意义的事物的不理解。对于那些不仅遭受灾难性疾病的袭击，还要承担为治疗（不管是否有效）支付医疗费用的巨大经济后果的家庭来说，有些事物是显而易见的。其他事物，虽然同等重要，但可能不那么显而易见。比如，尽管在过去 30 年中政府一直坚持施加压力使英国的医疗服务转向市场，英格兰的 NHS 也只不过将总工作量的 5%（或最多大约 15% 的非急救外科手术），让给了盈利性供应商，虽然商业文化现在已经占据了几乎全部负责 NHS 管理和计划的工作人员的主流思想地位。中央计划体制遵循着工业的大规模生产的模式，这使得医疗服务被割裂成单独的片段，忽略了个人医疗服务的连续性，破坏了社会团结。社会团结半个多世纪前源于南威尔士煤矿社区，是 1948 年诞生的 NHS 的基础。

到 1913 年第一次世界大战的前夜为止，南威尔士的男人大多数都从事煤及钢、铁、铜等金属的生产。整个社区都依赖于这些产品的销售。作为大英帝国势力基础的皇家海军和商业船队也依赖于这些产品的销售。直到德国的潜艇击沉了大部分蒸汽驱动的轮船，使得燃油替代煤炭作为船只的动力，之前的依赖关系才发生改变。我们的预付

费、免费享用的医疗服务模式就来自于这些工业社区中出现的团结的社
会文化。 在这些工业社区，人们不断地为了获取基本医疗服务、教
育、住房、患病补贴和老年人的养老金而斗争。 这些成为了后来由政
府提供医疗服务的起点，它在世界历史中的两个关键阶段开始受到承
认：在1910年至1914年期间。 那时，激进的工会主义和对社会主义
单纯却深厚的信仰在全世界的工业化地区有强大的势力，受到了广泛的
欢迎。 毫无疑问，国家福利制度的出现，无论是第一次世界大战之前
出现的基本形式，还是第二次世界大战法西斯战败以后出现的高级形
式，很大程度上要归功于不断成长起来的专业人士组成的中产阶级的启
蒙。 但更重要的因素是担忧：担心越来越不公平的社会可能会变得极
其不稳定。 向所有人免费提供医疗服务就是一个有效的社会稳定器。
即使是美国，可能很快会发现也需要它。

当这些担心退去以后，我们发现这种进步是很脆弱的，它只有专业
人士的启蒙思想支持，而完全忽略或者否定了这种进步诞生时产生的团
结的文化。 在发展中国家通过建立国家所有制来实现社会转型的过分
简化的设想在20世纪70年代开始遭遇了严重的挑战。 通过市场来配置
投资的其他方法的物质基础消失了，而随着商品生产的自动化的发展，
劳动者的势力和信心逐渐消失。 到了20世纪90年代，英国所有的公共
服务都遭到了攻击，陷入将其每个可能盈利的职能都市场化的危险。

在所有的国家制度中，NHS一直是受到最广泛欢迎的。 一旦人们
体验过免费医疗服务，他们就不愿意丢掉它。 但要达到相同的目标，
办法可能不止一个。 其中一个最好的办法是把工作交给一些出名的热
爱医疗工作的人。 工党政府在1997年的以巨大的绝对优势赢得了大
选，选民指望工党政府来停止18年来对战后社会共识的偏离。 但医疗
服务行业却被比以往更快、更深入地推向了市场。

真理是具体的，我的意思是，科学的真理永远是相对的，从来不是
绝对的，永远是不完整的。 在我们接受它们之前，一定要对照现实对
其进行实证检验。 在医疗服务这个领域，我们一定要对照由真实的人
和问题组成的现实，通过很多年的连续观察，对可能的真理进行检验。

在我年轻时所信奉的想法中，只有两个在我变老了之后还保留在我的信念中，我现在对这两个想法的信奉更加强烈。 我信奉社会团结。 可持续发展的社会依赖于各种财富的分享，而不是依赖于为了自己的利益巧取豪夺。 我信奉质疑。 一个理论无论看起来是多美，它与真理的一致性只有经过不断的实践检验才能知道，实践检验离不开历史上真实时间内在真实的地方的真实的人。

团结需要以信任作为基础，信任一直被认为与质疑相对立。 这本质上是一种宗教观念，在成熟的社会中是站不住脚的。 信任和质疑组合起来，加上对证据的尊重，将成为比单独使用远远更加有效果和有效率的武器。 当代的物理学可以把物质和运动当成同一过程的两个方面，并通过实验来证实。 为什么政治科学就不可以这样呢？

本书中讲到的故事大部分来源于一个小国的一个小地方的经历，但我相信它们揭示的真相对于任何一演变中的社会都有用。 不过，读者们不能仅仅是看看，而要认真思考它们如何与自己的人民、地方和历史联系起来。 否则的话，它们也许完全无用。

对于本书中文版的反馈，不管有多尖锐，我都感兴趣。 只要我能够保持大脑的功能[*]，我将回复读者的每一封邮件。

朱利安·图德·哈特

2013 年 11 月

juliantudorhart1927@yahoo.co.uk

参考文献

Upton Sinclair. *I，Candidate for Governor，and How I Got Licked*. Published 1934，reprinted by University of California Press 1994.

---

[*] 本书作者生于 1927 年，已经年逾八十。 ——编者注

缩略语

字母缩写	英文全称	中文名称
ADHD	attention-deficit hyperactivity disorder	注意力缺陷多动症
A & E	accident & emergency	急诊
BBC	British Broadcasting Corporation	英国广播公司
BMJ	*British Medical Journal*	《英国医学杂志》
EBM	evidence-based medicine	基于证据的医学
EU	European Union	欧盟
FDA	Federal Drugs Administration	联邦医药管理局
FSA	Farm Security Administration(US)	农场保障管理局(美国)
FSA	Financial Services Authority(UK)	金融服务管理局(英国)
GP	general practitioner	全科医生
HCA	health care assistant	医疗助理 *
ICC	International Cochrane Collaboration	国际 Cochrane 合作组织**
IMF	International Monetary Fund	国际货币基金组织
ISTC	Independent Sector Treatment Centre	独立治疗中心***
IT	information technology	信息技术
JAMA	*Journal of the American Medical Association*	《美国医药学会期刊》
MRC	Medical Research Council	医学研究委员会
MRSA	methicillin resistant *Staphylococcus aureus*	抗甲氧西林金黄色葡萄球菌
NHS	National Health Service	英国国家医疗服务系统
NICE	National Institute for Clinical Excellence	英国国家医疗质量标准署****
OECD	Organisation for Economic Co-operation and Development	经济合作与发展组织
PBR	payment by results	按成果计酬
PCT	Primary Care Trust	基本医疗信托基金
PFI	Private Finance Initiative	私人融资行动
QOF	Quality and Outcomes Framework	质量与结果评价框架*****
RCGP	Royal College of General Practitioners	全科医生皇家学院
TUC	Trades Union Congress	行业工会联合会
UN	United Nations	联合国
WB	World Bank	世界银行
WHO	World Health Organization	世界卫生组织
WTO	World Trade Organization	世界贸易组织

---

* 医疗助理在注册护士等专业人员指导下从事帮助病人进食、洗漱、穿衣等非医疗活动，及测量体温、脉搏等监控病人状况的简单医疗活动。 ——译者注

** 世界上最大的致力于制作和保存高质量的系统性记录，从而提升卫生保健干预效果，并系统评价可行性的国际组织。 ——译者注

*** 由私人拥有的治疗中心，与英国国家医疗服务系统签约向病人提供免费医疗服务。 ——译者注

**** 英国的医疗卫生服务标准制定的法定机构，主要负责新药物和新医疗技术的评估，设立药物目录内用药和医疗技术的临床使用标准，拥有决定药物和医疗技术是否进入国家药物报销目录的法定权力。 ——译者注

***** 这是一套反映全科医疗服务质量的指标体系，通过对具体指标赋予一定分数实现定量化评价，并按总的分数向全科医生支付报酬。 ——译者注

代序

朱利安·图德·哈特(Julian Tudor Hart)秉承严谨的学术态度，完全以事实为依据，研究了自英国国家医疗服务系统(NHS)诞生以来与其相关的事情。他追溯了 NHS 的历史，回顾了它的演变过程，特别是那些与 NHS 管理制度相关的改变，以及日益强化的专业化分工的变化。事实上，这种日益明显的专业化发展与 NHS 的创建者的初衷和目的是矛盾的。

近些年来的医疗工作人员的"产业化"趋势，与 18 世纪英格兰发生的变化很相似。那时，医护人员在医疗服务市场上是相互竞争的关系。他认为，影响整个医疗行业及其每个人的消费主义理念，其实与公众对同舟共济的健康事业的信仰是背道而驰的，这一信仰在当今社会仍占有不可动摇的地位。

他分析了 NHS 的形成原因，尤其值得一提的是，他预言第二次世界大战期间出现的大量平民伤亡会促成一次对国家需要的彻底的重估。他的深刻见解充分展示了社会因素、政治因素和军事因素如何相互作用并创造出了生命力如此长久、如此广受欢迎的社会制度。本书讨论的不仅仅是 NHS，还讨论了这个系统存在 60 多年以来背后的那些相互冲突的原则和观念。

托尼·本(Tony Ben)
前英国工党议会成员和内阁成员

第二版前言

本书的第一版出版于 2006 年，书中所提出的主要的趋势性预测都得到了现实的证实。世界各国都在按照商业模式改造各自的医疗服务体系，使医疗服务越来越偏离公共物品的性质。这种转变得到了政府及盈利性服务提供商的支持，它实际上已经成为全世界各国政府的主导战略。

美国就是这种转变的主导者，但其商业化的医疗服务市场却成了一个失败的例子。市场化战略的推销者，不得不把目光放到其他国家，来寻找支持他们论点的证据。英国政府，最先由保守党执政，然后由新工党执政，在各自的执政期间建立了英国国家医疗服务系统（NHS），成了医疗市场化最有影响力的实验基地。他们认为，这种制度一定会展示其巨大好处，具体表现在服务质量、以货币度量的价值、劳动生产率等方面，从根本上来讲，这些好处产生于市场竞争、消费者选择、产业化和追求利润的动机。不幸的是，医疗服务机构会设法保护商业秘密，政府也会避免暴露工作的失误，甚至是失误的可能性，所以没有人能够系统地搜集到官方或者民间的、足以让我们得出结论的相关数据。[1]因此，我们只能利用有限的资料尽可能做出最好的判断，所依据的信息包括：医学文献、公共医疗服务部门和政府部门的资料、来自部分可以信任的新闻媒体的资料，以及来自我们认识和信任的同行的资料。从这些信息来看，与把钱直接付给之前已经存在的公共医疗服务机构相比，把用于医疗服务的支出的钱交给商业性供应商，所导致的最好的结果是不能提高医疗服务的质量，最差的结果则是严重打击医疗服务人员的士气，并可能扭曲患者对医疗服务过程的理解。尽管如此，商业化的、竞争性的医疗服务制度，仍然有很多有力的支持者，他们向我们保证，如果让我们的商业化改革继续深入下去，他们的方案一定会奏效。 这些人拥有一些政治力量，他们将继续利用政治力量影响我们的医疗服务制度。

2008 年上半年，放松管制的金融市场崩溃了，这个灾难始于美国和英国，在这两个国家中，政府都是依靠市场竞争来解决所有问题的。 对利润动机的盲目信任，是导致灾难的原因。 迷信利润动机，就是用简单的个人贪婪来代替复杂的社会智慧。 全世界的人都已经达成了一个基本的共识，他们通过个人经历认识到了这一点。 他们知道了，年收入达数百万的专家们已经不再拥有正直和社会责任感这些优秀的品质了，这些专家本来应该用这些优秀品质回报社会的。 人们发现，他们必须多为自己考虑，不能指望专家们。 对于社会中最弱势的那些人来说，尤其如此。

当今世界已经步入了一个前所未有的危机时代。 我们同时面临三种全球性危机：全球贸易危机、全球气候和自然资源危机，以及信念危机。 所有的人类活动都服从于为社会中的少数人积累财富这样一个单一的目标，而衡量一个人的价值不再是他能为社会做什么，而是他有能力消费什么——这就是当今的信念。 医疗服务领域的很多危机就产生于这样的大背景，因此，要解决医疗领域的问题，我们需要改变这个大背景。

本书第一版出版四年以来，我的看法已经得到了证明。 通过研究自 1948 年到 80 年代早期主要从礼物经济的形式运行的 NHS，通过研究在那个时期医疗服务人员与病人之间关系，我们发现，完全可以找到更好的经济、政治和文化的安排，来改变现有的状态，从而解决医疗服务领域的问题，以及整个社会的问题。

本版所做的修改

跟上一个版本一样，本书可以用两种不同的速度阅读。 书的正文部分是自成体系的论述，尽量少地出现支持论点的实际数据，而注释和参考文献部分则提供了大量的经验证据和相关的讨论和观点。

由于本人从未全职进行学术研究，我的分析是从个人经验出发。我在相对艰苦的环境中从事医疗服务工作，我人生的大部分时间都是在同一个地方度过的，面对同一类人群，每天阅读一些英文期刊。我在自己的所见所闻中寻找与自己工作相关的证据。我是负责基本医疗的全科医生，也是把病人转交给专科医生的推荐人，我的服务对象是以煤矿工人及其家属为主的 2 000 人组成的社区。医疗服务的目标就是改变人们的疾病过程。从书本到书本的理论研究已经很多了，我们非常缺少的是从真实经历中获得新的思想。

尽管高度抽象的理论可以不以大量的实践为基础，但是如果要让它有广泛的有用性，理论一定要与现实紧密联系在一起。真正的经济学家和真正的社会学家必须像我认为的那样，以礼物经济中的合作生产为主题。也许他们确实已经开始这样做了。[2] 在专科医疗服务方面，或者在全科与专科医疗的重新整合方面，我无法提出权威的言论，毕竟我的经验主要是在全科医疗领域。不过，专科医疗及其与全科医疗的整合，是一个急需研究的问题，它需要的不是纯粹的学术研究者，需要的是将理论和现实中的探索试验结合起来的新一代的创新者。我能做的就是提出几个例子，从而说明完成这种整合需要做出哪些变革。

我们可以在地下往上观察煤矿，也可以从采掘现场往下观察煤矿。自下而上的视角有优势，也有严重的不足。让我感到惭愧的是，我撰写本书第二版的最后几周才得以抽出时间看查尔斯·韦伯斯特（Charles Webster）关于 NHS 简史的精彩介绍。[3] 他高屋建瓴的观点，与约翰·利斯特（John Lister）更新的研究工作结合起来，肯定比我写出的东西要好。它们是自上而下的审视，本质上反映的是社会主义者的视角。根据他们的说法，我工作在社会的经济基础中。我相信，在社会的经济基础中，我们可以找到重大社会变革的主要动力来源，它推动整个社会朝着进步和文明的方向前进。然而，自下而上的视角在有些重要方面有其不足。韦伯斯特（Webster）的书促使我重新看了我自己写的所有内容，并修改了很多次。

最后，我要表示歉意。我已经是83岁的老人了，却选择了一个应该由比我年轻很多的人去写的主题。比我年轻的人，可能会比我更了解临床医学，以及 NHS 的构建、重新构建和重新分拆的最新进展情况，也可能正工作在某些超负荷和资源不足的岗位上，因而有更多的真实体会。不过，目前好像不存在这样的一个人。因此，只能由我先写，我会尽最大努力写好。我认为，在论证过程中应该用大量的最新的实际数据作为依据，但是我无法做到。作为补偿，我将向读者展示大量有趣的过去的事实和数据，大家对它们很可能并不了解。追溯新思想的起源是很有价值的，但这并不容易做到，即使在互联网日益强大的今天。

为什么研究政治经济学？

对于医疗专业的学生和大多数关心 NHS 的人来说，政治经济学并不是一个有吸引力的研究对象，而他们偏偏是本书的两类主要的目标读者人群。至少从20世纪70年代开始，大多数经济学家在谈论医疗服务的时候，他们都在解释有哪些事情没法做。艾伦·梅纳德（Alan Maynard）实际上将卫生经济学定义为稀缺条件下的选择问题。现代经济学的奠基者威廉·配第（William Petty）和亚当·斯密（Adam Smith）有更积极的看法，他们认为经济学永远脱离不了政治[4]。斯密的《国富论》从现代生产谈起，他更关心如何提高生产效率，对发现生产效率的极限并不那么感兴趣，他不认为经济学会成为没有社会性、与政治无关的纯粹技术。

学生们发现理解和运用人体生物学本身就已经够难了，如果再增加政治经济学的内容，会让他们的学习变得更加困难，更不尽人情。 他们的考试中不大可能出现明显的经济学或者政治学题目。 在毕业后的从业生涯中，他们中的大多数人都想尽量远离这两类问题。 我理解他们的感受，但是如果人们因为厌恶而从政治或者经济工作中抽身，那就相当于给那些不择手段的野心家们留下了空间，这些人并不认为这两个当前腐败的领域有什么不对。 历史上有很多事件都能说明逃避公民责任所导致的后果。 如果我们想让后代过上文明的生活，这个世界就需要改变运行轨迹，远离竞争，走向合作。 我们已经知道了哪些人会反对这种改变。 但是我们知道哪些人会促成这种改变吗？ 我们知道如何实现这种改变吗？ 想要回答这些问题，我们首先要利用现有的经验证据弄清楚我们现在处在什么位置上，怎么来到这个位置上的，以及我们还有什么地方可以去。 我们的行动应该始于我们现在正处于的位置，而不是我们希望自己所处的位置。 我们应该依靠现有的人开始行动，而不是等我们喜欢的人出现的时候再开始。

在媒体的讨论和专业人士的讨论中可以看出，大家一直都谴责医疗服务显然变得越来越不人性化，"技术进步了，但体验下降了"。大约半个世纪以来，这种不满好像一直伴随着以指数速度增长的、以科学进步为基础的医学知识和技术的进步。 科学本身就是使事物变得非人性化的重要力量，这已经成了一种普遍的假设。 但是，医疗人员和患者之间在连续的医疗服务过程中的相互作用关系表明，这种假设是错的。 当两者之间的关系可以摆脱服务提供者—消费者模式而在一个礼物经济中相互合作的时候，当医疗服务的生产被当成实际财富的合作生产，而不是商品的竞争性生产和消费的时候，相互信任的久远传统就可以恢复、扩张并持续下去。 这种传统的重建，应该作为社区和社会团结的重建过程中的一个核心任务，否则社会将是缺乏向心力的。

我的中心论点是，医疗服务的商业化（以及由商业化所导致的产业化）对于这个创造财富的生产领域是不可取的。 对于几乎所有物品和很多种服务来说，利润驱动、极端化的专业分工，以及机器对劳动力的取代，带来了生产率的大幅度提高，尽管那在很多时候对劳动力不利，也错误地引导了投资，还恶化了我们的生存环境。 但是，对于物品和一些个人服务来说，我们确实可以认为人类和环境方面的损失可以被生产效率的提高所补偿，至少在对利润的追求受到国家法律严格限制的情况下是这样的。 通过医疗服务生产出的民众健康改善却是完全另外一回事。 在这一领域，商业化和产业化都是使人困惑且极具破坏性的力量，它们最终会打击医疗人员的积极性和想象力，会把投资从人们最需要的地方转到企业管理人员和投资者能获得最多利润的地方，限制了医学研究人员的想象力，滋生了腐败和欺骗。

为什么研究威尔士？

威尔士面积不大，其常住人口不超过 300 万。 英国也是如此，虽然它曾是强大的全球帝国的中心，但现在只是一个实力位列二流的国家。 因为投资外流，英国多数的制造业都消失了，金融部门毫无道理地大幅膨胀，使我们的国家比其他主要经济体更容易受到投机力量的冲击。 以威尔士这个规模虽小且是非代表性的地区的经验为基础，去写一本谈论全球规则的书，似乎不太合理。 此外，几乎完全根据一个已经没有理由继续存在下去的煤矿社区中的有限经验，去写一本以医疗服务的整体为研究对象的书，似乎也是不合理的。

对于写书的人来说，总是要选择一个切入点的。 我们为什么不能从建立在真实的地方的真实人的医疗服务的创新性制度开始写呢？ 这些人中的大多数幸运地遇上了 NHS，目睹了以煤炭为基础的产业的衰落，经历了一个新的以知识为基础的经济的起步阶段。 我从 1952 年开始从事医疗服务工作，在那个时候，新的医疗体系正刚刚开始形成，工作条件和方法基本上也没什么变化，19 世纪晚期以来的条件和方法一直延续着。 我因此实际上经历了 NHS 的诞生和发展到目前为止的整个过程。 对这个系统的每一次进步与倒退，我都清楚。 对开始在小范围应用的应用医疗技术，如何扩大其应用范围，直至今天成为主流技术，我也了如指掌。 这种历史的视角审视有助于避免我们对于未来有过于乐观判断，从这种视角来观察现实也是一种很好的方法，与自上而下的观察一样，可以获得更宽的视野。 这两种方法，我们都需要。

我认为，那些被公共服务私有化的力量完全控制的国家的经历更有说服力。 这些国家，比如，阿根廷、智利、俄罗斯、波兰、希腊以及非洲和亚洲的很多国家，都经历了国家或者城市层次的暴乱。 国际货币基金组织、世界贸易组织和世界银行把芝加哥学派经济学家的自由市场理念强加给这些国家，完全不顾当地的历史和文化。 在有些国家，这种私有化过程已经造成了生与死的巨大差别，带来的影响不仅反映在医院的病床上，还反映在大街上、监狱中和审讯室中。 我没有相关经历，因此不能写这方面的书，而市面上已经有几本相当不错的这类书了。[5] 相反，威尔士是 NHS 制度所蕴含的理念的最初发源地。 在第二次世界大战之后的几十年中，NHS 为世界上其他发达国家提供了政府筹资且政府拥有的免费医疗服务系统的一个主要的典范。 由于公开商业化的美国医疗系统被世界上其他国家当作市场失败的现实例子，英国不愿意照搬美国的制度，自从 20 世纪 80 年代以来，NHS 被政府当作主要的平台，以它为基础引进世界上其他国家的理念，进行医疗服务制度的"改革"。 英国是产业资本主义的发源地，在这里，公有土地私有化了以后就出现了产业工人阶级，他们完全依赖于产业资本所有者的雇用。 南威尔士的炼铁炼铜的山谷，以及煤矿挖掘的山谷，是产业工人阶级最开始出现的地方。 在这些山谷，人们首次建立了由当地人管理的预付费的医疗服务系统。 这个系统的资金是根据个人的经济能力集体收缴的，所提供的服务却是根据个人的需要而分配的，这是走向 NHS 的第一步。

　　煤矿采掘业现在实际上已经从威尔士消失了，而钢铁生产也面临着高度不确定的未来。我们似乎正在步入资本主义的下一个阶段，也是它的最后一个阶段——后工业化社会。在这个社会中，人们将失去只有生产者才有的骄傲，人们被降格为被动的消费者，要么不得不寻找社会团结的新基础，要么试图找回曾拥有但实际上已经失去了的至高无上的地位，最后却以失败告终。在威尔士，我们经历了这个一般性过程的每一个阶段。如果想知道接下来会发生什么，研究一下威尔士就可以知道答案了。

　　威尔士曾有个深厚的传统，即容易出现激进的想法和行动。这种传统到现在几乎看不到了，但是并没有被人们彻底忘记。实现了部分自治的威尔士议会政府，以及苏格兰和北爱尔兰的地区政府，首先开始采取行动纠正医疗服务的商业化政策。而对跨国公司言听计从的英国中央政府，在三届新工党执政期间还固执地坚持医疗服务商业化的政策。其后的下一届政府虽然变成了保守党与自由党组成的联合政府执政，但他们的政策与之前的政策完全走同一条路线。

　　威尔士是 NHS 的诞生地。如果工党和威尔士民族党组成的联盟将来能够在国民议会中控制住局面，威尔士有可能会成为 NHS 的战场。威尔士的工人运动还有能力让它远离欺骗性的新工党的试验，回归到民主社会主义的道路上，也能通过在后工业化阶段的真正多元化的社会中的 NHS，让大家看到这句口号的现实意义，看到 NHS 强调公共服务的文化，看到重新出现的对社会团结的追求。

　　真理是具体的。我觉得，以一个小国家为对象的研究所得到的基本结论，能够为大多数国家建立医疗服务系统提供借鉴意义。保守地讲，这种意义至少在初始阶段是存在的，只要人们不彻底忽略各个国家间存在着的巨大的历史和文化差异。也正是考虑到这些差异，我在描述威尔士的基本医疗服务早期历史的时候写得比较详细，目的是要展示一些证据，帮助人们理解在其他地方都需要什么才能使其实现，并鼓励大家找到适合自己的道路。

　　本书第一版在 2006 年出版的时候，我对很多朋友和同事的建设性批评表示了感谢。 在这里，我要对在本书第二版写作过程中给予慷慨和耐心帮助的人表示诚挚的谢意，他们是托尼·本（Tony Ben）、格拉汉姆·瓦特（Graham Watt）、本·哈特（Ben Hart）、托尼·贝多（Tony Beddow）、史蒂维·史蒂文森（Stevie Stevenson）和 安迪·泰特（Andy Tate）。

朱利安·图德·哈特

2010 年 7 月

julian@tudorhart.freeserve.co.uk

www.juliantudorhart.org

注 释：

　　［1］旧金山市的 Kaiser Permanente(KP)医疗项目（Feachem，G. A.，Sekhri，N. K.，White，K. L.，"Getting more for their dollar：a comparison of the NHS with California's Kaiser Permanente"，*British Medical Journal* ，2002，324：135—143）提供了仅有的一条重要证据，它选取了形形色色的美国医疗市场中的一部分，将其与 NHS 进行了运行绩效方面的比较。 根据 Feachem 教授的研究，KP 以比 NHS 更低的价格提供了更优质的服务。 令人奇怪的是，他的合作者之一 Kerr White 教授是毕生倡导建立一个服务于所有美国人的全国性医疗体系。 而 KP 的项目并不是整个美国医疗服务系统的代表，它表面上是非赢利性的，利润只出现在财务报表中，并不属于股东。 但是，大多数利润显然被医疗服务人员和行政人员分走了。 KP 被认为是美国目前最有远见的、规模最大的医疗机构。 但是，把它与 NHS 进行比较显然是不合适的，NHS 是一个全国性的系统，而 KP 只是单独的一家大型法人单位。 除此之外，这项对比性研究的很多其他方面也让人对其结论产生高度质疑。 比如，它的研究方法太落后，远远达不到发表在同行评审期刊上发表的学术研究论文的水准。

　　与 NHS 不同，KP 并不将某个地理区域内的所有人都作为服务对象。 它的服务对象要么是有一定经济实力的人，要么是所就职的公司集体参加 KP 医疗项目的人，要么就是通过政府提供的项目，比如 Medicare 或 Medicaid，参加 KP 项目的人。 而 NHS 负责向每一个英国市民提供连续的医疗服务(不仅包括急诊)，不管病人经济实力如何，不管其处在什么情况下。 而 KP 不提供精神类疾病的医疗服务，也不向会员家中年纪大的家属提供慢性病治疗服务。 Feachem 等作者也承认，他们的论文并没有用所有疾病混在一起的综合数据进行比较。 他们应该证明：尽管他们用的数据排除了很多重要服务内容(这些被排除的项目给 NHS 带来的经济负担，要大于那些没有被排除的项目)，他们在比较 KP 和

NHS 的效率的时候，是在有可比性的事物之间进行比较；或者，他们在比较时至少考虑了两者之间差异给研究结论带来的影响。他们在进行研究的时候，NHS 和 KP 的所有疾病混合在一起的综合数据都是可以得到的，但为什么他们偏偏没有用？这种做法后果很严重，让我们有充分的理由认为他们的成本比较是无效的。众所周知，美国的治疗成本、护理成本和其他服务的成本，以及美国的药品成本，都远远高于英国。其原因在于，在美国，这些医疗服务或产品的价格是由市场竞争决定的，而在英国，NHS 工作人员和商业性质的服务提供商面对的是买方垄断的政府，由于政府需要最小化成本，而且它在讨价还价能力方面是远远强于 KP 的。这就是 NHS 本身所具有的优势，它是一个由政府组织的产品和服务免费的社会制度，这种制度的目标是满足人们的需要，而不是像商品经济社会那样以获取利润为目标。医疗产品和服务价格在不同国家之间的差别，是判断不同制度效率高低的主要指标（Parkin D. W., McGuire A. J., Yule B. F.. 'What do international comparisons of health care expenditures really show?' *Community Medicine*. 1989；11：116—123）。而医疗产品和服务的价格主要是由作为市场交易者的公共服务系统的讨价还价能力决定的。Feachem 等人的研究消除了医疗产品和服务在价格上的差别，用美国的价格数据调整了 NHS 的数据，计算了在 NHS 以美国的价格运行的条件下对应的全国医疗费用会是多少。他们没有根据 NHS 和 KP 的实际价格数据进行比较。很显然，这篇文章的目的是要证明市场机制比不追求利润的公共服务体制有更高的效率，而各种媒体也是这么解读这篇文章的。实际上，这篇文章的研究方法从一开始就决定了一定会得出这样的结论。

Feachem 把这篇文章的第一个初稿送给一位杰出的同行，Clive Smee 教授，他的建议是不要将这篇文章发表，理由如下：

> 毫无疑问，Kaiser 的人均费用远远高于 NHS 的人均费用。在作者所采用的汇率水平上，在调整所包含的服务项目的差别和人口覆盖情况的差别之后，计算结果显示，NHS 的人均费用仅仅是 Kaiser 人均费用的 60%，NHS 人均费用是 1 161 美元，而 Kaiser 的人均费用为 1 951 美元。如果我们要研究总的医疗费用或者两种系统的宏观效率，调整医疗服务的价格并调整整体价格水平的做法是不对的。NHS 的人均费用是 Kaiser 的人均费用的 60%这一结论也不够准确。如果改变相关假设，比如关于 Kaiser 的利润的处理方式、巨大的行政开支和汇率等的假设，在更合理的假设下，NHS 的人均费用仅是 Kaiser 人均费用的一半……NHS 把公平和全民覆盖作为其目标，而 Kaiser 则完全不予考虑。NHS 所提供的服务内容也远比 Kaiser 全面……根据文章所使用的数据，在人均成本或者宏观效率方面，NHS 是远远优于 Kaiser 的（Smee, C. H., 'What have we really learned from the NHS v Kaiser comparison?', *BMJ* website, Letters，accessed 31 January 2002）。

这篇文章可以用来展示有偏见的研究方案和统计诡辩能导致的所有严重错误。如果文章的作者没有那么大的权力，或者文章的同行评审专家完全按照正常标准审稿的话，没有人能相信这篇文章会发表在一个声誉不错的实行同行评审制度的刊物上。它唯一的重要性在于它是发表在一个有权威性的、实行同行评审的国际医学刊物 *British Medical Journal*（*BMJ*）上，因此被医疗服务市场化改革的倡导者不断地引用。BMJ 网站的留言板上到处是对这篇文章的批评，批评来自于英国和美国的相关领域的专家。到 2002 年 2 月 20 日为止，批评的留言已达 70 页。在文章发表后不久，当时的 *BMJ* 编辑就辞职了，赴任美国最大的医疗公司在英国分部的主管。

［2］Gannon，Z.，Lawson，N.，*Co-Production：The Modernisation of Public Services by Staff and Users*，www. compassonline. org. uk，accessed 1 January 2010。 公共服务中的合作生产的概念应该是最先由 Gail Wilson 提出的（ 'Co-production and self-care：new approaches to managing community care services for older people'，*Social Policy and Administration* 1994；28：236—250）。

［3］Webster，C.，*The National Health Service A Political History*. Oxford University. Press，1998。 我之前已经阅读了 Webster 关于 NHS 历史的官方介绍，也很不错。 但是，在那些书中，他尽可能保留自己观点以保证不超过政府部门能够容忍的程度，我们很理解他的这种做法。 在他的这本简史书中，披露了政府如何制定政策的内幕信息，也揭露了政策制定有的时候是比较随意的，并因此表露了对政策制定者的盲目性的不满，也流露出对少数富有想象力和领导力的人或事的敬意。

［4］Adam Smith 比现在大多数把他当成古典经济学创始人的那些人有更具启发性的观点。 下面就是他对国家的一段讨论：

政府虽然被认为是为了保护私人财产而建立起来的机构，实际上却是为了帮助富人对付穷人，或者说是为了帮助有财产的人对付那些一无所有的人（Smith，A.，*An Inquiry into the Nature and Causes of the Wealth of Nations* (1762)，Oxford：Oxford University Press，1993，p. 143）。

他也讨论了政府的资金来源问题：

每个国家都要每个人为支持政府做出贡献，贡献的程度要尽可能与各自的能力成正比，也就是说，要与在国家的保护之下各自所获得的收益成正比（Smith，A.，*An Inquiry into the Nature and Causes of the Wealth of Nations*，p. 451）。

我们现在把他建议的这个"贡献"叫做税收。

［5］跟我的讨论最相关的书是 Naomi Klein 写的一本好书：*Shock Doctrine：The Rise of Disaster Capitalism*，New York：Metropolitan Books，Henry Holt，2007。

目录

3

一

生产财富的英国国家医疗服务系统

尽管有些医疗服务系统名副其实，因为它们缺乏系统性，但是所有的医疗服务系统都确实能够生产出某些东西。因此，我们可以把各种医疗服务系统都看成生产系统。在其生产过程中，需要可以度量的投入品，它们会带来可以度量的产出品，还会形成一些社会关系。这样来理解的话，我们就可以对以不同方式组织起来的医疗系统进行比较了。

英国的 NHS 诞生于 1948 年，运行到 20 世纪 80 年代初期。20 世纪 80 年代之后，历届政府在这个体系中重新引入工业商品生产的大多数特征和竞争性配给。英国的 NHS 比世界上其他国家的公共医疗服务系统都简单[1]。任何居住在国内任何地方的人，甚至是短期停留的人，只要有医疗或者护理需求，都是这个体系的服务对象。病人与医护人员的所有接触、所有的诊断检查，以及所有的药品和外科手术，无论是发生在家里还是医院，完全是免费的。所有的牙科服务（包括牙齿矫正）、配眼镜、配备助听器以及很多其他的简单的设备，比如拐杖、拐棍和特殊的医用鞋，也都是免费的[2]。在这个医疗系统出现四年之后的 1952 年，患者直接支付一部分费用（卫生经济学中称之为"个人分担费用"或"自付费用"）的做法首次推行。起初，这种个人支付费用的比例比较小，但后来某些服务的自付费用比例变得比较高，最明显的例子就是牙科服务的自付费用。尽管如此，与世界上其他国家相比，英国的 NHS 仍然算得上一个全民享有的服务体系，80% 以上的病人在

1

享用医疗服务时不需要支付任何费用。

　　1948年，英国议会颁布了一个法令，将各种类型的医院几乎全部国有化了。这个法令规定，指定的政府部门要负责雇用和调配医院里的医护人员。这个医疗专业队伍，很快就成为世界上除了苏联红军（Red Army）以外最庞大的劳动团体，而且，到目前为止，仍然是英国最大的劳动团体。法令的第4章列出了一些复杂的原因，并据其规定，全科医生仍然保持自我雇用的独立身份，他们通过与政府签约并获得相应报酬来向社会提供公共服务。但是，至少在初期，这些全科医生的服务内容由其自行确定，政府不进行干预。与此同时，私人行医，仍被保留了合法地位。对于大多数从事健康咨询业务的专科医生来说，私人行医使他们的收入增加不少，有些时候这种收入增加的幅度是非常大的。但对大多数全科医生来说，开私人诊所没有什么吸引力，全科医生的私人行医活动很少，要么彻底消失了，要么变得微乎其微。

　　起初，NHS的所有资金打算从政府税收中拨付。在那个年代，政府税收的主要来源是个人所得税。英国的NHS是由1945年开始执政的工党政府建立的，当时的卫生部部长安奈林·贝文（Aneurin Bevan）是个彻底的社会主义者，他的社会主义信念不仅仅体现在他的言论中，更体现在他的行动上[3]。在信心不足的内阁成员的一再要求之下，一小部分资金（少于5%）从政府捐助的保险金中划拨。即使是这样，居民享有医疗服务的权利并不受付费情况的限制。任何一个人都可以申请一个由本人选择的私人医生，从他那里寻求基本医疗服务[4]。任何一个人都可以由自己的私人医生转诊到医院里的专科医生，且无须支付任何费用，即使这个人从来没有向政府缴纳过保险金。实际上，如果一个需要治疗的人走进全科医生的办公室，我们医生会开始治疗，不考虑病人是否有资格获得服务，也不考虑是否会有人来付钱的问题。在NHS工作的整整40年生涯中，我从来不需要向病人索取费用，也不用担心病人是否有能力承担他们所需要的医疗服务的费用。我从来没有过这种担忧，医院里的专科医生也没有。

NHS 创造了一个特殊的、前所未有的经济体系，这个经济体系多多少少地独立于周围的那些商品市场。 在这个经济体系中，曾经是高价格商品的医疗服务，突然之间变成了价格为 0 的、所有人都可以获得的商品。 经济学家在那个时候告诉我们，如果价格是 0，其需求将是无限大的。 他们认为，这个新的 NHS 看起来完美，但有些不切实际，与人的本性对立，因此注定要失败。 事实是，它并没有以失败告终，反倒成为了一个巨大的成功，尽管在初期遇到了很大困难，但这很正常，毕竟一个适当规模的能够实现合理分配的服务系统需要数年时间才能建立起来[5]。

私人或以盈利为目的的医疗服务虽然一直保持合法地位，但在 1948 年以后减少得非常快，其收入占全国所有医疗支出的比例下降到了 5% 以下。 尽管 20 世纪 80 年代以后，英国政府开始鼓励竞争的商业性医疗服务，从而增加整个行业的竞争，但是，几乎所有的医学专业毕业生都想要且被认为会在 NHS 里工作一辈子，在退休的时候，他们会得到与通货膨胀相挂钩的社会保障金。 在那时的英国，所有的医学专业学生都不需要交学费。 在至少 30 年中，医疗专业人员都追求稳定的工作，要么做专科医生，要么做全科医生。 他们的工作形式虽然不同，但都很稳定，具体的工作形式部分由其个人兴趣决定，但主要还是由以改善整个国家人口的健康为目标的政府投资所决定。 因此，在那个时期，有需要但并不时髦的医学专科，比如，精神病学、老年医学、性传染疾病控制与治疗、早期学习障碍康复，以及重工业或偏远农业地区等地区的医疗工作都能够根据人们的需要得到相应的发展，而不是根据人们的相对富有程度或者这些社区的势力大小得到不同程度的发展。 到 20 世纪 60 年代，全科医生已经大致平均分布到全国各地了，之所以做到这点，是因为政府允许全科医生在贫穷、此前服务缺乏的地区设立行医机构，同时，禁止他们在经济发达且已经过度供给的地区增设医疗机构。 但这种均衡并不是实际上需要的均衡，因为医生的工作负荷在贫穷的地方要比经济发达的地方高很多，因此同样规模的人口在贫穷的地方实际上需要更多的医疗人员，最终，过去的不平等情况总算大致上结束了。 到了20世纪70年代，通过在医疗资源缺乏的地区增加更多的专科医生工作岗位，整个英国专科医生在各地之间的平均分布也得以实现了，至少从人均专科医生数这个角度来看是这样的（但不是考虑了工作负荷后的均衡，这点与全科医生的情况类似）。 在美国之前，英国就已经做到了NHS里所有的外科或其他高技术工作都是由训练有素的全职专科医生来完成，而且所有的人口密集的地方都有这种专科医生。

英国的NHS以礼物经济（gift economy）的形式在全国范围内运行了35年[6]。 商业性医疗活动减少到了极限，到了礼物经济与商业活动之间的边界，不能再少了。 NHS与周围的商品经济隔离开来，得到了最大程度的保护，形成了自己独立的公共服务文化，不再看慈善机构的脸色，形成了合作与信任的关系。

在1948年7月5日，被一致认为重要性高于除了食品和住房以外的所有商品的医疗服务[7]，突然不再是可以赚取利润的商品。 只有在医疗服务难以获得的边远地区，它还是奢侈的商品。 虽然经常有人断言这种制度无法持续[8]，但事实上，它却在不断茁壮成长。 当然，在这个过程中，也有不少困难（最主要的困难是资金获取比较麻烦。 这是个资金需求量大的系统，由于受到民众的广泛欢迎而无法废除，政客们不得不承担起责任，但他们把医疗服务的资金需求放在其他方面的资金需求之后来考虑[9]）。

到了20世纪80年代，实际上所有的卫生经济学家都承认NHS已经成为一种非常节约费用的医疗服务系统，特别是相对于美国那样的市场化医疗服务体系而言[10]。 这个好名声一直持续到20世纪80年代凯恩斯主义经济学在全球衰落的时候。 凯恩斯主义的衰落始于美国总统里根和英国首相撒切尔夫人的自由资本主义的政策。 这些理念和政策很快就传到了承担了更多社会责任的欧洲国家，而且成了发展中国家接受世界银行、国际货币基金组织和受到相同影响的其他机构贷款的前提条件[11]。 NHS的免费服务制度取得了成功,虽然NHS里的医疗人员都不知道他们所做的事情或者所用的东西值多少钱,虽然没有哪所NHS的医院是追求利润的。

在那段时间里,尽管有很多人强烈反对,NHS在政治上好像是坚不可摧的。 1946年,保守党在《国家医疗服务系统法案》(NHS Act)正式成为法律之前的每一个阶段都投了反对票。 从那时到1948年7月该法案开始实施之时,该政党和它的报纸从没有劝阻英国医学会(British Medical Association,简写为BMA)停止威胁,这个学会一直到NHS法诞生的前夜一直威胁要组织全科医生发动一场抵制新制度的运动。 80%的全科医生答应支持这场抵制运动(他们在1912年对劳埃德·乔治(Lloyd George)的保险法提出了同样的威胁,但实际上并没有落实行动,BMA和政府都还记得那件事)。 抵制运动启动三个月之前,BMA终于想清楚了,没有医院里的专科医生的支持,全科医生们实际上未必会履行承诺,于是,不得不放弃了这场运动[12]。 在NHS开始运行的最初几个星期里,所有的医生都加入了NHS系统,95%的英国居民都登记注册了自己的NHS全科医生。 自从NHS诞生之日起,它就大受欢迎,在公众心中占据了深远的、永恒的地位,使得凡是想赢得下一届选举的政党都不敢对它发动直接的攻击。 没有其他的全国性产业获得过如此大的成功。 在所有1945年之后出现的产业中(煤炭、钢铁、铁路、公路运输、港口、电信、天然气、自来水及其他公共设施)只有NHS现在还保持完好无损,这足以证明礼物经济在现实中可以脱离商品市场而兴盛。 在这个礼物经济中,工作人员的工作动力来自于对服务结果的追求,而不是来自于对个人收入或者雇主利润的追求。

大约30年间的实际经验表明,NHS是相对高效的非商业性医疗服务系统,它的宗旨是满足每个人的人权内容之一的医疗服务需要,它的资金来自于累进制税收。 NHS的这些性质和优点,给本书的政治经济学理论研究提供了基础。

"改革"

　　"管理医疗制度"（managed care）[13]产生于美国，它被自 1979 年以来的历届英国政府当成政策目标，他们打算放弃显然反常的礼物经济制度，重新回到把医疗服务当成供给者和消费者之间的交易商品的市场化模式。 但在这种新的模式下，这个系统的资金还是来自于政府，而且所有的英国居民都是服务对象。 这种政策的重新定位被他们的提出者称为"改革"，这个字眼很快就被新闻媒体和评论员接受了，尽管这个词暗含着社会进步而不是倒退之意。 这场所谓的改革，其实就是这个领域内主要的跨国大公司主导的在全世界范围内的攻势的一部分，目的是把由非营利政府机构提供的公共服务转变为追求利润的商业性供应商提供的商品。[14]

　　这场改革始于 20 世纪 80 年代，在那个时候，资本主义和社会主义计划经济之间的意识形态的斗争接近尾声。 西方国家的福利机构失去了存在的必要性，因为他们不再需要让民众满意，这样就给盈利性资金提供了新的机会。 自由党和社会民主党，以及大多数的学者及管理专家的观点，都发生了转变，他们大多接纳了新的思想。[15]

　　在管理医疗制度中，政府被当成集体购买的代表人，从竞争性商业服务供应商那里购买范围广泛的医疗产品和服务。 而公共医疗服务的内容越来越少，其减少的速度，以选民能容忍的程度为限。 到最后，所谓的公共医疗服务，就剩下政府出面购买由追求利润的私人或者企业提供而不是由政府机构提供的产品或服务了。 他们的目标人群是一个个的消费者，但是，患者在使用医疗产品或服务时无需付费的原则不得不保留下来（只要政府还在意选票，就无法改变这个原则），还是由政府支付所有或者大部分医疗费用[16]。 在欧洲，政府付费的项目依国家而不同，患者需要不同程度地分担一部分费用，这主要是针对处方治疗

(prescribed treatment)以及会诊[17]。　之所以采用这种患者分担费用的做法，主要是有些人认为这样更好，但实际上并没有经验证据的支持[18]。

我在整本书中都强调，这种市场交易模型或制度与处于不断发展中的临床现实有严重的冲突。　把它应用在所有单独的临床任务时，比如髋关节置换和白内障手术，可能（尽管我认为未必）会取得成功。　但是，它绝对不能应用于作为综合性整体的医疗服务系统，不管这个系统的服务对象是个人、社区，还是国家。　这个系统中的医疗服务是不能割裂的，不能把长期的结果分割成若干个短期的过程，如果割裂了，提供服务的医疗人员就无法对医疗服务的目的或效果有清楚的认识。　市场交易模型是一个粗糙的模型，如果应用它，医疗服务过程中独立的单个阶段一般不会遭受明显的直接的损失，但是对于整个医疗服务系统来说，这个制度却可能产生明显的错误。　医疗服务系统的宗旨是最大化全体居民的健康水平，也包括动员人们一起参与建设更健康和更幸福的社会。

医疗服务的目标是提高人们的健康水平，临床治疗过程是实现最终目标的手段，它本身并不是最终目标。　市场交易模型不适合医疗服务系统的根本原因在于，有效的医疗服务一直、且越来越需要患者和社区的积极参与，而不仅仅是被动地消费。　有效的医疗服务应该是围绕个人情况展开的一个持续的过程，而不应该是一个个被分割成标准化步骤的片段[19]，对此，我将在接下来的章节中深入讨论这个核心的主题。如果病人只是在各个阶段中的消费者，他们没办法高效地帮助医疗人员生产出更好的健康水平。　负担得起的医疗服务需要积极的、喜欢质疑的群众，他们是健康的协同生产者，他们在喜欢质疑的医疗专业人士的帮助下制定决策，不受他们自己、企业主或药物供应商的商业利益得失的影响。　清楚哪些事情正发生在自己身上并能很好地参与到自己的医疗过程的病人，对于高效率的治疗是非常关键的。　在患病的初期尤其是这样，在这个时期，适合用来解决问题的医疗手段一般都比较简单，而且费用不高，而不合适的医疗手段（很多是过度的提前治疗）可能非常费钱，而且对健康的负面影响很大。

如果病人成为消费者，他们会对与其有商业关系的服务提供者保持适当的不信任。 但是，也可能会因为绝望而冒险去相信他们。 因此，医疗服务市场中的消费者难免会在轻信和质疑之间摇摆不定。 病人的决策受到病症和恐惧的影响，而不是以理性和证据为根据。

医学的合理应用需要一个非商业性的、后工业化的礼物经济的生产模式。 很显然，这种模式获得了广大民众的巨大支持[20]，以至于到目前为止还没有哪个政党敢公开反对它或者把回归市场模式当作政治话题来讨论。 每一步想把医疗服务商业化的倒退，都是靠欺骗和暗地里偷偷行动完成的[21]。 这个新的礼物经济的基础已经潜伏在每个医疗服务系统中了，尽管医疗专业技术人员仍然相信他们只有在商品生产和销售的约束下才能工作，尽管他们相信专业化的过程分割和不成熟的产业化是不可避免的。 一个管理有序的礼物经济能够释放医学的活力，将想象力从约束中解放出来，从而可以让医学进步根据病人的需要理性地得到应用，根据实际情况有创造力地处理问题，而不是用来最大化市场机会。 一个合作性的礼物经济本身并不能解决所有健康问题，但它可以通过清除掉所有商业利益而使问题的解决大大地简化，因为它可以让医疗工作人员直接地面对和处理疾病和不幸，根据理性而不是商业利益决定事情的先后，并放开思维，在更广的范围内寻找解决办法，而不是在割裂后的每个单独的生产环节内寻找。

利润动机和工作满足感

在医疗服务领域，如果不引进可能致命的传染病——利润动机，亚当·斯密的看不见的手就不会起作用。 我们可以从销售人员那里学习如何处理利润动机，但从医生或者护士身上发现这种动机实在是令人无法接受的，不管是对他们自己来说，还是对患者来说。 在所有的国家里，总是有一些政治家们不明白有效的医疗服务制度不需要其他的动机。 只要给他们足够但不必过高的薪水，只要有良好的教育制度让他们不用担心自己和子女巨大的教育费用，做好自己的工作所带来的满足感，以及给人们带来的看得见和看不见的健康和幸福水平的提高，这些就是大多数医疗专业人员的更强大的动力，它们远比给成熟经济中本来有不错收入的他们提高收入更重要。 不理解这一点的人，根本不配在医疗服务体系的主管部门工作[22]。 NHS 生产出来的应该是财富，但不是以商品形式出现。

我不标榜自己所展现的是现代的卫生经济学，所谓现代的卫生经济学最多只是古典经济学的修改版，只不过用复杂的条件代替了原来最原始的假设。 各所大学的图书馆里有很多那样的书供感兴趣的人借阅。它们对于制定合理决策以解决某些特定的问题可能会有用，但无法解决整个医疗服务系统的不合理问题。 古典经济学简直跟生产健康改善的医疗服务毫不相干。 它只研究以利润为目的的交易，对在不断进步的文明社会中如何合理地应用科学技术并没有什么帮助。

我也不标榜自己在政治上保持中立的。 古典经济学的创立者威廉·配第和亚当·斯密以及富有经验的、在国际上广受尊重的晚期古典经济学家约翰·肯尼思·加尔布雷思（John Kenneth Galbraith），都承认如果不考虑政治环境，没有哪个经济系统能被我们认识清楚。 而且，加尔布雷思还提出，没有哪个声称自己是政治中立的经济学家是可以信任的，这个世界上从来没有过这样的人。 经济系统，以及关于它们如何运行的理论，是从人类的选择推导出的人类行为模型，经济规律并不是自然界的规律。 虽然自然界的规律不能简单地被人类强大的意志而改变，但它们能够且已经被人类行为的全球变化所改变，这种改变曾经在历史上的关键转折期发生过多次，而我们现在正处在这样的关键时期。 据我观察，大多数人好像还在等待银行家和企业高管们找出利润足够高的方法来拯救我们的社会和星球，并认真地开始落实到行动上，但我相信他们很快就会放弃此打算。

所有的经济系统都是政治性的经济系统，这两个词本来就是不可分割的。 但是，19 世纪末，艾尔弗雷德·马歇尔（Alfred Marshall）提出了一个新观点：经济学家是置身于道德争论之外的，他们是技术性专家，所做的判断不涉及价值判断，只跟数据有关，而这些数据则只是用来度量和表现物质世界的。 根据他的观点，经济学研究就可以忽略政治因素。 1999 年，对利润动机不利的重要的证据出现在 *New England Journal of Medicine* 这本刊物上，激烈的讨论很快就充斥着读者来信栏目。 没有一个为利润动机辩护的人能够提出有力的事实证据，来支持他们的观点，他们的信念已经达到了宗教信仰的层次。 下面的一段话来自其中的一封来信：

> 认为自由市场的原则不适用于医疗服务行业，就跟认为万有引力定律不适用于地球上某些物体一样荒谬。支持这个说法的人简直就跟坚持哥白尼之前的提出宇宙观一样……当金钱变成行为目标的时候，所有的人都可以成为赢家[23]。

写这封信的医生是大多数同代人的代表，他们都是弗里德里希·哈耶克（Friedrich Hayek）、米尔顿·弗里德曼（Milton Friedman）和芝加哥经济学派正宗的信徒。 但正如当时在世界市场上表现出色的很多人一样[24]，他对于自己的判断盲目自信了。 社会的领导者总是说他们不得不做出痛苦的选择。 而他们所说的痛苦，不是对于他们而言的，也不是对于他们的朋友而言的，而是对于所有的其他人而言的。 为了让经济进步，他们必须变得铁石心肠，不在意短期的结果，比如大量的失业或让某些劳动技能变得一文不值。 因为从长期来看，这样可以创造出更多的财富。 诚然，这样自然可以增加那些靠自己的财产生活的人的收入，但是也可以间接地增加受雇于人者的收入。 除此以外无路可走。

对利润驱动的世界的信仰本身就是主要的问题。 在这个世界中，经济理论并没有用经验事实给予充分的检验，也没有对它的预测能力进行检验，也没有用它来解释或解决数目庞大的、呈指数增长的现实世界中的问题。 哥白尼之前的宇宙学在解释和预测现实世界中的现象和事件的时候变得无能为力，随着更多的新人看到越来越多的这些现象和问题，人们就逐渐放弃了这些学说。 在医疗卫生领域，越来越明显的一个结论是：当金钱成为人们的目标的时候，人人都会遭受损失，穷人们失去了紧急治疗以外的其他所有医疗服务，富人们失去了平和的心态，医生们失去了正直的人格[25]。 社会中的财富向上转移了，并没有向下转移，而且是快速大量地转移，不是慢慢地转移。 到 1996 年，358个亿万（美元）富翁所拥有的财富相当于全世界最穷的 45% 的人口（23 亿人）的收入总和[26]，两极分化的过程在当今社会以更高的速度推进。几乎在所有的地方，财富都越来越集中于极少数人手中，这些人拥有并控制全球的经济。

这个世界并非只能如此。 本书将在以下章节以一种新的角度探讨医疗服务的问题，它是一个生产系统，生产出的不是用来买卖的商品，而是全球文明共同进步的过程中更多和更好的人生。 这个系统已经证明了它的有效性，即便是它尚处在初级的形态。 在这个系统中，即使是美国的读者也会有信心——医生或者护士不会被奴化；所有的人都可以自己选择他们的家庭医生；全科医生会在需要的时候免费上门服务；没有专门的委员会负责筛选哪些病重的人或者年纪大的人可以获得免费的治疗[27]。 英国医学协会现在对 NHS 原则的支持程度，与 60 年前反对它的程度简直差不多[28]。 毕竟，人们会通过实践提高对问题的认识。

注 释：

[1] 商品是在市场上出售的产品或者服务，其价格由需求和竞争决定。 产品和服务作为礼物提供给别人时，并不能算是商品，提供礼物的目的就是要给予帮助。 一个朋友做了一双要出售的鞋，就等于制造了一件商品。 同样一双鞋，如果他送给自己的孩子作为礼物，它就不是商品。 在我后面的讨论中，你们会发现这种显然很简单的差别是非常重要的。

[2] 牙科服务是 1948 年 NHS 免费制度解体的第一个捍卫者，也就是第一个被挑战的服务项目。 其本质原因是，牙科服务一直不能像身体其他部位的医疗一样被认真对待。

另外一个原因是，NHS 中的牙医是根据他们提供的每项服务的市场价格费用得到报酬（相当于患者直接付费），而不是像全科医生那样，以一个标准费用作为人均费用，再乘以他负责的注册人口的数量来确定其报酬。 口腔健康和其他部位的健康同样重要。 在很多地区，属于 NHS 的牙科医生已经基本找不到了，因为私人行医，尤其是从事牙科美容，比在 NHS 里工作挣的钱要多很多。 但是，至少在威尔士，牙科医生仍然是受 NHS 管理的职业，这与私人行医的趋势相反。 威尔士的英国牙医协会（British Dental Association）主任 Stuart Geddes 说，牙科收费不够公平，妨碍人们获取必要的牙科治疗，也违背了 NHS 免费使用的基本原则。 目前，45%的威尔士成年人需要支付牙齿治疗的费用，每次治疗费用从 12 英镑到 177 英镑不等。 根据 2007 年的数据，威尔士 NHS 如果实行免费的牙科服务的话，每年将需要政府支付 2 670 万英镑。 威尔士的 NHS 牙科收费已经稳定在每人 12 英镑这个水平上，这个价格是年龄在 25—60 岁之间的人的检查费用（这项服务对于年龄低于 25 岁或高于 60 岁的人是免费的）。 在英格兰，这个价格涨到了 16.20 英镑（Brindley，M.，'All patients in Wales should receive free MHS dentistry in a bid to improve the nation's oral health，a dentists' leader urged last night'，*Western Mail*，25 August 2008）。

［3］英国读者通常有两个关于 Aneurin Bevan 的问题。 第一个问题，他们不知道怎么念他的名字。 威尔士人的名字 Aneurin 应该读作"an eye rin"而不是"an urine"。 它可被缩写为"Ni"，更经常被缩写为"Nye"。 第二个问题，人们经常把他与他在工党的劲敌之一、强大的右翼工会的强势人物和保守派新闻媒体的红人 Ernest Bevin 相混淆。

［4］2009 年，由美国的共和党和保险公司的代言人发动的一场充斥着谎言的反对 Barack Obama 总统的运动，他们极力否定他的极端温和的医疗改革方案，这是历史上最近的一次靠谎言妖魔化美国 NHS 的事件。 最早的类似例子之一，就是有些人说英国居民不再能够自己选择合适的私人医生。 事实上，英国人一直拥有选择全科医生的自由，这种自由从来就没有受到过威胁。

［5］Webster，C.，'Overthrowing the market in health care: the achievements of the early National Health Service'，*Journal of the Royal College of Physicians*（London）1994；28：502—507。

［6］Titmuss，R. M.（Oakley，A.，Ashton，J.，eds），*The Gift Relationship：From Human Blood to Social Policy*，1970 年初版，Virginia Berridge，Vanessa Martlew，Gillian Weaver，Susan Williamsand Julian Le Grand，London：London School of Economics and Political Science，新增章节后 1997 年再版。 Titmuss 比较分析了英国和美国两个国家使用输血用血浆的经济效果。 在英国，血浆对病人是免费的，来自于志愿者的无偿献血；而在美国，几乎所有的输血用血浆都需要病人付费，它由商业性提供者从有偿献血者那里获得。 英国国家血浆服务中心（National Blood Transfusion Service，简写为 NBTS）是一个在第二次世界大战期间建立的政府服务机构，它在和平时期组织和招募大量志愿者，是与 NHS 并行的系统。 利用 20 世纪 60 年代以来的数据，Titmuss 研究发现英国的方案所需要的成本更低，带来的服务质量却更高，血液中含有污染物的风险也更低，污染物主要是肝炎病毒（艾滋病毒在很久之后才出现）。 至少在英国，极少有人对此结论提出质疑（Darnborough，J.，'What price blood?'，*Lancet* 1974；1：861）。 到了 20 世纪 80 年代，商业性供应商到处敲门，非法的内部买卖高价值的血液产品（血浆制品，不包括输血用血浆），成了国内医疗行业中一个严重的问题。 在新西兰，政府曾打算在输血用血浆领

域改变原来的礼物经济，并加入市场竞争。　于是，找了 345 个先后献血的人进行了调查，98％的人给出了有效回答。　调查结果显示：一半以上的人反对利用血液谋取利润；71％的人担心这项服务被商业化以后，血液的质量会出问题；41％的人表示如果血液产品被当作获取利润的商品他们将不再献血；而 10％的人表示要重新考虑以后是否还继续献血（Howden-Chapman, P., Carter, J., Woods, N., 'Blood money: blood donors's attidudes to changes in the New Zealand blood transfusion service', *British Medical Journal* 1996；312：1131—1132）。　从那以后，来自于输血用血浆的血浆制品成了 NBTS 非常赚钱的副产品，这使人们害怕英国的制度很快就会变得跟美国的制度没有区别。（Oakley, A., 'Blood donation-altruism or profit?', *British Medical Journal* 1996；312：1114）。　一些卫生经济学家积极建议人体器官商品化，在有效的、甚至是从道义角度来看优先的合法的市场上进行买卖（Taylor, J.S., *Stakes and Kidneys: Why Markets in Human Body Parts are Morally Imperative*, Aldershot: Ashgate, 2005；Cherry, M.J., *Kidney for Sale by Owner: Human Organs, Transplantation and the Market*, Washington, DC: Georgetown University Press, 2005）。据我所知，Titmuss 从来没有把"礼物关系"发展为更为一般性的经济制度选择，但很显然，这是可能的。　事实上，美国的一些经济学家确实曾经认真地考虑过它，当然，最终它还是被否决了。

　　[7] Ching, P., 'User fees, demand for children's health care and access across income groups: the Philippine case', Social *Science & Medicine* 1995；41：37—46；和 Mocan，H.N., Tekin, E., Zax, J.S., 'The demand for medical care in urban China', *World Development* 2004；32：289—304。　两项研究都证明了，在实行付费制度的市场体系中，消费者对医疗服务的需求弹性是很低的。　对于穷人来说，医疗服务是必需品，超过对其他产品或服务的需要，其收入弹性很低，大约为 0.3。

　　[8] 代表性的人物有 Frangcon Roberts（*The Cost of Health*, London: Turnstile Press, 1952）和 Enoch Powell（*A New Look at Medicine and Politics*, London: Pitman Medical, 1966）。

　　[9] 在 NHS 建立后的几年，各大主要政党的领导人都相信报纸上的说法，认为免费服务的制度一定会难以为继。　一个保守党的政府组建了一个皇家委员会（Royal Commission），即吉尔博委员会（Guillebaud Commission）来调查这个问题，他们满怀信心地认为医疗开支肯定是个巨大的数字。　调查之后的报告于 1956 年出版了（*Report of the committee of Enquiry into the cost of the National Health Service*, Cmd 9663, London: HMSO, 1956）。　这份报告得出的结论与之前很多人的预期恰恰相反：NHS 总体看来资金不足，但是对已有资金的利用效率却非常高。　主要基于这个原因，收到这份报告的保守党部长 Ian Macheod 没有费什么力气就说服他的政党接受了 NHS 的原则，开始了长达 30 多年的政治共识。　2001 年，由政府组织、一位银行家担任主席的委员会公布了万利斯报告（Wanless Report）。　根据这份报告的估计，在过去 26 年中，与欧盟国家在医疗方面的平均投资金额相比，英国的 NHS 投资金额少了 267 万亿英镑（Lancer 2001；358：1971）。

　　[10] 尽管美国卫生经济学家 Alain Enthoven 一直努力并卓有成效地倡导由 NHS 回归到市场经济，把英国的医疗服务重塑为可以买卖的商品。　但他也承认欧洲国家的公共服务系统，特别是 NHS，一般比美国市场化的医疗服务体系覆盖更广，更有效率。　在美国的医疗服务体系中，大型的医疗商业机构占主导地位。（Enthoven, A., 'International comparisions of health care systems: what can Europeans learn from Americans?', pp

57—71 in OECD Social Policy Studies 7，Health care Systems in Transition，Paris：OECD，1990）。 他相信并宣称，只要美国的医疗服务市场以大公司为主体，美国的医疗服务市场就会比 NHS 的礼物经济更节约成本。 他及其支持者一直破坏 NHS 免费的医疗服务的形象。 可是，没有人能够提供证据来证明他们的新市场化制度的现实效果。

[11] 这个灌输过程的第一步开始于一本论文集中的文章，OECD Social Policy Studies 7，Health care Systems in Transition，Paris：OECD，1990。 其中，论文的作者有医疗服务市场竞争制度的主要倡导者 Alain Enthoven，也有其他的质疑者。

[12] 专科医生加入 NHS 是因为只有政府资金可以提供长期的医院服务，而专科医生需要它们来支持他们的工作。 我已经在我的一本书中对此做了全面的介绍：*A New Kind of Doctor*（London：Merlin Press，1988）。

[13] 早期的提倡参见 Enthoven，A.，*Reflection on the Management of the National Health Service：An American Looks at Incentives to Efficiency in Health Services Management in the UK*，Occasional Papers 5，London：Nuffield Provincial Hospitals Trust，1985 和 Enthoven，A.，*Theory and Practice of Managed Competition in Health Care Finance*，New York：North Holland Publishing，1988。 最早的学术性批判，参见 Fairfield，G.，Hunter，D. J.，Mechanic，D.，Rosleff，F.，'Managed care：origins，principles and evolution'，British Mecical Journal 1997；314：1823—1826。

[14] 下面举个公共—私人合作机构（public-private parterships，简写为 PPPs）的代表性例子。 Guy's & St Thomas 基金会医院信托基金，是伦敦一个重要的 NHS 医学院医院联合体，它与一家名为 Serco 的私人企业建立了一个平分股份的公共—私人合作企业，名称为"GSTS Pathology"。 这个公司的目标是获得整个英格兰病理服务市场的 30% 份额（Davie，E.，'Consultant voices fears about ambitious private partnership'，bmaNews，14 November 2009）。 根据维基百科提供的信息，Serco 是成立于 1929 年的美国无线电公司（Radio Corporation of America）在英国的分支机构。 现在为 Norfolk 和 Norwich 两地的 NHS 医院、莱切斯特皇家医院（Leicester Royal Infirmary）和威肖医院信托（Wishaw Hospital Trusts）提供管理服务，还服务着 Bradford、Stoke-on-Trent 和 Walsall 三地的地方教育局，英国国家物理实验室，四个监狱，两个移民转移中心（immigration removal center），电子标签系统，伦敦码头区的轻轨运营，英国皇家空军的弹道导弹早期预警系统，英国皇家空军在 Brize Norton、Halton、Northolt 和 Ascension 岛等地的基地；它也是为位于 Aldermaston 的原子武器基地提供服务的三家公司之一；它和另外一家公司共同服务英国皇家海军在 Portsmouth、Devonport 和 Clyde 河的基地，以及英国其他原来的公共服务企业。 除了这些，它还在加拿大、澳大利亚、欧盟的其他国家和中东地区有很多经营项目。 所有的这些项目，包括与 NHS 有关的，都以商业秘密为理由保护起来，不接受公众的审查。 这个例子说明了商业机构与政府之间典型的关系，而这种关系得到了英国的所有主要政治党派的公开或者非公开的支持。

[15] 攻击采用了多种形式，具体的形式与预期的抵抗程度有关，但经常是暴力式的，特别是在拉丁美洲。 在英国采取的则是渐进的方法，而且效果很好，这主要是因为工党及其工会基本没有什么有效的抵制行为。

[16] 向患者收费是 1952 年以后逐渐推行的一种做法，这是对免费服务原则的背离。它主要由当时的财政部长 Hugh Gaitskell 推动，但受到了 Bevan 的坚决反对。 更详细的

历史参见 Charles Webster 介绍 NHS 历史的著作，*The Health Services since the War.
Vol. 1. Problems of Health Care：The National Health Service before 1957*，London：
HMSO，1988。

[17] 在北美，会诊是指两个医生为了讨论问题而组织的会谈。 在英国，会诊是指医生（或者其他医疗技术人员）与病人之间进行的会谈，这在北美被称为"visit"。 在英国，"visit"的意思是医生到病人的家中进行会诊。 在本书中，我采用这些词汇在英国的含义。

[18] "患者交费是必要的且可以有效控制医疗费用"这一假设的成立，依赖于医疗服务的市场交易模型的有效性。 Evans 和 Barer 在 1990 年指出，正是在美国这个医疗收费最高、最普遍的国家，医疗费用过去是、现在也是明显失控的（Evans, R. G., Barder, M. L., 'The American Predicament'，OECD Policy Studies 7, *Health Care Systems in Transition*，Paris：OECD，1990，pp 80—85）。 即使是相对低的收费，都会妨碍人们服用必要的处方药品，在经济发达的国家，比如英国，是这样的（Beardon, P. H. G., McGilchrist, M. M., McKendrick, A. A. et al., 'Primary non-compliance with prescribed medication in primary care'，*British Medical Journal* 1993；307：846—848）在贫穷的国家更是如此，而且有的时候可能造成更为可怕的后果（Editorial, 'Charging for health services in the third world'，*Lancet* 1992；340：458—459）。 在欧洲，不同国家的病人收费标准是有差别的，这种差别反映了民众压力对互助型医疗体制的偏好与政治家对市场交易模型的选择之间的政治力量对比情况。 1987 年的一项研究表明，法国的药物支出中有大约 34%是由个人支付的，比利时大约是 30%，英国大约是 27%，意大利大约是 25%，荷兰大约是 9%，德国大约是 10%。 这个比例在不同国家之前的差别大体是稳定的（Missialos, E., 'Tables of data on the EEC pharmaceutical industry, prescribing and co-payments'，International Association for Health Policy Conference 论文，Bishop's Stortford，October 1993）。

[19] Hart, J. T., 'Two paths for medical practice'，*Lancet* 1992；340：772—775。

[20] 英国在 2005 年的一项代表性的民意调查显示，89%的人反对医疗服务的商业化供给（Lister, J., 'The reinvention of failure'，*Guardian*，20 July 2005）。 到目前为止，尚没有证据表明这方面有了什么变化。 在 2009 年，只有 7%的全科医生认为由商业性公司来提供医疗服务是个不错的办法，而 86%的全科医生的看法则完全相反。 在被问到另外一个问题，即"如果把 NHS 服务交给市场，你会不会担心当地 NHS 服务的未来？"时，94%的人回答"会"，只有 6%的人回答"不会"（*GP Magazine* 读者调查，June 2009）。

[21] 大多数的工党都是这样：其成员总是把 NHS 当成他们所理解的社会主义的具体化，因为公共所有权和责任正是社会主义的核心。 自从工党成立的初期开始，每年的大会的选票就一直是他们关注的终极目标。 在 2001 年，工党领导人计划在 7 月 28 日召集一场名为全国政策论坛（National Policy Forum）的会议，从而避免在他们的年度大会上讨论私有化的政策。 太多的这种论坛由此就出现了（代表们能发挥的作用最多就是提建议），有效地避免了私有化问题出现在年会的议题中。 到那时为止，该党的成员人数从 1997 年的 42 万人下降到 2001 年的 25.4 万人，下降幅度达 16.6 万人（*Tribune*，29 June 2001）。 从那以后，该党成员人数一直在下降，现有人数最多只剩原来的三分之一了。

[22] 在 Margaret Thatcher 下台后不久，前卫生部首席科学家 Peter Woodford 博士在谈论 Thatcher 政府时说，"……我很反对这届政府的信念，他们认为人们努力工作、认真工作的动机只有一个，那就是钱或者说对物质的欲望。"（*Guardian*，31 January 1994，收录于 *LRD Fact Service* 1994；56：17—18）

[23] Menendes, R., *New England Journal of Medicine* 1999；341：1769。在这篇文章中，作者对以下三篇关键的文章做出了回应：Silverman, E. M., Skinner, J. S., Fisher, E. S., 'The association between for-profit hospital ownership and increased Medicare spending', *New England Journal of Medicine* 1999；341：420—426；Woolhandler, S., Himmelstein, D. U., 'When money is the mission—the high costs of investor owned care,' *New England Journal of Medicine* 1999；341：444—446；Himmelstein, D., Woolhandler, S., Hellander, I., Wolfe, S. M., 'Quality of care in investor-owned vs not-for-profit HMO's', *JAMA* 1999；282：159—163。

[24] Richard D. North 写了一本这种性质的书，这给 BBC 提供了一个不错的讨论主题（North, R. D., *Rich is Beautiful*：*A Very Personal Defence of Mass Affluence*, London：Social Affairs Unit, 2005）。

[25] Kassirer, J. P., 'Managed care and the morality of the marketplace', *New England Journal of Medicine* 1995；333：50—2。

[26] Jolly, R. (ed) United Nations Report on Human Development，1996。位于芬兰首都赫尔辛基的世界发展经济学研究中心（World Institute for Development Economics Research）是联合国大学（United Nations University）的一部分，它在 2006 年 12 月 5 日公布了一份报告。根据这份报告，全世界最富有的 1% 的人拥有的财富占全部家庭财富的 40%，收入最低的 50% 的人拥有的财富则只占总财富的 1% 多点。达到最富的 1% 的门槛是 50 万美元，而收入最低的 50% 的人拥有的财富低于 2 200 美元。其中，家庭财富是指有形资产和金融资产减去负债之后的价值总和。1% 的富人之中的 90% 的人居住在北美、欧洲和日本。全世界的成年人中只有 6% 是居住在北美的，但他们却拥有全世界家庭财富的 34%。2000 年美国人的平均净财富达到 143 867 美元，而日本则更是达到 180 837 美元。James Davies 是西安大略大学的经济学教授，也是这篇报告的作者之一。他说，过去的 20—25 年中，全球收入差距一直保持上升，而且，家庭收入也大致如此（*CBC News*, 5 December 2006）。据估计，2008 年全世界仍然有 40% 的人没有厕所可以上，世界上仍有 90% 的污水直接排进了土里、海水里或者干净的水里（George, R., *The Big Necessity*：*Adventures in the World of Human Waste*, London：Portobello, 2008）。从富国到穷国的经济援助的净效果被形象地概括成"主要是富国里的穷人把钱送给穷国里的富人"（Caulfield, C., *Masters of Illusion*：*The World Bank and the Poverty of Nations*, London,：Macmillan, 1996）。Sebastian Mellanby 的一本书中有完整的描述（*The World's Banker*：*A story of Failed States*, *Financial Crises*, *and the Wealth and Poverty of Nations*, New Haven：Yale University Press, 2005）。

[27] 没有哪个恐怖故事可以与极端的民主党人在与奥巴马总统竞选对抗的过程中编的故事相比。奥巴马提出了一项适度的医疗保险扩张计划，让 4 700 万原来没有医疗保险的居民获得医疗保险，反对这一计划的人编造了不少耸人听闻的故事。英国《卫报》（*Guardian*）引用了《洛杉矶时报》（*Los Angeles Times*）上的一篇报道，该篇报道披露，2007 年 2 月 10 日一辆医院的皮卡车开到了洛杉矶的 Skid Row 区，把一个截瘫的人丢下

了车，这个人穿着满是尘土的长袍，戴着结肠造瘘袋，在地上爬行。 目击者记下了皮卡的信息，根据这些信息，警察发现这辆车是 Hollywood Presbyterian 医疗中心的。 当时，当地市政府正对 Kaiser Permanente 医疗集团的类似一次缺乏证据的罪行进行公诉。

[28] 在 2009 年工党年会的社会主义健康协会（Socialist Health Association）的分会场，BMA 委员会主席 Hamish Meldrum 博士说，NHS 的市场化"改革"是不成功的。 这种看法就是 BMA 的"关注我们的 NHS"（Look After Our NHS）运动背后的推动力。 市场化的改革使得我们把更多的钱花在评估市场体系的运行上，真正花在病人身上的钱变得更少，腐化并割裂了整个医疗服务体系（*bmaNews*, 3 October 2009）。 Meldrum 博士 2009 年在 BMA 中的职位跟 Charles Hill 博士在 1948 年在 BMA 中的职位是一样的，只不过，那个时候 Hill 博士做的事是带领医生们一起阻挠 NHS 的诞生。

二

英国国家医疗服务系统生产什么

财富不是一个简单的概念。 当希腊神话中点石成金的国王米达斯(King Midas)把食物变成黄金的时候,他一定懂得了这一点。 黄金或者钱,代表了可以用于交换的财富,但是在经济危机或者战争期间,我们又会发现钱本身并不是有用的资源。 对于生命来说,没有什么比生命本身以及健康更有用的了。 没有健康,人们就无法享受人生。 健康,并不是 NHS 生产出来的唯一一种财富。 但是,对于所有的医疗服务系统来说,不管它是患者付费形式的,还是营利性的,或者是公共服务性质的,健康都是它最重要的产出品。

对于营利性的医疗服务,健康的改善实际上只是医疗专业人员活动以及医疗公司业务的副产品,它一定要服从于利润目标,因为只有赚取利润,才能让企业家或公司的股东满意。 只有当医疗服务具有公共服务性质的时候,健康的改善才有可能成为社会目标和直接目的。 然而,即使人们在现实中追求此目标,健康的改善并不是唯一的产品。

衡量健康改善的方法包括:更健康的初生儿数量,更健康的生命人数及更健康的死亡人数[1]。 所有的公共医疗服务系都会有其他的社会产品,其中,最重要的是保持社会稳定,这是通过给政府赋予权威地位来实现的。 但是,任何医疗系统的信誉都依赖于致力于健康改善的承诺,不管这种承诺是真实的还是虚幻的。

更健康的初生儿可以用孕妇死亡率、围产期死亡率和婴儿死亡率来衡量。 但在已经完全工业化的国家,这些指标一般来说都很低,它们顶多是衡量医疗服务的产出的较为粗略的指标[2]。 衡量健康的生命也很困难[3]。 为了把医疗服务处理的所有对生命的伤害都考虑进来，更健康的生命就只能用"幸福"和"满足"这种主观性指标来衡量，辅以功能性指标，即人们能做什么、不能做什么；但不是以个人为单位考察，而是以家庭、社区、国家(一系列事件让我们不得不承认这一点)，乃至以努力生存在这个星球上的整个人类为单位。 所有这些指标的度量单位都业已存在，但是很少被采用，因为人们还是低估了这些主观性指标的价值，而高估那些客观性指标的价值，比如 X 光透视、血液检验结果等[4]。 衡量更健康的死亡也是很困难的，连健康死亡这个概念本身都还没有被广泛接受，当医生不得不相互竞争，在各种条件下做对抗自然的事，任何一个人的死亡似乎都意味着是医生的失败。 现在，早夭已经很少见了。 即使在这样的社会里，我们也只是开始接受适时的死亡，把其当成自然的、不可避免的和乐于接受的事情。 在这种情况下，治疗的合理目标应该是减轻病症，而不是把病人从死亡之门那里抢救回来。

过程和结果

主流的政治家和新闻媒体都极少用最简单的语言讨论 NHS 的产出。 在大多数时候，他们更愿意谈论医疗服务过程，而不是医疗服务带来的健康的变化。 自从 20 世纪 90 年代以来，主要有两个衡量成果的方法：第一个是，得病以后第一次接触 NHS(通常是通过全科医生)与最后接受专科医生的治疗之间的等待时间；第二个就是，医疗服务提供机构(主要是医院)在经济上的生存能力。 自 2004 年起，等待时间衡量指标与衡量绩效的另外一个新指标结合起来了，这个新指标衡量了一张清单中所列出的临床工作的绩效。 这个清单所列的项目一直在迅速增加，这些项目由英国国家医疗质量标准署(NICE)的专家委员会确定，用它们来反映医疗服务的质量。 当一项具体的任务完成以后，在相应的方框里面打个勾，就可以向政府索要费用了。 对于签约的全科医生，或者提供专科服务的医院，都是如此。 这一套程序被称作"在方框中打勾"（tick-boxing），这是一个非常重要的概念，我们在后面还会再讨论它。 如果在一段时期内产出的指标没有完成，医疗服务提供单位从政府那里得到的经费就会变少，而且最终可能会因经营不下去而关门。 由于这些关门的单位所承担的工作需要由其他人或单位来完成，这些工作就会转到正常运行的市场中的、其他与之竞争的供应商那里去。 在现实中，这种事情几乎没有发生过[5]。

健康改善这一产出，不但受到医疗服务是如何组织、筹资、奖励和控制的影响，还受到医学知识、护理知识与文化的进步的影响。 政治家们和媒体基本都没有提到的一点是：在过去的几十年中，不仅有新的、更有效的诊断和治疗手段方面的进步，也有更合理地选择和使用这些手段方面的进步[6]。 我们还远远没有做到下面这一点：只要我们做完了一项临床工作，患者的健康水平就可以提高，或者进一步的恶化被阻止了[7]。 到现在为止，我们完全是用过程来衡量工作的效率，而不是用结果。

与全科医生的会诊中，不到10%的病人会被转诊到其他机构：大约4%转给做手术的外科医生，6%转给其他专科医生。 在以上数据所反映的时期里，实际上所有的 NHS 医院的工作全部来自于全科医生会诊后的转诊，全科医生的工作不太容易进行明确的分类[8]。

开药、注射、每30分钟给昏迷的患者翻身、子宫或胆囊摘除，以及制定保护老人的肺炎疫苗计划等，这些都是医疗服务的工作内容。它们的目的不仅仅包括适当地完成任务，还包括带来更好的健康或者阻止健康状况的下降。 而且，医疗服务要在合理地预期到的好处大于伤害的条件下进行。 健康还包括幸福，不幸福的人不会处于最优的健康状态（但这不意味着我们可以把所有让我们感觉不幸福的东西都当成疾病）。

　　按照以上标准，如果我们认为常见的临床程序是有成效的，那么我们就不用更多地操心了，因为就像自动导航一样，我们可以放手让系统自行运转。但是，好的初衷并不能确保好的结果。[9]治疗的过程永远不能完全保证它们的结果。麻烦的是，为了让治疗变得安全，我们必须要非常彻底地了解整个过程，因此需要不断地重复，让它们变成第二天性，就像我们走路或者开车一样。这种自主运行的状态可以避开道德问题。下面是一个来自爱尔兰的萧伯纳(George Bernard Shaw)对英国医学道德的评论：

　　　　医生和其他职业的英国人是一样的：大多数没有荣誉感和道德感，用其他东西作为二者的替代物——情绪化、极度厌烦做他人不做之事，或者不去做人人都做之事[10]。

　　根据我的经验，上面的结论不但适用于英国人和医生，而且适用于所有国家、所有职业的人。如果不是有意识地去思考"我们正在做什么"，大多数人在大多数时间选择的就是情绪化加上做其他人做的事，除非有什么原因促使他们积极地认真思考[11]。参加教学活动或者其他创新与探索活动，是促使人们认真思考的有效途径[12]。因为每一个临床问题都是发生在一个有独特个人经历的、真实的个人身上的，所有的问题实际上都是不一样的。因此，所有的临床治疗都要有一定的创新性，医生的所有决定都应该是经过认真思考的。而且，我们所做的一切在某种意义上都是实验性的。我有40多年的照顾病人的实际经验，但是我从来没有感觉到自己完全胜任，从来没有觉得我的双手对于别人的生命来说是绝对安全的。一直到我行医的最后一周，我还在担心自己是不是可能犯了严重的错误，而且这种担心并不是毫无理由的[13]。任何人试图将人体生物学知识应用于具体的、真实的生命的时候，都有比较大的可能犯错。我的错误极少有致命的后果，但那只不过是因为我运气好。实际上，治疗程序的选择和执行都越来越好(或

21

者说越来越不差），但是，只有很少的技术程序能够实现真正的确定性结果。 有人说，有很多有确定效果的程序已经被使用或者即将出现，这种说法不是真实的。

医疗失误的主要来源不是治疗过程实施的质量（虽然这点并没有被广泛接受），而是让这些过程启动的决策的质量。 高质量的决策需要考虑病人所有个人的、社会的、经济的和历史的特征[14]。 质疑与承认错误，是科学的基础，也应该是、但是还没有成为医学实践的基础。 在护理领域，这方面更差。 激进的 NHS 管理者、胜诉律师*、自以为是的无知的媒体编辑和新闻记者们，使得向建设性质疑的转变变得更加困难。

医疗服务产生净的健康改善吗？

即使我们能够假设技术是完美的，还是难免要担心我们所做的决定和执行的程序是否会产生了净的健康改善（net health gain）[15]。 我们需要证据来证明可能带来的好处要明显超过可能带来的坏处，而且，这种证据应该可以用简单的语言向患者说清楚。 如果缺少这样的证据，就不需要临床手段的帮助恢复或者阻碍恶化，因为人的身体和精神的能力往往是惊人的，它们有能力让人恢复健康。

为什么要担心呢？ 医疗服务一般不是明显有效的吗？ 从 1840 年算起，英国人的平均预期寿命上升了 40 岁，而且，目前还看不出达到寿命极限的迹象，即使假设人类的寿命终究会遇到某个极限（虽然这个假设越来越显得不太可能）。 从全球来看，人的预期寿命在过去的两个世纪中已经翻了一番[16]。 在英国，出生时的预期寿命的平均值在

---

* 原文为 "contingency lawyer"，是指只有委托人胜诉或者庭外调解结果对委托人有利时才得到服务费的律师。 ——译者注

1901 年还不到 50 岁，到了 2001 年，男性的值达到 75 岁，女性的这个值达到 80 岁。按照当前的趋势，人的期望寿命会持续稳定地上升，目前还看不出结束的迹象。

使人们健康改善的一个原因就是医疗服务。医疗服务不是唯一的原因，甚至连主要原因都算不上。因为医疗服务的提供与教育的提供、教育的质量、食物、住房、劳动力市场的管制、更高的个人收入、更公平的收入分配和其他有益于健康的社会因素都有紧密联系，因此我们很难、甚至不可能把各个因素的作用分离开来，进而衡量它们对健康的单独贡献值。

如果所有相关的社会因素总是相关的，怎么可能度量某一因素的单独影响呢？例如，教育程度更高的人能更有效地利用医疗服务，就是因为他们懂的更多。至少在美国，教育程度高的人收入更高，他们更有能力获取医疗服务。很难让人相信，在现实中获取医疗服务的能力足够地独立于其他的因素，比如收入、营养、教育和住房等。这样的话，前面的那个问题就不是一个科学性问题，因为它既不能通过实验被证实或者否定，也不能通过持续的观察被证实或者否定。

一些例子表明，一旦人的基本物质需求得到了满足，是否能够获得医疗服务就成了衡量健康水平的主要决定因素。在 1959 年革命之后，古巴的婴儿死亡率和成人死亡率很快就降到大致和美国一样的水平，尽管古巴的人均收入和人均医疗支出要远远低于美国。英国的 NHS 的人均医疗支出在 2000 年的时候是 750 英镑，连美国的人均支出的一半都不到，但两个国家的人口死亡率却是很接近的。古巴的同期人均医疗支出则只有 7 英镑，其中的 45% 用于基本医疗服务。英国的 NHS 用于基本医疗服务的开支则只有 16%—18%[17]。在古巴，个人收入低，但社会收入很高（很多种服务设施都是免费的或者收费很低，其成本由全体国民分担）。这种共享的高社会收入带来的影响之一，是古巴人的识字率（与健康指标关系紧密的一个重要指标）可能比英国人和美国人都高[18]，古巴人民的健康指标达到了西欧国家的水平[19]。

古巴的经验证明了，一个组织良好、覆盖全体国民的医疗服务系统有助于维持良好的死亡率指标。 尽管一个国家可能有较低的人均收入和让医疗服务人员积极性不高的工资，但只要整个社会保持稳定和团结，人们在社会和历史发展方向方面拥有强烈的共识，只要这个国家的医疗服务系统在基本医疗层次上是广泛覆盖且适时而变的[20]，医疗服务系统就会有很好的表现。 很有趣的是，瑞典曾有一段历史跟古巴很相似。 二者的差别在于：在瑞典，为每个患者单独制定的临床决策可以有任何正的净产品，这完全取决于病人所在地的公共医疗政策[21]。虽然那时候的瑞典是 19 世纪欧洲最穷的国家之一，但是它却在几乎所有的公共健康指标方面都领先于世界其他国家，它的这种地位一直到现在都是如此。 之所以取得这样的成就，原因包括：覆盖全体国民的医疗服务系统和教育系统、较高的社会工资，以及强大的、越来越成功的改革派社会主义运动，这些社会主义运动为更加公平的社会铺平了道路。 瑞典在这些方面的发展不断推进，一定程度上也促使了现代工业化国家的形成。 通过一辈子严谨的研究，里查德·威尔金森（Richard Wilkinson）和他的同事们发现，反映社会公平的指标与反映健康的患病、死亡以及很多反映社会成功程度的很多指标有正向的、一致的、密切的联系。 这些社会成功指标包括高识字率、低犯罪率等实际上反映社会文明程度的各个方面的指标[22]。

最终，美国的经济封锁致使古巴接受了双轨制经济制度（酒店和色情行业市场经济的快速发展和极端艰苦的社会配给并存）。 在此之前，古巴取得了很多有益于国民健康水平的方面的成就：全民识字、地区团结和社区团结的传统、几乎没有失业、较高的人均能量支出、较高的健康锻炼参与率、较低的社会不平等程度、非常低的犯罪率、非常低的酒精依赖和毒品依赖水平、非常低的性传染疾病发生率。 古巴走独立道路之后，对其实施的封锁和随之而来的对持不同政见者的不容忍，减弱了古巴的发展势头（这正是某些敌人期望看到的）。 但是古巴的积极成就为如下观点提供了独一无二的证据，证明了如果一个国家的医疗服务

系的目标是最大化全体居民的健康改善和社区参与度，这个制度就会有
很高的生产率，对公共健康做出巨大的贡献。

我们能度量健康改善吗？

统计利用医学干预健康状态的次数，比如看医生的次数、做手术的
次数或者住院的次数，是很容易做到的。但是，它们度量的是治疗的
过程，而不是治疗的结果。衡量个人健康的方法有很多，但大多数都
很复杂而且使用起来缺乏可行性，只适合做样本人数较少时的研究工
具。一个替代的办法是让人们对自己的健康状况评级并随着时间的推
移重复评级，但这个方法应用得还不够广泛。对于中年男性来说，一
个关于自评健康状况的简单问题（你认为自己的健康情况如何：极好、
很好、好、一般、差？），对未来4—9年内死亡率的预测能力，就和一
堆详细的临床指标一样好。这一结论得到了第一次美国国家卫生与营
养检测调查（NHANES-I）中的一项研究的证实，该研究对年龄为25—74
岁的6 440个成年人进行了长达12年的跟踪研究。该项研究还证明，
前面那个简单的问题对老年人和女性未来健康状况的预测能力很
弱[23]。既然人们已经找到了被证明有价值的研究工具，它们就应该
得到更广泛的应用，不仅仅用于辅助个人医疗，也可以当作从个人角度
衡量NHS效率的工具[24]。

另外一种衡量办法是衡量医学干预的过程，用它们来表示健康改
善[25]。这种方法受到了管理人员和医疗工作者的青睐。虽然它们并
不一定能准确反映健康改善或者下降的程度，但是在制定政策或者媒体
评论时，却经常被人忽略。政策制定者喜欢找一些信息来证明他们的
决策是对的，即使实际上这些政策制订的时间比他们所谓的以之为基础
的证据出现得还早。对于这类政策制定者来说，信息的质量不那么重
要，重要的是他们有这样的信息。唐·贝里克（Don Berwick）对英国国

家统计局公布的一份报告给予了特别的关注。这份报告提出，NHS 的整体效率从 1995 年到 2003 年下降了 3%—8%，下降的具体幅度根据所采用的计算方法的不同而不同[26]。他提出了一个很关键的问题：NHS 是生产什么的？统计局的报告中所理解的"产品"是 16 项不同的 NHS 活动的加权平均，这些项目全部都是过程，而不是结果。所采用的权重是每项活动所发生的费用的相对大小，比如，住院治疗天数的权重是门诊治疗天数的 14 倍。这种处理方法，会导致很荒谬的结论，比如，把疝气治疗或者曲张静脉剥离从住院治疗转为门诊治疗（政府政策鼓励这种转移，所有人都认为这样可以更高效地利用医患双方的时间和医院资源）代表了效率的下降。

NHS 医院的住院治疗信息有完备的编码，而且 96% 的住院信息有案可查，基本医疗的会诊信息保存得比住院信息略少一点，因此，要找到真实反映因为临床决策而实现的健康改善的结果性指标是可能的。[27]但是，在设计结果性指标的方案时，一定要认真考虑权重设置这个极其重要的问题。权重设置的好与差，受医疗工作经验和用健康改善表示的长期结果的影响。这不是一个单纯的技术性问题，因为在任何时点上都需要熟练的社会判断能力[28]。从临床判断转变到根据核心人物制定的指导方针进行规则性决策，是一把双面刃，既可能带来危险，也可能带来机会。保守的和极端的想法都不能带来解决的办法。临床和科学研究人员最终可能会一致赞同这种指标系统，认为它即使不适用于医疗服务的日常管理，至少是适用于研究活动的。也许，这个指标系统事实上是适用于日常管理的。它与现有的系统是完全不一样的，现在的指标系统似乎来自于日本的"全过程质量控制"概念，全过程质量控制是 20 世纪 70 年代日本在汽车生产中使用的方法[29]。

在地区、国家或者全球层次上的整体的健康水平，一般用孕妇死亡率（每千人中与怀孕相关的死亡数）、婴儿死亡率（每一千个降生婴儿中一岁之前的死亡数）、围产期死亡率（每一千个降生婴儿中死婴和六周之内的死婴死亡数之和)和出生时的预期寿命(根据生存表计算而来)。 还有一个经简单修改后得到的一个指标,就是 65 岁(英国人的正常退休年龄)以下人口死亡率,即早亡率,它可以用来很好地反映地区之间或者社会阶层之间所获得的医疗服务质量的差别。

所有这些衡量方法反映的都是生命的存活,而不是生命的质量。从医学意义上衡量生命的质量,需要对患病(感知到的疾病或者行动障碍)进行衡量。 患病的规律大体上与死亡的规律一致——患病情况更严重时就可能更早地出现死亡事件。 死亡率数据的巨大优点包括:第一,现在几乎所有的国家都有此方面数据;第二,很简单(即使是业务能力不强的医生基本上都可以对人的生死做出正确的判断);第三,其意义容易被大众理解(假设他们考虑到了人口的年龄结构);第四,跟大多数患病的衡量方法相比,它们更不容易因为政府的操控而受到质疑。

负的产出?

尽管日常经验告诉我们,医疗服务系统可能、而且大多数情况下确实对患者的健康改善做出很重要的贡献,有人多次试图贬低医学干预的整体的净效果,甚至认为医学干预的净影响是对人的健康不利的。 荒谬的是,这些对医疗服务的怀疑对政治和学术界的影响,在 20 世纪的最后 25 年里(在这一时期,能够证明医疗服务的积极作用的有力证据比历史上任何时期都多)比在 19 世纪的影响还大。 在 19 世纪,相关的证据还很少,但人们证实了有两到三种临床治疗给人带来的好处大于伤害。 自从 20 世纪 70 年代,极端的怀疑主义从来自专业人士的失败主义和平民主义者的虚无主义的新文献那里找到了精神上的支持,两类思想的最具代表性的人物分别是麦基翁(McKeown)[30]和伊利奇(Illich)[31]。他们两人都否定医学干预整体上对人们的健康改善做出了显著的净贡献。 尽管现在的应用医学有了更大的发展,这种怀疑主义思想至今还存在。 这一点可以从《英国医学杂志》（*British Medical Journal*，*BMJ*）再版的伊利奇的《医疗的天谴》（*Medical Nemesis*）一书可以看出来，编辑对此书表示了支持和赞同[32]。 这也可以从麦基翁在正统的公共健康教学和思想的持续影响中看出来。 有些专家对两本书的第一版中的证据提出了有力的质疑[33]，也有些专家指出书中存在的一些严重的问题，但是伊利奇在第二版书中并没有对它们做出回应[34]。

医疗服务系统本身就可以成为社会变革的引擎，从更广泛的方面影响社会，不仅限于它们的核心任务所涉及的范围。 医疗服务系统可以提升专业人士和公众对社会进步的希望，也可能遭到认为这些希望会误导大众的人在理念上的反对。 在 1970 年之前，公众对医疗服务能力的尊重好像得到了统治者的认可。 在第二次世界大战以后，至少在欧洲，在强大的社会主义和共产主义运动的影响之下，个人的医疗服务需求被放在了并不重要的位置上，对更高工资的集体诉求和作为整体的社会对利润的追求，被摆在了重要的位置上。 之所以这么做，是因为其社会代价下降了，带来的危险也更低了。 人们还是在 18 世纪启蒙运动思想的影响下构思着社会进步的方案。 麦基翁和伊利奇二人煽动了怀疑主义的第一次思潮，这为历史的倒退做了一定的准备。 我的导师阿奇·科克伦（Archie Cochrane）差一点、但并没有真正加入到这个虚无主义者的阵营。 在对后来的发展有巨大影响的《效果与效率》（*Effectiveness and Efficiency*）一书中，他清除了挡在进步之路上的传统的垃圾，指出社会要朝着提供更加人性化和更有成效的医疗服务的方向发展，这是最必要的任务[35]。

以上所提到的三本书的作者实际上都认为，判断医疗服务系统的优劣要根据其所产生健康改善判断。 麦基翁和伊利奇认为，整个系统产生的健康改善几乎是负值。 他们实际上认为，从医疗服务的结果来看，阻止疾病或者改变其自然进程的所有系统性努力，所产生的净产出的总值为 0 或者更低；只有采取没有那么强的特定性质的社会措施，才能生产出正的健康改善。

科克伦对医疗服务系统的批评更具建设性，并提出了两种完全不同的、本质上相反的发展方向[36]。受到艾伦·威廉姆斯（Alan Williams）和约克大学卫生经济学院其他先锋人物的影响，他把 NHS 看成一个生产系统。科克伦发现 NHS 在效果、效率和人性化方面都不够好。虽然他在书名中没有提及人性化这个词，但在书的内容中，他把人性化当成了一个重要主题。这本书在合适的时间出现在了合适的地方，它说服了整整一代高级医生和医疗政策专家，由此，他们开始意识到卫生经济学对于政策制定来说是非常重要的。

很遗憾的是，科克伦执迷于那个悲观的观点，认为医生们有可能给病人带来的伤害大于好处，而且从总的结果来看确实是伤害更大。他发现，在调整了人均 GNP 差别的标准化以后，在人均医生（或儿科医师）更多的国家却有更高的婴儿死亡率[37]。在非正式的讨论中，他对这一发现的其他可能解释都表示不感兴趣。虽然在处理统计数据的时候他没有犯系统性的错误，但是在讨论的过程中，他却总是坚持己见，否定临床医学的效果。他的这种态度，可能产生于他对医生们自我感觉太过良好的反感和不满。

国家的合法化

科克伦对于现存社会秩序的合法化问题避而不谈。几个世纪以来，社会秩序的合法化，是至少与健康改善一样重要的公共医疗服务系统的产出结果。他想让 NHS 变得更加合理，完全是从对健康改善所做贡献角度来谈的，而不是从过程角度来谈的。他正确地认识到健康应该是一个内涵丰富的词，应该包括幸福，尽管幸福是更加难以度量的。他特别注意到 NHS 在向疾病缠身的老年人提供"酒店式服务"（像对待客人一样给他们喂食、住宿和照顾，而不是像对待犯人一样）方面的支出低得简直不像话。在约克学院经济学家的鼓励之下，他把 NHS 当成一个产业进行了研究（但并不够系统，书的副标题表明了这一点）。 像其他产业一样，这个产业里有投入品，有制造过程，有可以量化的产出品。 不过，他没注意到，如果只用当时可以获得的粗糙的衡量指标来代表健康改善，并以此评价医疗服务的生产效果和效率，可能导致发生一些严重的错误。 他还忽略了他所提出的所有问题的政治和历史条件。 当时是 20 世纪 70 年代，那时，1945 年产生的社会乐观情绪已经处在消退状态，失败主义和倒退的看法已经在西方知识界流行，苏联的经历让人们对指令型的社会主义制度开始抱有幻想，1968 年以后成长起来的年轻人的左翼情绪开始影响社会。

科克伦的思考是在宏大的社会和政治策略层次上进行的，在历史上重要的转型时期很需要这样的思考。 一个世纪之前的 1867 年，本杰明·迪斯雷利（Benjamin Disraeli）大胆预言，除了所居住的房屋以外再也没有其他资产的人会获得投票的权利。 保守派的新闻记者白哲特（Walter Bagehot）给当时的执政者提出了以下意见：

> 到目前为止,作为少数人的统治者是通过控制来管理国家的,他们控制的不是群众的动机,而是控制他们的想像力和习惯,控制他们对根本不懂的陌生事物的想像,控制他们对熟悉事物的习惯[38]。

白哲特忽略了医疗服务，因为在他那个年代医疗服务在维护公众的社会满意度方面的作用比现在要小得多。 由有钱人组成、管理和受益的政府，仍然是从自身利益角度出发来进行国家管理。 但现在，政府不得不获取更广泛的选民支持。 白哲特告诉我们三条基本的原则，这三条基本原则在当代与在 1867 年一样有意义，对于医疗服务战略来讲，更是有意义。

第一，统治者们必须学会尊重投票者的头脑。 穷人能和富人一样很好地思考问题。 广告行业一条古老的格言用在当今仍然合适：不要低估群众的智商，不要高估群众的知识。

第二，统治者们应该控制并维持大众对陌生事物的想象力。这里的陌生事物是指人们日常经历的熟悉的事物之外的整个世界。非常富有的人控制着现在的公众信息，他们控制着新闻媒体，不但可以用来赚钱，还可以用来实施他们的影响力。其中最重要的，就是根据自己意愿决定公众的想象力。他们鼓励公众对足球或明星歌手的兴趣，同时要让人们认识到工会组织或者政治这些话题既不健康又乏味。自由的新闻媒体和公共服务性质的广播可能会限制富人对公共信息的控制，但是，这些媒体和广播好像极少理解它们自己的想象力能由自身利益引导而走多远。即使在跨国旅行已经非常大众化的年代，一个国家的民众仍然对其他国家的民众有所畏惧，也不了解。这种不了解不是处在真空中的，它的周围弥漫着粗略的、千篇一律的、欺骗性的形象，这些形象限制了人的思考能力，但提升了人的胃口和欲望。

第三，富人要有远见地尊重人们关于熟悉事物的习惯，而且要尽可能地让他们自己以这些熟悉事物的支持者的身份出现。在英国，不是在美国，通过 NHS 自由地享受医生、护士和医院的服务已经成为一种习惯，它在出现的头几个月就牢固地确立了其地位，此后不可能废除。对于普通民众来说，没有什么比享受 NHS 提供的从摇篮到坟墓的服务的权利更珍贵，即使是皇室肥皂剧也比不上它们。在 1948 年后不久，所有的人都认识到了这一点[39]。

自由主义的局限

麦基翁、伊利奇和科克伦都是在自由主义的假设下进行思考的。三个人都怀疑，从健康改善的角度来看，临床医学是否真正地生产出了正的净产品，而前两人甚至还认为根本没有这种可能。英国的 NHS，把医疗服务过程从原来的准商品转化成为了礼物经济中的一种人类权利。之所以说医疗服务原来是准商品，是因为它是处在市场失灵被慈善机构和政府修正了的市场中。在礼物经济中，如果这些礼物不会产生正的健康改善，整个系统就没有意义了。

如果 NHS 的净产品是真实的，有一个关键的东西比自由主义更重要。"自由"这个词含义模糊，极少被界定清楚。它恰当地把两个相反但不可分离的意思联系起来：一是思想的自由和对反对意见的宽容，另外一个是财产自由。这个双重含义，最开始是与传统的专制思想、贵族统治和以土地所有权继承为基础的分层且静止的社会相对立的。2010 年 5 月，保守党、自由民主党和新工党这三个主要政党提出了相似的新自由政策。这种结局是必然的，因为没有哪个政党能单独占到大多数。在选民中，36% 属于保守党，29% 属于工党，23% 属于自由民主党，剩下的 12% 属于苏格兰和威尔士民族主义和独立主义者。统治阶级得到了他们想要的东西，对 1945 年建立的福利国家进行了重大的修改。自从 1929 年华尔街崩溃以来的最严重的资本主义全球危机，以及新工党政府的私有化改革，为我们提供了很好的观察机会。第一份联合政府预算开始重新分配国家的财富和权力，使战前的社会对立重新出现。根据这个预算，公共部门的雇员总数将被减少 25%，整个英格兰的 NHS 预算都留给作为独立承包人的全科医生。但全科医生只是临床医生，不是战略家，也不是管理者，他们只能邀请一些营利性提供商来一起承担责任，并从过去是公共服务的医疗保健工作中赚取尽可能多的利润。

这个联合政府完美地展示了自由主义的两个方面：一个政党努力使富人变得更富、更有权势；另一个政党谴责这种结果，给人足够的、能给维持公众支持的希望。作为满足所有人真实需要的礼物经济，NHS 超越了自由主义的局限。

威尔士是英国中唯一一个仍然由工党控制政府的地区，在这里，NHS 的大旗还未倒。威尔士的工党和威尔士民族党组成的联盟可能是最后的堡垒，它拒绝了英格兰新工党追求的商业化改革。在威尔士，那些来之不易的原则得以再次应用，更好的未来将在下一次我们从黑暗的隧道中出来的时候展现在眼前。 威尔士又一次为社会进步奠定基石。

作为生产系统的医疗服务

科克伦的书《效果与效率》(*Effectiveness and Efficiency*)受到习惯了新自由观念的卫生经济学家们的欢迎,他们认为此书是向更合理的医疗服务迈近的重要一步,避免了他们所认为的不切实际的目标。 如果他们当初没有接受新自由主义观念,如果他们现在还在坚持贝文曾经踏上的社会主义道路,那《效果与效率》这本书本可以促进社会进步。相反,经济学家们认为,作为一个生产系统,医疗服务必须本质上和工业产品的生产和贸易一样运转,虽然需要一些限制条件。 经济学家们对工业产品的生产和贸易很熟悉,科克伦如果能活得更久一些,他可能会支持这一观点,他虽然很喜欢捣乱,但毕竟是一个当权人物,还是有点超前意识的。 另外一方面,我觉得他比很多他的读者更应该接受白哲特提出的权术方面的建议。 社会稳定,确实是 NHS 产品中非常重要的一部分,它对健康本身也是有利的。

从历史上看,把医疗服务当作生产系统的思路可以追溯到卫生经济学和配套的学科流行病学首次出现的时候,它是由威廉·配第爵士最先提出的。 配第是 17 世纪英国革命中一个著名人物[40]。 下一位值得一提的相关人物是皮埃尔·路易斯(Pierre Louis),他经历了从 1789 年到 1848 年之间的法国革命运动[41]。 从那时起,对社会健康和医疗服务的客观分析,经历了诞生、衰落、复苏的周期性反复变化。 而每个时期所处的具体阶段,与当时的民主进步或者寡头政治的倒退的政治和经济环境有关。

每一次卫生经济学的复苏都受到大多数医学专业人员的抵制,这主要是因为任何合理的度量和分析都会让靠极端受怀疑的产品谋生的人面临麻烦。 1914 年，科德曼（Codman）公布了一项研究，他客观地研究了波士顿一家医院的外科手术的量化投入和产出。 在此后的人生中，他一直被同行们所鄙视[42]。 在 NHS 出现的头几个月，弗格森（Ferguson）和麦克费尔（McPhail）[43]分析了英国医院的医疗服务的结果，医院正是在那个时候开始被国有化的。 他们发现，57%病人的健康状况在出院两年后没有变化，或者去世了。 这在当时是一个令人震惊的数据，也正是因为如此，他们的研究被忽略并很快被遗忘了。 在那个时候，医生在新闻媒体中的形象很好，媒体把医生看作社会权威的捍卫者，而不是努力增加对免费医疗服务的不合理的公共需求的人。 很少有医疗专业人士对他们所做工作的效果有足够的信心，因此，他们不欢迎人们衡量他们的产出。 在其后的 30 年，也没有人敢这么做。

在行业争端和罢工中退出的医疗工作人员，为我们创造了进行自然实验的条件。 如果医生们真地做了有价值的事情，当他们不继续做的时候，医疗服务产出会出现可度量到的下降。 1976 年，洛杉矶县发生了抗议非法高保险费率的活动。 由于有医疗工作人员参加，在岗位上工作的医疗人员数量有了下降，在可信的证据面前，当时也出现了人口死亡率的下降。 也就是说，当医生们停止工作的时候，反而有更多的人活下来了。 之所以出现这么荒谬的结果，是因为那段时间里安排的外科手术的数量减少了[44]。 这些外科手术中大部分的目的不是延长病人的生命，只是提高生命质量，但难免有一些手术带来危险，因此，更多的手术意味着更多的危险[45]。 在 1983 年，全科医生在耶路撒冷举行了一次持续了 27 周的罢工，在此期间，除了急诊住院（比平时上升了 20%以上）以外的所有公共医疗服务全部停止，此间的死亡率与罢工开始之前的两周以及此前的一年完全一样[46]。 另外一项值得注意的研究也得出了类似的结论，这项研究分析了 20 世纪 60 年代德国由于阑尾炎引起腹部疼痛的手术情况。 该研究发现：更多的手术与显著更高的死亡数联系在一起，尽管那时医生们已经会合理地用阑尾切除术治疗急性阑尾炎,以挽救患者的生命[47]。

　　虚无主义者能提供一些很好的事实支持他们的想法,我们需要对其进行回应。这涉及一个问题,那就是,预期寿命的改变能不能算作衡量 NHS 产出的一个方式? 如果大多数 NHS 工作的目的不是延长生命,而是使生命中有更多欢乐和更少的痛苦,那么,欢乐的增加和痛苦的减少都应该是衡量产出的指标。虽然它们确实更加难以衡量,但也不是完全不可能,相关的文献已经有很多讨论。相反,死亡人数的数据比较可靠,死亡发生的年龄也很容易获取和解释,所有的人都能很快理解这两个指标的含义。用来提高生命质量但不延长生命的医学和手术干预的最严重的副产品就是死亡事件。现在所有的手术导致死亡事件的概率都不到 1%,除非患者年纪很大,但是,这仍然意味着更多的手术会导致更多的死亡数。大量的药物治疗,可能带来负的产出,也可能带来正的产出。由于正的产出经常比较小,在比较生命质量改善的正的净结果与寿命损失时,应该在治疗过的病人和未经治疗的病人之间做比较,而且要考虑所有原因导致的死亡,而不是仅仅考虑特定疾病导致的死亡。死亡率是个很粗略的指标,但仍然为讨论和行动提供了最有说服力的基础。除此之外,我们还需要发病率指标,以及一些自评性指标,但它们几乎总是与死亡率指标有相同的变动方式,从而得出的结论也与从死亡率得出的结论大致差不多。

消除可能与现实之间的差距

　　约翰·邦克(John Bunker)的一份经典的文献回顾《手术的成本、风险与收益》(*Costs，Risks and Benefits of Surgery*)[48]中重复了科德曼的工作,只不过,这是在一个更加关键也更加有信心因此更少防范措施的时代。后来,在 2001 年,他估计了第二次世界大战以后的 50 年中药物和手术治疗在延长人的生命方面的整体贡献情况。他是在第二次世界大战期间开始时以麻醉师身份进入医疗界的。 他的结论是，20 世纪后半段中人的寿命延长的一半可以归功于医学干预[49]。 在一篇重量级的文章中，诺尔蒂(Nolte)和麦基(McKee)[50]回顾了所有关于医学在降低死亡率方面的可能贡献与实际贡献的文献。 他们发现邦克的结论过于乐观了，主要是因为他忽略了在实验研究中被证明的可能性与现实中实现的情况之间的区别。 现实中，对患者的常规操作与实验中的情况并不完全一样，哪怕在实验中抽取的是总体的代表性样本。 在我所生活的年代，即使是常规的服务，都无法被一个较高比例的需要此服务的病人获得，虽然原则上讲 NHS 的服务是全民享有的。 现在，这种状况有所改变，但很慢。 如果 NHS 再次面临资金全面紧张的问题，这种进步的状态很容易就会停止。

诺尔蒂和麦基比较了 1998 年 19 个发达国家适合治疗的病人的死亡率。 瑞典排在了第一位，死亡率的数值最低。 根据伤残调整后的寿命数据，美国排在了第 15 位，而根据由于可治疗原因导致的早亡数据，美国排在第 16 位，英国在这两个指标方面分别排在第 10 位和第 18 位[51]。 这两个国家都没什么可以值得吹嘘的。

我们了解到，自从一些开拓者开始在全民范围内预防性地搜寻可治疗的慢性疾患者以来，在英语国家大约有一半的最常见的慢性疾患者尚没有被发现，被发现的人中则只有一半的人接受了治疗，而接受治疗的人中只有一半的病情得到了控制——这就是"半数法则"（rule of halves)[52]。 这条近似的规律最早是从一项高血压患者的社区调查中发现的[53]，但是很多其他疾病的全部人口的研究也发现了类似的结论，发现了程度类似的诊断不足、治疗不足和跟踪治疗不足的问题。这些研究涉及的健康问题包括：二型糖尿病[54]、耳聋[55]、视力损伤[56]和老年人行动不便[57]、青光眼[58]、腹部疾病[59]、儿童哮喘[60]和成人哮喘[61]、肾衰竭[62]、骨质疏松性脊椎骨折[63]、自杀性抑郁症[64]、家庭暴力[65]、前列腺障碍[66]、心衰[67]、心房纤维性颤动[68]、精神分裂症[69]、中风后遗症[70]、冠心病[71]和儿童心理问题[72]。 住院病人表面看起来是在专业人员的定期看护之下的，但他们的情况并不比没有住院的病人更好，大概也有一半可治疗的医疗需要得不到满足[73]。 以上的清单还不够完整，只是用来证明在过去大约十年中我在阅读一些一般的医学刊物时看见了这方面的数据。 "半数"表示的仅仅是数量级，实际上，很多研究所给出的未被满足的医疗需要的比例远高于一半。 在英国，过去 30 年中表现出来、诊断出来和接受治疗的健康问题加起来就占实际问题的一半，或者更少。 从整体来看，美国的数据好像比较相似，虽然有些不同：更高的疾病发现比例、对治疗更激进的态度、有能力享受医疗服务的病人的更高期望，这三个因素使得未被满足的需要比例有所下降。 但是，15%—20%的只能获得急诊服务的人明显有未被满足的需要，这种情况在 NHS 中极少见。 另外一方面，由于市场激励遭到了扭曲，在美国有更多的病人可能接受了他们实际上并不需要的治疗，承受了更多风险，却得到没有任何好处。

消灭半数法则

如果医疗服务是免费的，而且基本医疗服务人员登记了病人的情况，知道他们的姓名、电话（以及后来的电子邮件地址），我们就不需要等到人们感觉身体不适才开始在整个社区内系统地查找重要的可避免的健康风险。

Glynorrwg 是个煤矿村，我从 1961 年到 1992 年都在那里工作。 我们在 1968 年开始对整个社区的人口进行重要的、可治疗的健康风险的筛查，这样最新的医学知识可以尽可能地得到充分应用。 即使是很高的动脉血压也极少导致明显症状的出现，除非它已经导致严重的器官损伤，因此，我们需要测量每个成年人的这些重要的健康指标，而且要大约每 5 年就测量一次。 这就是我们从 1968 年开始到 1970 年结束的活动的第一个主题[74]。 在那些年龄介于 20 岁和 65 岁之间的人中[75]，有 100％的男性和 98％的女性都接受了我们的健康检查。 在这个村庄中，所有人的血压都有备案，而且每一个有可能（根据当时的证据）受益于治疗的人都能在余生中获得所需的医疗服务[76]——据我所知，这样的社区在全世界当时还没有第 2 个。 在 1968 年到 1987 年间，我们在年龄在 20 岁以上的人中系统地查找其他常见可治疗原因造成的健康问题，我们采用一般的会诊方式搜集数据，但数据不仅限于常见的小病。在 1989 年的复查中，在 1 207 个此年龄段的成年人中，44％的人有慢性胸部疾病，36％的人是吸烟者，19％的人过度肥胖，16％的人需要高血压治疗，11％的人有酒精问题，3.5％的人有糖尿病，所有这些疾病都是根据明确的诊断标准确定的。 大多数问题是相互重叠的[77]，也就是说，不同的健康问题可能会出现在同一个人身上。 如果健康问题太多，都转交给专科医生来处理是不现实的，而且，这些问题也很复杂，不适合交给专科医生来处理，而需要有能力的社会全科专家来处理，只有很少一部分需要转交给医院里的专科医生。

这种病例寻找[78]和预防护理[79]——这都是艰难的额外工作，而工作人员没有任何额外报酬——被最终的健康结果证明是有价值的吗？答案是肯定的[80]。 在 1987 年，我们对比了 Glynorrwg 村（1968 年开始在这里执行了一个逐渐增强的预防性服务计划）65 岁以下人口在 1981—1986 年间的死亡率与附近的一个名为 Blaengwynfi 的相似社区[81]（这里的人们只能接受传统的、需求引导的医疗服务，从 1968 年到 1985 年间，先后有三名医生在这里工作，他们很尽职地提供传统的、需求引导的服务）的同期死亡率。 Glynorrwg 的 65 岁人口进行年龄标准化调整后的死亡率比 Blaengwynfi 低 28％。 Glynorrwg 这个社区有事先计划的、超前的、预防性的服务，而在对照社区里，人们只能获得需求引导的医疗服务。 两个社区的死亡情况的区别主要在于一周岁之内的死亡和心肺原因造成的死亡，如果医学干预有效的话，出现这些结果是很正常的。[82]

我们的工作是以非常高的医疗服务使用率（use-rates）为基础的，高使用率在所有的煤矿社区都很常见。 在这种社区中，煤矿社区有免费医疗服务的长期传统，患病或者受伤导致的负担很重，经常依靠国家补助。 我们的工作还以很高的反馈率为基础[83]，之所以这样，是因为持续的服务和迅速的急诊服务让居民对我们有了充分的信任[84]。 我们的工作还以已经融入当地社区的工作人员为基础，他们向已经很熟悉的居民提供服务当然会有效率。 我们的工作还以保存完好的个人医疗记录为基础，这些记录，总是可以拿到，每次看病的时候都会用到，也会在非医疗环境下频繁的非正式接触后增加记录的内容。 最重要的是，我们的工作是以登记在册的、准确界定的人口为基础，因此，每一个要考察的分子都对应着总人口这个分母，这对于任何与医疗政策相关的研究来说，都是一个绝对必需的前提条件[85]。

废除反护理法则

不管是在世界上的什么地方，一个社区越是需要好的医疗服务，它能获得的机会就越小，这是一个平常的不言而喻的道理，我在 1971 年把它称为"反护理法则"（Inverse Care Law）[86]。 比较严重的贫困[87]、低社区人均收入和高基本医疗工作负荷[88]总是与高就诊比率紧密联系在一起的（在免费的情况下），但同时也与低的平均看病时间联系在一起[89]。 穷人比富人得病的次数更多，也更早得病，但是穷人所在的社区对医生最没有吸引力[90]，医生本来可以用来治病的大量时间都用在争取和分配各种补贴上了，其中最主要的是出具患病证明和争取补助的资格[91]。 提供这些补贴的目的，是保持劳动力大军处于就业状态，哪怕实际上并没有这么多的劳动需求。 历史经验表明，大规模的失业会对社会和人体健康带来破坏力很强的、持续性的后果，是所有社区面临的最重要的共性问题[92]。

反护理法则是实行资本主义制度的一个必然结果。 资本主义让人类的价值服从于对利润的追逐。 这个法则是人为的结果，不是自然规律。 通过把医疗服务从市场中解放出来，这个法则最终有可能、也应该被废除。 由于强迫已经部分社会化的医疗服务行业回到市场，反护理法则被强化了，这是背后推动这些政策的政治家们的罪行造成的后果，虽然他们之中的很多人都自称是社会主义者，他们应该对此负责。

"改革"之前的 NHS 提供了一个制度框架，在这个框架里，全科医生能以较高的个人成本和较低的个人净收入，进行系统的预防性护理，而且其效果与传统的被动反应性护理一样好[93]。 我们最终获得了一些证据，它们可以证明我们的做法是成功的。 把 West Glamorgan 郡的 55 个选区根据在 1981—1989 年间的汤森贫困指数（Townsend Index）进行排名，前面谈到的两个村庄都是排名前五的贫困区。 把这 55 个选区按照进行年龄标准化调整后的 65 岁以下人口死亡率进行排名，Glyncorrwg 排在第 3 位（与最富裕的地区 Swansea 并列），而 Blaengwynfi 排在第 32 位。 Blaengwynfi 良好的需求引导的医疗服务显示出了比较好的效果，但是，如果它增加系统性的寻找、回访和对所有人提供有计划的治疗服务，效果肯定会有大幅度的提高。 以上证据的说服力可能有限，因为它基于小样本和"自然实验"的，但是，就我们目前所讨论的问题而言，这个证据是相当有价值的，至少在英国是这样[94]。

两条道路

所有的政府已经朝理性地看待医疗服务迈出了第一步，他们都意识到医疗服务是一个生产体系，有可以量化的投入品、产出品和效率，而且不再是一个可以免于评价和批评的半宗教制度[95]。 但是他们的见识也仅限于此。 他们认为 NHS 的经济规律本质上与其他商品生产的经济规律是一样的，有相似的投入和产出，有相似的工作和责任的分离，有相似的供应商和消费者关系，有相似的管理者员工关系，有相似的利润最大化而不是服务最大化动机，有相似的供应商之间的竞争，有相似的寻找有利可图的消费者的竞争，也因此有相似的对既有习俗和忠诚的干扰。 美国有世界上最浪费社会效率最低的医疗服务体制，受其影响，撒切尔的后继者，包括新工党，都接受了美国人在什么是进步这一问题上看法[96]。

2004 年，NHS 与全科医生签署了最近的一次协议，这个协议涉及的对象主要是作为生产过程的基本医疗服务，目的是通过一套极其复杂、行政成本高昂和实施难度大的奖惩制度来提高整个系统的效率。根据这套制度，如果目标得以实现，就会有相应的奖励；如果没有实现目标，就会有一定的惩罚[97]。 这等于在鼓励用工业的方法来对待医疗服务过程。 鼓励全科医生在勾选医疗项目的时候考虑的是最大化个人收入，忽略那些没有明确选项可供勾选的服务活动。 已经有很好的证据表明，这个政策确实导致能带来奖励的项目所对应的活动的产出变得更大。 也有证据表明，经济学家所谓的"博弈"不可避免地存在——医疗服务提供者的行为变得唯利是图，而不管对患者健康会带来怎样的影响。 如果晚上十点以后医生上门服务能得到额外的报酬，晚上九点半打来的求助电话可能会被拖延，患者可能需要多等半个小时才能见到医生。 如果规定患者在求助后的 48 小时内要预约好看病时间，医生们就会提前几周或者几个月停止接受预约申请(确实需要这么做，只有这样，才能在满足这一规定的条件下监控慢性病人的情况)，也会想办法让所有患者在最后的 48 小时内申请预约。 钻制度的漏洞是商业计划活动不可避免的特征，在这种制度下，职业道德和医患之间的信任都被消灭了。 大棒和胡萝卜当然会刺激行动，但是在一个需要在彼此对立的事项之间频繁进行优选排序的复杂系统里，用从猴子身上找到的方法来解决高智商的人类问题是很愚蠢的。

互相竞争的所有医院信托基金的资金来源本质上都是一样的。 临床的功能被很细地划分成为若干个组成部分，每个组成部分的活动成本都可以进行核算，工作表现都被记录下来。 每个组成部分都有相应的生产目标，如果表示生产目标的选项被勾选了，医院就会获得相应的资金。 一个服务提供商如果能比其他竞争者更快地勾选服务项目，并发生更低的成本，它就会获得更多的资金。 对于所有层次上的大多数医疗服务人员来说，这套规则是很荒谬的。 一群由经理、会计、计算机程序员和数据处理人员组成的人，用商业理论处理临床生产过程，这个过程在本质上是完全不同于工业产品、服务的生产和零售过程的。 这些人已经把这套理念灌输给这一代公务员，这些公务员现在可以在公共服务和商业服务的交界处向任何一方向穿越，他们的选择取决于他们的商业伦理[98]。

时间回到 1973 年，里查德·多尔（Richard Doll）爵士曾这样警告过：

> 我们可以估计出残疾的代价或者救人一命的成本，但是我们不能计算医疗产品和服务的经济价值，并以此为依据判断治愈一个智障儿童和挽救一些 60 多岁的人之间哪个更值得做。我们的决策只能是主观的，而且往往是在各种相互对立的压力之下的明智权衡的结果。在这个领域里，园艺是真实的，植物学却是虚幻的[99]。

这段话准确地表达了今天 NHS 医疗工作人员的感受。 当然，最好的园艺师会从植物学中学到有价值的东西，而且他们自己本身就是工作中的植物学家。 他们把理论与实践结合起来，并根据自己获得的经验对两个方面进行修改。 大多数卫生经济学家的问题在于，他们只选择亚当·斯密的追随者所相信的经典经济学，用它来研究少数的医疗服务过程，他们看到的只有商品生产，却忽略了所有其他的财富来源[100]。

副产品：社会稳定和科学素养

健康问题，既是社会问题，也是个人问题，因为人类毕竟是社会动物。 在传统的思想中，医疗服务是与社会服务分开的。 但实际上它是社会服务的一个子类，社会服务是一个很难清楚界定的概念。 这种传统的割裂的看法，在单独分析某种类型的社会服务的时候具有多方面价值。 但是，我们在研究错综复杂的现实背景中某一个问题的时候，就会意识到这种分隔太随意、主观了。

由于健康和社会问题本质上是相互影响的，对两者的全面理解不可能通过单独地分析其中一个而获得，两类问题的解决办法也是如此。如果 NHS 有可量化的产品，很多一定是社会共享的产品。 因为 NHS 的根本目标和宗旨是生产出更多个人的健康改善，它的威信理应来源于此。 所有其他的社会产品，都应该被看作它的副产品，如果我们不忽略它们的话。 但要再强调一次，这种区分是主观的，反映了所处社会的具体特点。 在当今的社会中，每个消费者被冠以上帝的称号，但实际上却被剥夺了除了选择性消费以外的所有权力。

NHS 的一个作用就是让国家合法化了，它还有其他的作用。 除了治疗和阻止疾病，"改革"之前的 NHS 还生产出了社会稳定和和谐。它限制了市场经济在维持社会稳定方面的负面影响，它使社会足够稳定，从而使财富分配以越来越不平均、不安全的方式积累成为可能。[101]这种社会稳定有利于财富的集中，但是也帮助工人们成功争取到了大量的法律保护，其中的很多已经被其他地区或国家仿效。 NHS 本身就是和谐的成果，NHS 反过来又强化了社会和谐，给和谐赋予了新的实现形式，也提供了一个受保护的场所，让公共服务得以不断壮大。 在某种程度上，NHS 可以发展出自己独特的内部规则和文化。 在相同的程度上，NHS 可以同时满足两类人的利益：一类人是以自己所拥有的财产生存的人(他们的利益来自于不受影响的、显然能够自我复制的财富),另一类人是以做别人要求做的事为生的人(他们的利益来自于社会和谐,也来自于保护他们所拥有的财富的合作型社会传统和制度)。

NHS 也扮演着大众教育者的角色。 NHS 的教育功能极少是有意识发挥出来的,更谈不上是有计划发挥的。 但是,每一名医生、每一个承担实际责任的医务工作者,都知道这个功能是真实的。 在向病人进行解释成为正式的任务之前,就已经有越来越多的医生向病人解释他们打算做什么,为什么需要治疗,并用容易理解的语言说明治疗将怎么进行,以及可能会有哪些结果(包括不想要的负面结果)。 如果医生不做到这些,护士乃至医院里的勤杂工都会努力地弥补医生在这方面的不足。 随着治疗变得更有效果,这种解释也变得更加复杂,病人所做的也不仅限于吃药片或者允许外科医生割掉他们决定割掉的东西。 所有的人都应该减少盲目的服从和信任,应该更加依靠知识和理解。 随着治疗变得更加复杂,医疗人员和患者都会发现所有的解释必须是沿着同一条路径演进。 把这些一点一点地累积起来,医生的解释传达了对人体生物学的理解,其中蕴含了远比工程学或物理学更复杂、更不确定、更令人怀疑,并因此更具实验的性质。 这种看法反映了超脱了19 世纪和 20 世纪早期科学医疗服务第一阶段的一种范式转移,在那个时候,机械的科学观占统治地位,而最优理论与实践之间的巨大空间只有用欺骗和一厢情愿填充起来,医患双方都默认接受了这种状态。

从整体而言,NHS 变成了专家对科学的理解和大众对科学理解的一个互动平台,由医疗服务的个体实验连接起来。 这是一个学习的平台,以双方的个人经验为基础。 这也是一条安全规则,如果专家不能把自己的工作用简单的语言解释给躺在床上的病人,这说明他自己都没有真正弄清楚。

NHS 作为一个规模不断扩大的雇主

NHS 的另外一个副产品就是稳定的、有尊严的、有创造性的工作。随着机器代替了人类劳动，发展中国家仅够维持生计的工资取代了发达国家有尊严的工资收入，非永久的雇用取代了终生的承诺，所有类型的工作岗位的供给都在减少。 如果我们质问政府为什么用大量公共资金补贴给军工行业，媒体和政客就会提醒我们这个行业的持续繁荣给我们提供了不少就业机会，NHS 也创造了很多有价值和令人满意的工作岗位。 但它与军工行业不同，它不但挽救生命，而且更是劳动密集型的，而不是资本密集型的。 此外，它的扩张主要依靠从业人员技能的提升。 通过扩张公共医疗服务，我们都可以获得好处，没有人遭受损失[102]。

1993 年，美国经济学家威廉·鲍莫尔（William Baumol）预测，在1990 年到 2040 年期间，美国经济的构成将发生巨大的变化[103]。 我在这里简单地解释下他的观点：他假设美国经济的三个部门，医疗服务、教育和制造业/农业，将保持现有的生产率增长速度。 到 2040年，美国的总产出价值将增加 350%，也就是说，整个国家将比现在富裕 3.5 倍。

在同样的假设之下，他考察了在医疗服务、教育和制造业/农业三个部门的总支出（公共支出加上私人支出）。 由于制造业和农业通过用机器替代人类劳动将取得生产率的快速增长，这个部门的支出在所有支出总和中的份额将从 81.7%下降到 36%。 相反，教育和医疗行业的劳动生产率仍将依赖于越来越复杂的劳动技能，以及教师与学生、医生与病人之间的交流，而患者与学生扮演的不再是消费者的角色，而是协同生产者。 因此，这两个部门的生产率的提高将会慢得多。 教育支出将从三部门支出总和的 8.7%（1990 年）上升到 29%（2040 年），而医疗服务支出将从 11.6% 增加到 35%[104]。

随着制造业和农业变得越来越不需要劳动力，优质的医疗服务和教育行业将变得越来越具有劳动密集特征，不管是其相对水平还是绝对水平，雇用医疗服务和教育职业工作者的相对成本也会更高。假设这种分化以当前的速度持续下去，到 2040 年，在教育和医疗服务的支出比例将上升三倍以上，而在商品生产方面的支出将下降一半。

教育和医疗服务行业的成本或者开支中，工资所占的比例高于80%。预测的支出的三倍涨幅意味着这两个部门的就业人数不会低于三倍的涨幅——与预测的总产出价值的三倍半的涨幅比较接近。鲍莫尔的结论是，因为总产出的财富（按照传统的理解）将上升 3.5 倍，将会有足够的财富为教育和医疗服务（以及高档文化产品，比如交响乐、话剧等）开支提供资金。而最终的具体情况如何，则受到社会选择和政治选择的影响。[105]财富总会有的，而"社会"（不管它是什么样的）可以选择使用财富的方式[106]。

鲍莫尔关于政治选择形成机制的观点有点幼稚，[107]但有其他的理由让我们相信，作为公共服务的教育和医疗服务必将持续扩张。即使统治者是代表富人利益的，尽管他们只顾眼前的个人利益，不管他们多么有本事，最终也不得不接受这个趋势：第一，只有在医疗服务被当作公共服务，彻底地与追求利润断绝关系的时候，医疗服务人员才能高效地工作，以最大化他们的产品，即健康改善，才能不把医疗服务过程当成产品，追随不断被广告刺激的消费者的需求。[108]"改革"之前NHS 的行政费用只占其总费用的 6%，而美国的行政费用所占的比例平均达到 20% 以上（美国营利性医院的这个数字比公共服务性质的医院高34%）[109]，这个鲜明的对比本身就很说明问题。其他类型的效率低下还来自于医疗服务的割裂和投资投向不合理。第二，只有在医疗服务被当作公共服务，与追求利润断绝关系的时候，NHS 和教育才能为不断变化的社会提供稳定的基础。靠财产生存的人与靠劳动生存的人之间的矛盾（以及想靠两种方式生存的人之间的矛盾）会随着社会的前进越来越激化。一旦这两种公共服务变为商业服务，它们就会失去这种稳定器的功能。[110]

总结和结论

NHS 是一个生产体系，健康改善是其主要产品。寿命的增加很容易度量，但很难解释。增加幸福和摆脱病痛是医疗服务产品的本质，虽然二者更难度量，但是我们没有理由不去尝试。同时，按年龄标准化调整后的死亡率，是衡量 NHS 整体产出的一个有效的代理变量。

关于医疗服务给健康改善带来的好处方面的评价，一直摇摆不定。当医生与社会的管理者关系很特殊的时候，评价显得过于乐观。当医生与社会管理者关系出现矛盾的时候，评价又过于悲观。

对于健康来说，医疗服务还没生活环境的影响重要，但我们尚未做到所有人都享受到应有的医疗服务。因此，医疗服务的应用还有较大潜力，人们的健康还有提高的空间，哪怕是在非市场化的医疗系统中。如果所有的人都置身于持续的预防性医疗服务体系中，所有的健康指标都有可能获得大幅度提高。

作为一个独立的礼物经济系统，"改革"前的 NHS 拥有社会威信和公众信任。NHS 的主要副产品是能够提供一个稳定的社会基础，这种稳定的社会有两方面的贡献：第一，使社会财富积累成为可能；第二，使新社会习惯和制度成为可能，而这些社会习惯和制度将为未来形成合作型社会，并为新的、有价值的就业方式创造条件。

注 释：

[1] 健康性死亡的概念，跟死亡的时间无关，只跟生命的终结方式有关。这个名词早已被几代有经验的临床人员所熟悉。它有其临床功能，但这一功能被社会忽略，投入的总经费过少。（Murray, S. A., Boyd, K., Sheikh, A., Thomas, K., Higginson,

I. J., 'Developing primary palliative care: people with terminal conditions should be able to die at home with dignity', *British Medical Journal* 2004；329；1056）。

〔2〕虽然婴儿死亡率和出生时的期望寿命是简单的指标，但是他们确实可以证明美国的市场化医疗服务的整体低效。全世界公共医疗服务私有化浪潮的最初的推动力量就是美国。虽然美国在人均财富的生产方面仍然排全球第一，但在 2007 年，其婴儿死亡率排全球第 37 位，出生时期望寿命排第 36 位。

〔3〕Cochrane，A. L.，'The history of the measurement of ill health'，*International Journal of Epidemiology* 1972；1；89—92.

〔4〕一般情况下，患者对技术性指标的相信程度高于对自己的主观感受的信任程度，因此他们会低估自己为诊断可能做出的贡献。患者报告的气喘，特别是间歇性气喘这种在检查的过程中可能不会出现的症状，是提示肺病和心脏病引起早期死亡的最有效的独立指标，哪怕有些人在此之前并没有慢性病的迹象（Carpenter，L.，Beral，V.，Strachan，D. et al，'Respiratory symptoms as predictors of 27 year mortality in a representative sample of British adults'，*British Medical Journal* 1989；299；357—61；Cook，D. G.，Shaper，A. G.，'Breathlessness, lung function and the risk of a heart attack'，*European Heart Journal* 1988；9；1215—22；Higgins，M. W.，Keller，J. B.，'Predictors of mortality in the adult population of Tecumseh'，Archives of Environmental Health 1970；20；418—24）。那些不相信病人自述的医生很可能会犯严重的错误。

〔5〕选民们仍然假设如果当地的医院运行不善，某些 NHS 的主管就会以某种方式进行纠正，他们还假设公共服务体系仍然存在，正像每届政府所承诺的那样。当然，这意味着没有彻底的市场失灵，因为这个市场只是准市场（quasi-market）。最狂热的市场主义者，比如恩托文（Enthoven）和朱利安·德·格兰德（Julian le Grand）教授，向政治家们解释说，他们的改革好像没有奏效，是因为改革得还不够彻底。医疗服务的商业性供应商充分利用这一规律：一旦他们拥有了提供公共服务的义务，他们永远不会倒闭，因此他们的利润是有保障的。

〔6〕有效的治疗手段是比较难判定的，不像大多数人想象的那样容易。关于一种药物是否有效的医学判断，与普通民众的标准是完全不一样的。对于医生来说，在正式的实验中，如果服用新药的病人与服用成熟药品或安慰剂的控制组病人之间的效果差别有 5% 以上，就可以认为这个新药有效。对于病人来说，大多数人或者至少一半以上的人，服用以后都有效果，才能说这种新药是有效的。医生们认为有效的药物，往往不能达到病人心中的标准。举个例子，西地那非（sildenafil，即 Viagra，俗称伟哥），即使服用从 25—200 毫克不等的个人最优剂量，也只有 48% 的男性发现在试图发生性交的时候它的见效率高于 60%，而服用安慰剂的对照组中 11% 的男性也发现有同样的效果。如果实验组的人服用剂量只有 25 毫克，有效的比例会下降到 28%，换句话说，服用 25 毫克的西地那非在 100 次当中有 72 次会毫无效果（Christakis，N.，'Does this work for you?'，*British Medical Journal* 2008；337；1025）。

〔7〕动手术的决策可能是错误的，错误的概率很少受到关注，即使是医生也不怎么关注。例如，从常规尸检情况来看，9%—21% 的英国成年人有大的胆结石，而且，据我所知，其大小的差别是未知原因造成的（Barker，D. J. P.，Gardner，M. J.，Power，C.，Hutt，M. S. R.，*British Medical Journal* 1979；ii；1389—92）。在对这些人 15 年的跟踪研

究中发现，只有大概 18% 的人会有疼痛感，或者有其他不良的症状（Gracie，W. A.，Ranschoff，D. F.，*New England Journal of Medicine* 1982；307：794—800）。　胆囊切除术现在基本是一项完全安全的手术了，固有的死亡率只有 0.17%（*Annals of Surgery* 1993；218：129—37）。　而且如果采用现代内窥镜技术的话，术后恢复也非常快，这项手术已经非常安全，对生活影响非常小，以至于自从内窥镜技术大范围替代开放性手术之后，NHS 的胆囊切除术的比例上升了 25%，相应的开支增加了 11.4%，尽管单例手术的费用下降了 25%（Lam，C.-M.，Cuschieri，A.，Murray，F.E.，*British Medical Journal* 1995；311：1092）。

因此，上腹部疼痛是很常见的，胆结石也是常见的，而且（除了那些急性胆囊炎、管结石或者阻梗性黄疸患者以外）两者之间有时候有因果联系，但经常还是巧合。　胆囊切除术因此可能不是合理的治疗方法，尽管它是安全、很少引起疼痛且单位治疗成本递减的。大多数跟踪研究表明，在被认为有因果关系的胆结石在手术切除后，有 20%—30% 的患者会有持续性疼痛（Jess，P.，Jess，T.，Beck，H.，Beck，P.，*Scandinavian Journal of Gastroenterology* 1998；33：550—3）。　在一项控制对比研究中，声称上腹部疼痛复发且曾被当成胆结石疾病而被 75 名鹿特丹市全科医生治疗的 233 名患者，全部接受了超声波扫描。　在那些被确诊患有胆结石的人中，61% 的人曾经有疼痛感，与此对照的是，45% 的没有胆结石的人同样有疼痛感。　被确诊为胆结石的人且接受了胆囊切除术的人中，87% 的人在愈后不再疼痛，而在确诊了胆结石却拒绝了手术的人中，有 63% 的人没再有疼痛感，在没查出胆结石也没有接受手术的人中，83% 的人没再有疼痛感。　这些差别在统计上是不显著的（Berger，M. Y.，Hartman，T. C. O.，van derVelden，J. J. I. M.，Bohnen，A. M.，*British Journal of General Practice* 2004；54：574—9）。　在另一项研究中，252 位曾接受胆囊切除手术的病人的病史记录被送到了一组内科医生和一组外科医生手上。　内科医生认为确实适合该手术的病例只占 41%，不适合的病例占 30%，29% 的病例不应该接受手术治疗。　外科手术认为确实适合进行手术治疗的占 52%，不适合手术的占 2%，认为 46% 的病例不应该进行手术治疗（Scott，E. A.，Black，N.，*Annals of the Royal College of Surgeons of England* 1992；74：97—101）。

尽管有些争议，但专家们已经达成了一致的意见，用以指导如何制定合理的决策。利用这些公认的标准，一项一年期的前瞻性研究考察了列于西班牙 6 家医院胆囊切除手术等待名单上的 960 名患者，得到的结论是：0.7% 的病人不应该接受这一手术，7.9% 的病人则不能确定（*European Journal of Public Health* 2004；14：252—7）。　如果事实真如此，这个标准可是个了不起的进步。　我们应该知道，只有当这些人接受胆囊切除手术之后，才能知道手术前的症状到底是没有了，还是继续存在。　在英国，不同人群的胆囊切除手术比例有很大的不同，现在还没有找到合理的解释（Aylin，P.，Williams，S.，Jarman，B.，Bottle，A.，'Dr Foster's case notes：variation in operation rates by Primary Care Trust，1998—2004'，*British Medical Journal* 2005；331—539）。

[8] Wilkin，D.，Hallam，L.，Leavey，R.，Metcalfe，D.，*Anatomy of Urban General Practice*，London：Tavistock，1987。NHS 的"改革"鼓励了患者直接通过由护士负责的直拨电话询问中心直接获取医疗服务，这经常会使得患者被转到医院的急诊部门，而已经对患者有所了解并有丰富诊断经验的全科医生们则不会这么做。　现在越来越难衡量基本医疗服务部门的工作，主要因为它在竞争性机构的竞争之下被分离，缺少整体的性质了，但是它们的工作模式自从 20 世纪 80 年代以来一直没有多大变化。

[9] Eisenberg，L.，'Science in medicine：too much，or too little and too limited in

scope?', *American Journal of Medicine* 1998；84：483—91.

［10］Shaw，G.B.，'Preface' to *The Doctor's Dilemma*，London：John Constable，1907.

［11］Stanley Milgram 在 1961—1962 年的实验有力地证明了这一点。 其实验结果显示，康涅狄格州纽黑文市的大多数普通居民都愿意承受令人疼痛的甚至威胁生命的电击，如果是某些权威人士授意他们这样做的话（Blass，T.，*The Man Who Shocked the World：The Life and Legacy of Stanley Milgram*，New York：Perseus Books，2004；paperback：Basic Books，2005）。

［12］参与医学研究不仅对医疗专业人员有巨大的教育性意义，对其他各种人群也是如此，特别是在他们反复参与不同研究的情况下。 从我个人经验来看，这是大众教育的第一步，让大众理解科学推理和证据的本质（Hart，J.T.，Smith，G.D.，'Response rates in south Wales 1950—1966：changing requirements for mass participation in human research'，in Chalmers，I.，Maynard，A.（eds），Non Random Reflections on Health Services Research：*On the 25th Anniversary of Archie Cochrane's Effectiveness and Efficiency*，London：BMJ Publishing Group，1997，pp.31—57）。 这种可能的好处，只有在坚持对同一人群连续几代人的研究中才能完全实现，而据我所知，还没有人衡量某类群体反复参与所带来的累积性和群体性效果。 参与者应该完全知情，对包括实验设计方案及其内在逻辑等内容都了解。 参与者的随机化安排是特别有难度的，也是很有好处的。一般来讲，由英国医学研究委员会（Medical Research Council，简写为 MRC）和大学的院系等真正独立的机构组织的实验，更容易让参与者受益，因为承担任务的那些专业人员更有追求真理的动力，也追求更高的水准。 不过，现在还没有证据能证明参与实验的人比那些接受了同样的治疗却没有参与实验的人过得更好（Vist，G.E.，Hagen，K.B.，Devereaux，P.J.，Bryant，D.，Kristoffersen，D.T.，Oxman，A.D.，'Systematic review to determine whether participation in a trial influences outcome'，*British Medical Journal* 2005；330：1175—9）。 在过去，事实可能确实如此，那时候几乎没有任何系统性的治疗。

［13］在 Glyncorrwg 的工作期间，我们在 1986 年研究了从 1964 年到 1985 年间的 500 个接连死亡的病例，这些死亡是发生在一个人数为 1 600—1 800 人的总人口中的。 将近三分之二的死亡都是发生在家中。 我们只有发生在医院的死亡的一些常规信息，但要想寻找意外死亡可能是哪些失误造成的就很麻烦，医院一般会有敌意，拒绝我们查看医院的记录，因此，我们无法准确统计医院的失误情况。 在所有的死亡病例中，45%由本可以避免的因素造成，而其中将近一半的（总数的 20%）死亡则跟我们自己的失误有关（Hart，J.T.，Humphreys，C.，'Be your own coroner：an audit of 500 consecutive deaths in a general practice'，*British Medical Journal* 1987；294：871—4）。

［14］由于没有做自己知道的事而产生的失误，可能比由于不知道该做什么而产生的失误要出现得频繁。 在一项 40 年前的研究中，研究人员进行了 55 次关于 37 个主题、涉及 5 499 个患者的医疗记录审查，结果发现94%的失误是发生在实施环节，只有 6%的失误是由于知识造成的（Ashbaugh，D.G.，McKean，R.S.，'Continuing medical education：the philosophy and use of audit'，*Journal of the American Medical Association* 1976；236：1485—8）。 没有做他们自己知道的事情可能的共同原因，是环境和资源的约束让医生们无法采用最佳的方法。 很显然，这项研究是很久之前做的，我不知道现在是

否有人对这个重要的问题进行了同样的研究。 如果没有的话，现在很有必要重复这项研究。

［15］也就是说，健康改善超过健康损失。 所有的医疗干预都可能会导致一些健康损失，因此，医疗服务的结果永远是一个净产出。

［16］Cambridge Group for the History of Population and Social Structure and Max Planck Institute for Demographic Research in Rostock, in *Science*, 2002；296：1029—31.

［17］Boseley，S.，'Cubans tell NHS the secret of ￡7 a head health care'，*Guardian*，2 October 2000.

［18］MacDonald，T.，*Hippocrats in Havana：Cuba's Health Care System*，Knebworth：Bolivar Books，1997. 就全体国民整体而言，对健康改善贡献最大的因素是母亲的文化水平。 那些会读书写字的母亲，能学着理解和评判，在养育子女和与配偶的关系方面能够做出自己的决定，她们因此活得时间更长、身体更健康，她们的家庭会如此受益(Briggs，N.，'Illiteracy and maternal health：educate or die'，*Lancet* 1993；341：1063—4)。

［19］Ochoa，F. R.，'Situacion，sistema y recursos en salud para el desarollo en Cuba'，*Revista Cubana de Salud Pública* 2003；29：157—69.

［20］古巴的医生现在的平均收入为25美元每月，但是如果他们以参与古巴在国外的援助项目(主要是在委内瑞拉和玻利维亚)的形式到国外工作，收入会变为十倍，而且，回国之后他们的收入更会翻番。 古巴的医疗规划部门认为在海外工作的医生的叛逃比率只有2%—3%。 考虑到美国长达50年严厉的封锁，这个数字实在是惊人地低(Feinsilver，J.，'Cuban health politics at home and abroad'，in Panitch，L.，Leys，C.(eds)，*Morbid Symptoms：Health under Capitalism. Socialist Register* 2010，London：Merlin Press，2009：216—39)。

［21］Agdestein，K.，Roemer，M. I.，'Good health at a modest price：the fruit of primary care'，*Journal of Public Health Policy* 1994；15：485—90.

［22］Wilkinson，R. G.，Pickett，K. E.，The Spirit Level：Why More Equal Societies Almost Always Do Better，London：Allen Lane，2009；Wilkinson，R. G.，Pickett，K. E.，'Income inequality and population health：a review and explanation，*Social Science & Medicine* 2006；62：1768—84.

［23］Idler，E. L.，Angel，R. J.，'Self-rated health and mortality in the NHANES-I epidemiologic follow-up study'，*American Journal of Public Health* 1990；80：446—52。亦见 Idler，E. L.，'Subjective assessments of health and mortality：a review of studies'，*International Review of Health Psychology* 1992；1：33—54。

［24］例如，Garratt，A. M.，Ruta，D. A.，Abdalla，M. I. et al，'The SF36 health survey questionnaire：an outcome measure suitable for routine use within the NHS？'，*British Medical Journal* 1993；306：1440—4；Paterson，C.，'Measuring outcomes in primary care：a patient-generated measure，MYMOP，compared with the SF—36 health survey'，*British Medical Journal* 1996；312：1016—20 and 626—7。

［25］用过程来衡量医疗服务的产出，对于让NHS承担供应服务的任务来说是很关键

的。 与衡量产出的其他内在困难相比，这个更难。

〔26〕Berwick, D. M., 'Measuring NHS productivity: how much health for the pound, not how many events for the pound', *British Medical Journal* 2005; 330:975—6.

〔27〕Lakhani, A., Coles, J., Eayres, D., Spence, C., Rachet, B., 'Creative use of existing clinical and health outcomes data to assess NHS performance in England: Part1-performance indicators closely linked to clinical care', *British Medical Journal* 2005; 330: 1426—31; Lakhani, A., Coles, J., Eayres, D., Spence, C., Sanderson, C., 'Creative use of existing clinical and health outcomes data to assess NHS performance in England: Part2-more challenging aspects of monitoring', *British Medical Journal* 2005; 330:1486—92.

〔28〕例如，对过程的成本收益分析，必然要涉及估计医学干预在未来不同时点上的健康损失风险所产生的叠加效应，或者在不同病理过程中的叠加效应。 在当今大多数西欧国家目前所处的准私有化状态下，对这些效应的估计会对资金的安排和资源的分配产生深远的影响，哪怕是在仍保留了计划经济色彩的体制中，这种影响也是很大的(Brouwer, W. B. F., Niessen, L. W., Postma, M. J., Rutten, F. F. H., 'Need for differential discounting of costs and health effects in cost effectiveness analyses', *British Medical Journal* 2005; 551:446—8)。

〔29〕很难相信，有人还认为 NHS 应该向工业部门学习的东西比工业部门向 NHS 学习的东西要多。 但是，全面质量管理的倡导者们，基于日本汽车工业模型，仍然这样强调。 参见例子：Marshall, M., 'Applying quality improvement approaches to health care: the health sector could learn much from industry', *British Medical Journal* 2009; 339:819—20。

〔30〕McKeown, T., *The Role of Medicine*, Oxford: Blackwell, 1979.

〔31〕Illich, I., *Medical Nemesis: Limits to Medicine: The Expropriation of Health*, London: Marion Boyars, 1976.

〔32〕Smith, R., 'Review of new printing of Illich, I., Limits to Medical Nemesis: *The Expropriation of Health*, London: Marion Boyars, 1974', *British Medical Journal* 2002; 324:923.

〔33〕Johansson, S. R., 'Food for though: rhetoric and reality in modern mortality history', *Historical Methods* 1994; 27:101—25.

〔34〕Godber, G., 'An endangered thesis. Review of McKoewn, T., The Role of Medicine: Dream, Mirage or Nemesis?, Oxford: Blackwell 1979', *British Medical Journal* 1980; 280:102.

〔35〕Cochrane, A. L., *Effectiveness and Efficiency: Random Reflections on Medical Care*, London: Nuffield Provincial Hospital Trust, 1971.

〔36〕Hart, J. T., 'An assault on all custom: Cochrane's "Effectiveness and Efficiency"', *International Journal of Health Services* 1973; 3:101—4.

〔37〕Cochrane, A. L., St Leger, A. S., Moore, F., 'Health service "input" and mortality "output" in developed countries', *Journal of Epidemiology & Community Health* 1978; 32:200—5.

[38] 参见 Bagehot，W.，*The English Constitution*，London：1867，republished Fontana 1963：250—1。他坦诚地表明了自己的立场："有些话，选举出来的国会议员们不敢说，不管是保守党的，还是自由党的，但我敢说：新选民中有一大批人是那么无知，这令我特别担心。我希望我们有一个尽可能强大、团结的力量去抵制它。"（第 281 页）

[39] 我们一直被灌输这样的观点：英国和美国的公众观念的文化差异，主要表现在英国强调公平，而美国看重消费者选择。对于在两个国家拥有、控制和主要经营信息和舆论的媒体资源的人来说，这点毫无疑问是对的。但对于两个国家的普通民众来说也是这样吗？医疗改革问题是 2008 年美国总统选举最大的一个议题。奥巴马称将全力投入于此，所有人都因此认为美国四千七百万公民将被纳入改革后的体系中。于是，奥巴马当选了，他被委以改革重任。到了 2009 年中期，他的反对者们，无论是共和党派，还是民主党内的，或者是那些长期用资金支持两个政党并通过游说和依靠公关公司从各个层面上影响舆论的保险公司，都能够发出来足够强大的、公开的歇斯底里，对改革提出怀疑，而且很轻易地就让聪明的媒体人士认为改革的使命已经不复存在。根据发表在 *American Journal of Medicine*（doi：10.1016/j.amjmed.2009.04.012）上的一项研究，到 2007 年为止的破产中，有将近三分之二被归罪于疾病和医疗费用，其数值比 2001 年上升了 50%。由于这种原因，破产的企业中，有四分之三是在疾病开始出现时才投保的。所有的这些，都发生在金融市场崩溃和失业迅速增加之前。也许，那些可以享用超出生命危险救治服务的 85% 的美国居民，已经被吓得忘记了另外那些无法获取医疗服务的 15% 的居民。也许，这两种文化的主要差别，仅仅是因为英国居民拥有全民医保的经历，而美国居民没有此经历。

[40] 参见 Hull，C. H.（ed），*The Economic Writings of Sir William Petty*，*together with the observations upon the Bills Mortality*，*more probably by Capt*，John Graunt，New York：A. M. Kelley，1963。英国革命，提供了第一个创新性思考和公共健康管理行为的例子。正如 Charles Webster 所写："大量的证据倾向于支持 Bowden 的观点，他认为'1620—1650 年期间是英格兰最困难的时期，而且可能是这个国家经历过的最可怕的历史时期。'……清教徒革命的社会策划者对整个民族面对的健康危机的形势的评估被证明是正确的。他们的首要目标——经济多元化和农业进步，是专门为了让低阶层人民免受死亡和经济波动的摧残。食物的改善和由个人努力实现的生活水平，将会大大地缓和人民的疾病问题"（'The crisis of subsistence and health of the puritan revolution'，*Bulletin of the Society for Social History of Medicine* 1976；17：8—10）。法国在 1789 年后的情况与此类似。

[41] Morabia，A.，'P. C. A. Louis and the birth of clinical epidemiology'，*Journal of Clinical Epidemiology* 1996；49：1327—33；Lilienfeld，A. M.，Lilienfeld，D. E.，'Epidemiology and the public health movement：a historical perspective'，*Journal of Public Health Policy* 1982；3：140—9；Foucault，M.，*The Birth of the Clinic*：*An Archaeology of Medical Perception*，London：Tavistock Publications，1973（原版书名为 *Naissance de la Clinique*，Paris：Presses Universitaires de France，1963）'。

[42] Codman，E. A.，'The product of a hospital'，*Surgery*，*Gynaecology & Obstetrics* 1914；18：491—6，在 White，K. L.，Frenk，J.，Ordonez，C. et al，*Health Services Research*：*An Anthology*，Washington DC：PAHO，1992 中有转载。

[43] Ferguson，T.，McPhail，A. N.，Hospital and Community，London：Oxford University Press，1954.

[44] Roemer, M. I., Schwartz, J. L., 'Doctor slowdown: effects on the population of Los Angeles County', *Social Science & Medicine* 1979; 130:213—18; James, J., 'Impacts of the medical malpractice slowdown in Los Angels County: January 1976', *American Journal of Public Health* 1979; 69:437—43.

[45] 例如，在任何大手术之后，腿部深静脉血栓[Deep Vein Thrombosis, 简写为 DVT）的总风险会上升 20%，而在整形外科手术之后，这个风险会上升 40%（National Institute for Health and Clinical Excellence, *Venous Thromboembolism*, *Reducing the Risk of Venous Thromboembolism (Deep Vein Thrombosis and Pulmonary Embolism) in Inpatients Undergoing Surgery*, Clinical Guideline 46, 2007]。这些血栓很少有脱落并进入到肺动脉的，大得足以引发肺栓塞致死的则更少，但是有很多血栓会长期降低肺功能，而且也会使人在晚年的时候更容易患腿部溃疡。

[46] Slater, P. E., Ever-Hadani, P., 'Mortality in Jerusalem during the 1983 doctors' strike', *Lancet* 1983; ii:1306.

[47] 在 1966 年，德国死于阑尾炎和阑尾切除术的人数比其他任何国家都高两到三倍。而在德国内部，这个数字在联邦德国比民主德国高出三分之一。德国阑尾切除术的比率是英国或美国的两倍之高，而白领工人的这个比率高出体力劳动者的三倍。虽然急性阑尾炎的出现是随机的，而且需要马上治疗，但是，在星期四实施阑尾切除手术的数量是在星期日实施的阑尾切除手术数量的将近五倍，在工作日实施的数量比周末实施的数量多两到三倍。虽然急性阑尾炎主要影响的是年轻人，但是大多数死于该病的德国人年纪超过 50 岁。在 959 个病例中，把切除的阑尾放到显微镜下检查后，发现只有 25% 的病人确实患有急性阑尾炎。Pflanz 因此下结论说，由于阑尾炎所导致的德国人的高死亡率反映的不是急性阑尾炎的发病情况，而是阑尾切除术的实施频率。德国的医疗文化比其他国家的文化更普遍地接受"慢性阑尾炎"(chronic appendicitis)的诊断结果，而且，它还接受一类在其他地方都不被认可的疾病，称为"神经性阑尾炎"(neurogenic appendicitis)。由于这些手术基本上都不是有个人付费的，Pflanz 不重视贪婪动机的影响，他发现了其他的、本质上属于文化范畴的原因，用以解释为什么外科医生们喜欢用机械论来解释疑惑并采用机械的解决办法(Lichtner, S., Pflanz, M., 'Appendectomy in the Federal Republic of Germany: epidemiology and medical care pattern', *Medical Care* 1971; 9:311—30)。

[48] Bunker, J. P., Barnes, B. A., Mosteller, F., *Costs, Risks and Benefits of Surgery*, New York: Oxford University Press, 1977.

[49] Bunker, J., Medicine Matters after All: *Measuring the Benefits of Medical Care, a Healthy Lifestyle, and a Just Social Environment*, NuffieldTrust series 15, London: The Stationery Office, 2001.

[50] Nolte, E., McKee, M., *Does Health Care Save Lives? Avoidable Mortality Revisited*, London: Nuffield Trust, 2004.

[51] Nolte, E., McKee, M., 'Measuring the health of nations: analysis of mortality amenable to health care', *British Medical Journal* 2003; 327:1129—32.

[52] Hart, J. T., 'Rule of halves: implications underdiagnosis and dropout for future workload and prescribing costs in primary care', *British Journal of General Practice* 1992; 42:116—9.

〔53〕Wilber, J. A., Barrow, J. G., 'Hypertension-a community problem', *American Journal of Medicine* 1972; 52:653—63.

〔54〕Kinmonth, A. L., Murphy, E., Marteau, T., 'Diabetes and its care—what do patients expect?', *Journal of the Royal College of General Practitioners* 1989; 39:324—7.

〔55〕Stephens, D., 'Hearing aids—making the system work', *Soundbarrier*, December 1988; 4.

〔56〕Wormald, W. P. L., Wright, L. A., Courtney, P., Beaumont, B., Haines, A. P., 'Visual problem in the elderly population and implications for services', *British Medical Journal* 1992; 304:1226—9.

〔57〕Prosser, S., Dobbs, F., 'Case-finding incontinence in the over-75s', *British Journal of General Practice* 1997; 47:498—500.

〔58〕Fraser, S., Bunce, C., Wormald, R., Brunner, E., 'Deprivation and late presentation of glaucoma: case-control study', *British Medical Journal* 2001; 322: 639—43.

〔59〕Hin, H., Bird, G., Fisher, P. et al, 'Coeliac disease in primary care: case finding study', *British Medical Journal* 1999; 318:164—7.

〔60〕Jones, A., 'Screening for asthma in children', *British Journal of General Practice* 1994; 44:179—83.

〔61〕Jones, K., Lane, D., Holgate, S. T., Price, J., 'Astham: a diagnostic and therapeutic challenge', *Family Practice* 1991; 8:97—9.

〔62〕Chandna, S. M., Schultz, J., Lawrence, C. et al, 'Is there a rationale for rationing dialysis? A hospital based cohort study of factors affecting survival and morbidity', *British Medical Journal* 1999; 318:217—23.

〔63〕Cooper, C., Melton, L. J., 'Vertebral fractures: how large is the silent epidemic?', *British Medical Journal* 1992; 304:793—4.

〔64〕Isometså, E., Henriksson, M., Heikkinen, M. et al, 'Suicide and the use of antidepressants: drug treatment of depression is inadequate', *British Medical Journal* 1994; 308:915.

〔65〕Richardson, J., Feder, G., 'Domestic violence: a hidden problem for general practice', *British Journal of General Practice* 1996; 46:239—42.

〔66〕Cunningham-Burley, S., Allbutt, H., Garraway, W. M., Lee, A., Russell, E. B. A. W., 'Perceptions of urinary symptoms and health care seeking behaviour amongst men and aged 40—79 years', *British Journal of General Practice* 1996; 46:349—52.

〔67〕Mair, F. S., Crowley, T. S., Bundred, P. E., 'Prevalence, aetiology and management of heart failure in general practice', *British Journal of General Practice* 1996; 46:77—9.

〔68〕Sudlow, M., Thomson, R., Kenny, R. A., Rodgers, R., 'A community survey of patients with atrial fibrillation: associated disabilities and treatment preferences', *British Journal of General Practice* 1998; 48:1775—8.

[69] King, M., Nazareth, I., 'Community care of patients with schizophrenia: the role of the primary care team', *British Journal of General Practice* 1996; 46:231—7.

[70] Young, J. B., 'The primary care stoke gap', *British Journal of General Practice* 2001; 51:787—8.

[71] Eagle, K. A., Goodman, S. G., Avezum, A., Budaj, A. et al, 'Practice variation and missed opportunities for reperfusion in ST-segment-elevation myocardial infarction: findings from the Global Registry of Acute Coronary Events(GRACE)', *Lancet* 2002; 359:373—7.

[72] Bernal, P., Escroff, D. B., Aboudarham, J. F. et al, 'Psychosocial morbidity: the economic burden in a pediatric Health Maintenance Organisation sample', *Archives of Pediatric & Adolescent Medicine* 2002:154:261—6.

[73] Moore, S., Molyneux, D., 'Chronic disease in institutionalised patients', *British Medical Journal* 1997; 315:1539.

[74] Hart, J. T., 'Semicontinuous screening of a whole community for hypertension', *Lancet* 1970; ii:223—7.

[75] 我们很快就意识到，为了控制血压，我们不仅需要检查 65 岁以上的人，也需要检查年纪小些的成年人。 于是我们就这样做了，但从没有公布相关数据。 此外，利用超声波传感器，并遵循严格的研究步骤，我们还检查了 5 岁以下新生儿人群，并持续跟踪他们至 10 岁。 在他们 1 岁之前，我们每 3 个月检查一次，在他们 1 岁以后，我们每年检查一次。 尽管我们的检查是在明显符合标准的条件下实施的，并采用了科研级别的精度进行测量，但我们还是发现测量结果不稳定，对于临床决策来说显然没有什么用处。 鉴于我们的经历，美国高血压协会(American Hypertension Society)鼓励儿科医生检查儿童的血压，让血压分布大约前5%的儿童服用降血压药品。 在我们看来，这又是一个在市场驱动的医疗卫生体制中不正当追求利润的一个例子。 我们的其他检查儿童的措施，主要包括积极筛查儿童哮喘和尿道感染，也是非常成功的。 总的来看，我们发现针对成年人的、有效的预防服务，需要从他们儿童时期开始，而针对老年人的、有效的预防服务则需要从中年开始。 这意味着大量的医疗服务要求我们提前采取措施，不应该由病人的症状发起，而应该由对可以避免的健康风险的客观评价发起。

[76] Hart, J. T., 'The marriage of primary care and epidemiology: continuous anticipatory care of whole populations in a state medical service'(Milroy lecture), *Journal of the Royal College of Physicians of London* 1974; 8:299—314.

[77] 当 "健康男人的诊所"(Well Men's Clinics)* 在 20 世纪 80 年代流行期间，我们并没有足够多的健康男人去创造这样一个诊所，我们都忙碌于处理预防检查过程中发现的问题。 根据英国的标准，我们所处理的是异常不健康的人群。 但对于那些仍在重工业企

---

* 为提高男性身体健康而专门为男性提供基本医疗服务的诊所。 ——译者注

业工作的人，或者由于这些企业关闭而失业的人，或者被转移到更低收入岗位上的人来说，这些问题都是很常见的，任何地方的穷人都有比较严重的健康问题。因此，这项预防性基本医疗服务给我们增加的工作负担是巨大的。苏格兰政府已经开始意识到这个工作负担的问题，但英国的其他地方还没有。

[78] 在 20 世纪 70 年代，支持在全社会范围内进行高血压检查的全科医生领军人物与对此持反对意见的流行病专家之间展开了一场激烈的争论。最后的解决办法是，把由基本医疗人员实施的对所有人的持续性检查称为"机会主义者病例查找"（opportunist case-finding），而把"检查"（screening）这个词留给了由流行病专家实施的更正式的程序和当时正处于萌芽状态的健康男人和健康女人这类私人提供服务的诊所。

[79] 这种基本医疗服务的方式是由荷兰一位名为 Guys van den Dool 的全科医生提出的（Van den Dool, C. W. A., 'Antizipierende Medizin', *Allgemeinmedizin international* 1974；2：56—61.），它的起源很有趣。海牙医学院的一个流行病中心做了几项横截面调查，他们在位于 Stolwejk 的诊所检测了被调查者的一些简单的健康指标，比如血红蛋白集中度、单位身高体重、动脉血压、尿糖和尿蛋白浓度等。新检查出来的不正常问题少得令人吃惊，于是，学术研究者们失去了兴趣，而 Van den Dool 则恰恰相反。他发现，如果他在例行检查的时候用同样的标准检查技术去建立他所服务的所有人的信息库，并持续几年，就会在后来找出原来未曾发现的疾病。其中的原因不难理解，主要是因为更高的反馈率，特别是那些有症状（但不是具体的症状）的人的反馈率，这些人不太可能参加那些由不认识的人负责的横截面检查项目。

[80] 我们有足够的理由去寻找可以治疗但未被治疗的慢性病，这样就有机会防止更严重的问题。后来的工作证明了这一点。对住进澳大利亚的医院的病人的一项跟踪研究发现，17%的住院病人是由于在已经确诊处于持续发病状态中的疾病急性发作而住进医院的。大概一半左右的这些急性发病事件，被认为是可以通过社区内持续的预防性医疗服务而避免——它们是可以被阻止的，但并没有被阻止（*Medical Journal of Australia* 1999；170：411—15）。

[81] Hart, J. T., Thomas, C., Gibbons, B., Edwards, C., Hart, M., Jones, J., Jones, M., Walton, P., 'Twenty five years of audited screening in a socially deprived community', *British Medical Journal* 1991；302：1509—13.

[82] Kaul, S., 'Twenty five years of case finding and audit', *British Medical Journal* 1991；303：524—5.

[83] 由 Tom Meade 教授担任主任的 Northwick Park 医院的医学研究委员会的流行病与医疗服务部（Medical Research Council's Epidemiology and Health Care Unit）在 1974 年接受了 Glynocorrwg 的做法。医学研究委员会出资给我们增加了一个医生以及额外的办公场地和护理人员，让我们开展自己的研究。从 1974 年到 1992 年期间，我们主要从事钠的摄入量与动脉血压之间关系的研究，以及基本医疗领域的多通道研究项目的实验性研究。

[84] Hart, J. T. Smith, G. D., 'Response rates in south Wales 1950—1996：changing requirements for mass participation in human research', in Chalmers, I., Maynard, A. (eds), *Non Random Reflections on Health Services Research：On the 25th Anniversary of Archie Cochrane's Effectiveness & Efficiency*, London：BMJ Publishing

Group，1997：31—57.

[85] 全部人口作为基数的重要性不应该被过分强调。 美国的医疗体系是让消费者在市场中选择，如果想在美国这样的国家构造出这样的人口基数，只有在非常特别的情况下才可能，例如在大学的诊所，它们大多坐落在相对偏远的地方，当地缺少良好的基本医疗服务。 尽管只有少数一些英国的基本医疗机构利用这种办法进行研究，但它确实影响了革新的前沿思想和 20 世纪 70 年代以后的主流观念，影响到的不仅仅包括有创新精神的全科医生，而且也影响到了英国卫生部的官员们。 我们现在草率地转向了消费主义和市场选择，这已经阻碍了这一趋势，但不大可能逆转这一趋势。

[86] 参见 Hart，J. T.，'The Inverse Care Law'，*Lancet* 1971；i：405—12。 有点陈词滥调，因为有些人可能也会引用与此意思相近的"反鞋法则"（Inverse Shoe Law）——光脚的孩子最不可能有鞋。 这个"反护理法则"令人们震惊，因为虽然大家都把鞋当成用于交易的商品（正是因为这个原因，前菲律宾第一夫人 Imelda Marcos 有三千双鞋，而很多菲律宾的孩子却没有鞋穿，竟被当成正常现象），但我们还是把医疗服务当成一项人权，不适合用来交易。 从对医疗服务的这种看法被接受的广泛程度和持续程度上看，英国都高于美国。

[87] Hannay，D. R.，'Deprivation payments and workload'，*British Journal of General Practice* 1997；47：663—4.

[88] Wilheim，D.，Metcalfe，D. H. H.，'List size and patient contact in general medical practice'，*British Medical Journal* 1984；189：1501—5.

[89] Stirling，A. M.，Wilson，P.，McConnachie，A.，'Deprivation, psychological distress, and consultation length in general practice'，*British Journal of General Practice* 2001；51：456—60.

[90] Carlisle，R.，Johnstone，S.，'Factors influencing the response to advertisements for general practice vacancies'，*British Medical Journal* 1996；313：468—71.

[91] 按人头获取报酬的医生们喜欢把他们的病人看成顾客，并因而取悦于他们。 然而，如果医生与他们的患者建立朋友关系（现实中确实大多如此），那么，侮辱自己的朋友就是不小的问题了。 德国首相俾斯麦在宣布社会民主党是非法组织的同时，认可了世界上第一个为工人阶级提供的医疗保险系统，该系统由疾病基金（Sick Funds，德语为 Krankenkassen）负责管理。 在看到被这个保险系统雇佣的德国医生的情况以后，荷兰医生们得出结论说，他们拥有足够大的个人市场，有能力维持专业性绅士的地位，对这类人而言，为了个人利益而将患者划分三六九等是自贬身份的做法。 虽然他们在 1914 年接受了覆盖了更少产业工人的医疗保险制度，他们拒绝为开具无能力证明（certification of incapacity）负责。 这个事情一直是由国家支付报酬的独立医生来做。 在 1990 年的时候，我看了一下数据，英国人的短期和长期病假比例分别为 2.6% 和 3.4%，德国人分别是 5.0% 和 3.3%，荷兰人则分别是 7.1% 和 8.9%，它们之间的相对关系一直保持了很多年。 因此，如果荷兰政府确实鼓励了更严格的工作纪律，这只能说明没有取得成功。 如果工人们在几百米深的地下工作，如果他们躺在布满泥浆的石地上用力砸，如果他们在一个从地面到顶部只有 50 厘米、连动下肩膀都很困难的空间内用铲子铲煤，评估他们的身体是否可以工作是比较容易的事。 工人们在这么艰苦的环境下挖煤、装煤，最后得到的

报酬也不过是 2 先令/吨，而这些煤运到矿井口就可以买到 9 先令，运出去再卖掉的话价格可以达到 12 先令/吨。 根据从 1961 年到 1992 年间我给矿工和钢铁工人出具证明的经验，在判断他们是否有工作能力（除了他们自己的描述以外）的最重要的因素是他们在此之前的工作记录，以及他们在工友和妻子中的声誉。 矿区的人一般都知道影响出勤情况的社会个人因素，包括疲惫程度、工作士气、恐惧（在严重的事故和差点发生事故之后的一段时间内缺勤的数量会上升）、工作所得的经济收入和缺勤带来的经济惩罚。 在 Glyncorrwg，20 世纪 60 年代曾出现过非常高的短期缺勤的现象，那时候工人的工资出奇的低。 在 1972 年到 1974 年的罢工之后，工人的工资涨起来了，工人的工作积极性上升，由于疾病和受伤引起的缺勤急剧下降。 尽管有一些医生喜欢站在企业管理者的角度考虑问题，大多数医生愿意给患者们提供方便，在下结论时尽量使其对工人有利。 在我的经历中，在通常的条件下（除了在国际橄榄球比赛期间），装病过去很少见，现在也是很少见的（参见 Yelin, E., 'The myth of malingering: why individuals withdraw from work in the presence of illness', *Milbank Quarterly* 1986；64：622—49）。

[92] Steinar Westin ('Challenges of changing political and socioeconomic structures', keynote speech at WONCA Conference, Hong Kong, 1995)一文在一项前瞻性研究中引用了下列数据说明失业所产生的各种影响：

与全科医生的会诊率	+22%
转诊到专科医生	+60%
病假天数	+50%
10 年内死亡率	+50%—100%

自从 1970 年位于 Afan 山谷的最后一个矿关闭以后，Glyncorrwg 的矿工们往往要经过很远的距离到其他地方的矿上工作。 在 1981 年，Afan 山谷地区的男性失业率的官方数字是 38%，这是根据申请上班交通补贴的情况估计出来的。 在之前的三个月中，为了完成紧急订单，本地两家工厂中的工人每班工作 12 个小时，每周工作 7 天。 一个男孩在离开当地的学校后，投出了 55 份工作申请，但没有得到一个回复。 当地一家钢厂有三个学徒电工的岗位空缺，结果吸引了全英国 7 000 个人来应聘。 在 1983 年，恰好在持续一年之久的矿工大罢工前夕，我们自己统计了 Glycorrwg 人口的失业情况。 我们不是根据申请补贴的情况估计的，而是直接计算没有工作的人数（申请患病补助的人也算进去了）。在所有 16—64 岁之间的男性中，48% 的人没有工作。 在所有 16—24 岁的青年男性中，60% 的人没有工作。 在大罢工之后，英国的煤炭工业实际上垮掉了。 采矿社区陷入了长达 20 年令人震惊的消沉中，这产生了严重的社会后果和健康后果，特别对于年轻人来说，这些问题到现在才开始有所好转。 英国的经济仍然依赖于煤炭，但现在煤炭全部依赖进口。

[93] 独立签约者的地位，使得全科医生至少部分地从自己的口袋里掏钱支付费用。他们可以自己选择花多少钱请工作人员，花多少钱买设备，以及在什么情况下找合伙人或者请助手来分担工作负担（但在后一种情况下，助手不分享利润和权力）。 支持由政府支付工资的原则的最重要原因即在于此。 在我多年的工作中，我个人的净收入从来没超过全科医生净收入的平均水平，即使我们有医学研究委员会支付报酬的研究人员在一些常规医疗工作中帮我的忙。 在那个年代，努力提供最优的医疗服务的医生的收入情况与我相似。 据我所知，现在的情况有所改善。

[94] 当然，在充分就业时期里实现的健康水平的提高，几乎肯定不能抵消后来战败

和恢复到战前的大规模失业所造成的不利影响，特别是青少年吸毒这类影响。 我没有后来的数据，不能对此进行深入讨论。 与英国不同，在那些有足够的资金并保留了社会化（非私有化）医疗服务系统的国家中，各个社会阶层之间的死亡率差别要么是降低了，要么被消除了(Kunst, A. E., Geurts, J. J. M., van den Berg, J., 'International variation in socioeconomic inequalities in self reported health', *International Journal of Epidemiology & Community Health* 1995；49：117—23；Kunst，A. E.，Mackenbach，J. P.，'The size of mortality differences associated with educational level. A comparison of 9 industrialized countries'， *American Journal of Public Health* 1994；84：923—7；Kunst，A. E.，Mackenbach，J. P.，'International variation in The size of mortality differences associated with occupational status'， *International Journal of Epidemiology* 1994；23：742—50；Netherlands Central Bureau for Statistics, Erasmus University, Rotterdam, *International Variation in Socioeconomic Inequalities in Self Reported Health*, The Hague：SDU Publishers/CBS Publications，1992)。 当那些国家启动新自由主义的"改革"计划之后，各阶层之间的死亡率差距又开始上升了。 这种现象在瑞典和芬兰都出现了(Whitehead, M., 'Health inequalities in Britain and Sweden', *Lancet* 1990；335：331；Whitehead，M.，Evandrou，M.，Haglund，B.，Diderichsen，F.，'As the health divide widens in Sweden and Britain, what's happening to access to care?'， *British Medical Journal* 1997；315：1006—9；Whitehead，M.，Gustafsson，R. A.，Diderichsen，F.，'Why is Sweden rethinking its NHS style reforms?'， *British Medical Journal* 1997；315：935—9；Koskinen，S. V. P.，Martelin，T. P.，Valkonen，T.，'Socioeconomic differences in mortality among diabetic people in Finland：five year follow up'， *British Medical Journal* 1996；313：975—8；Lynch，J. W.，Kaplan，G. A.，Cohen，R. D. et al, 'Childhood and adult socioeconomic mortality as predictor of mortality in Finland'， *Lancet* 1994；343：542—7；Forass，E.，Keskimaki，I.，Reunanen，A.，Koskinen，S.，'Widening socioeconomic mortality disparity among diabetic people in Finland'， *European Journal of Public Health* 2003；13：38—43)。

[95] Hart，J. T.，'Two paths for medical practice'， *Lancet* 1992；340：772—5.

[96] 即使在今天，工党的很多成员以及国会议员们，都不愿意面对新工党发言人表述 NHS 的宗旨与他们实际的所作所为之间的巨大差距，也不愿谈及他们是否能够逃脱处罚。 英国首相布莱尔在 2007 年 3 月发布了少量印刷的公共服务报告，这个报告提议把免费的 NHS 服务减少到一组核心服务，其他的服务虽然仍然提供，但要有个人直接付费或者私人保险付费(Timmins，N.，'NHS may be restricted to core services'， *Financial Times*, 20 March 2007)。 这个提议的最大阻力不是来自于政治上的抵制，而是来自于财政部基于经济理由的反对。 财政部官员们知道，如果让个人直接付费或者保险公司付费的话，不可避免地会出现行政管理费出现巨幅上涨。 这一点后来又被 Wanless 提到，他所依据的完全是经验证据(Wanless，D.，Appleby，J.，Harrison，A.，Patel，D.，*Our Future Health Secured?*，London：King's Fund，September 2007)。 保险公司和个人付费的一部分好处是可以给保险公司带来利润，但主要的好处还是满足街头小报和无知的群众的民粹主义兴趣，这根本不可能省资金。

[97] 全科医生的计件工资制度是 2003 年引入 NHS 的。 在这个制度下，全科医生的工作收入由达到治疗目标(Quality and Outcomes Framework，简写为 QOF)的常见慢性病

患者的比例决定。　在计算的时候，全科医生可以排除那些无法治疗的患者，而这种排除的情况更频繁地也出现在贫困人口身上。　一项对英格兰 7 637 家诊所的研究表明，这个制度偏偏降低了的不平等问题的程度。　病人们按照他们的贫困程度被平均分成五组，在这个制度实施的第一个三年中，最不贫困人群的中位数成绩是 4.4%，而最贫困的人群的中位数成绩是 7.6%。　在第一年，这两个极端组的差别是 4%，到第三年这个差别降到了 0.8%（Doran，T．，Fulwood，C．，Kontopantelis，E．，Reeves，D．，'Effect of financial incentives on inequalities in the delivery of primary clinical care in England: analysis of clinical activity indicator for the quality and outcomes framework'，*Lancet* 2008；372：728—36）。

[98] 基本没有经过公众和议会的讨论，撒切尔夫人就把英国的卫生部从一个以传统的、保守的公务员为基础建立起来的经典机构，转向了一个由经理人、有同情心的临床人员和来自商界的新人组成的新机构。　在经典模式中，工作人员不信任商业模式，也不愿改变。　从 1983 年的 Griffiths 报告开始，经过新工党在 2000—2005 年间的强力推进（此时 Nigel Crisp 既是 NHS 的常任秘书长，也是最高行政长官），卫生部就变成了英格兰 NHS 这家企业的核心经理机构，新的职业经理人在里面势力强大，他们用商业性思维来考虑问题。　他们把公务员从权力岗位上挤下来，就像他们曾把那些敢于质疑把公共服务当成业务来管理的医疗和其他专业技术人员挤下来一样（Smith，R．，'The rise of Stalinism in the NHS: an unfree NHS and medical press in an unfree society'，*British Medical Journal* 1994；309：1644—5）。　到 2006 年，这个过程的主导者总共有 30 个人，其中只有一个人是传统的英国政府公务员，而这个人就是常任秘书长（Greer，S．L．，Jarman，H．，*The Department of Health and the Civil Service: From Whitehall to Department of Delivery to Where?*，Nuffiend Trust，2007）。　NHS 的商业性管理中心负责处理与商业性供应商签订所有合同，而 190 名管理人员中仅有 8 人是公务员。　其余的都是按照商界工资水平得到报酬的职业经理，据估计，聘请他们的总费用在 2007 年为 2 000—3 000 万英镑（Timmins，N．，'Private sector role in pioneering healthcare scheme to be slashed'，*Financial Times*，13 November 2007）。　当各大政党呼吁大幅度减少公务员数量的时候，善良天真的大众以为他们要减少的就是那些人。　实际上，那些要么丢掉工作要么丢掉做对社会有益的事情的时间的人，是每日跟穷人、失业者打交道的人，这些人决定批准或者拒绝获取补助申请。

[99] Doll，W．R．S．，'Monitoring the National Health Service'，*Journal of the Royal Society of Medicine* 1973；66：729—40.

[100] 简单地看，美国的人均 GDP 比英国高 28%，比法国高 41%，因此美国被称为世界上最富有的国家。　为了生产这些物质财富，美国工人要比英国工人多工作 9% 的时间，要比法国工人多工作 16% 的时间。　美国工人的每年平均休假时间比英国工人少 21%，比法国工人少 34%（de Wolff，A．，*Bargaining for Work and Life*，Toronto：York University，2003，Appendix：62）。　英国男性的平均寿命比美国男性多 0.87 年，法国男性比美国男性多 2.14 年（女性的相应数据分别是 0.94 年和 3.61 年）（CIA，World Fact Book，accessed 2009）。　美国人生产出了更多财富，但却拥有更少时间去享受，有更短寿命。　因此，在最好的情况下，人均 GDP 是一个不合适的度量人类成功的指标，在最差的情况下，它则是一个误导性的指标（Weale，M．，'Economic progress and health improvement: performance indicators should reflect both'，*British Medical Journal* 2009；

339:1097—8)。

[101] 英国的不平等程度已经达到了史无前例的极端水平。 现在的英国已经成为全世界亿万富翁避税的避难所。 《星期日泰晤士报》（*The Sunday Times*）的会计 Grant Thornton 提供了每年英国最富的人的数据，这些英国的亿万富翁的总资产大概有 1 260 亿英镑，他们交税的总额为 1 470 万英镑。 据估计，这些亿万富翁中的五分之三根本就不缴纳所得税(Maidment，P.，'The UK billionaires'，*Forbes*.com，7 December 2006)。

[102] 在所有的工作中，用于杀人或者采取行动威胁要杀人的比例高得超乎常人的理解。 到 1990 年，武器和服务于美国国防部的设备和工厂的总价值，是美国制造业所有工厂和设备总价值的 83%。 下面给出了世界上军费支出最高的十个国家公开承认的军费支出情况（实际的金额肯定要高出很多）：

美 国	2008 年	6 230 亿美元
中 国	2004 年	65 亿美元
俄罗斯	——	50 亿美元
法 国	2005 年	45 亿美元
英 国	——	43 亿美元
日 本	2007 年	42 亿美元
德 国	2003 年	35 亿美元
意大利	2003 年	28 亿美元
韩 国	2003 年	21 亿美元
印 度	2005 年	19 亿美元

估计全世界的总军费支出为 11 000 亿美元(Johnson，C.，'Why the US has really gone broke'，*Le Monde Diplomatique*，February 2008:2—3)。

如果这些美元用于医疗卫生事业，用于挽救生命，而不是毁灭生命，由此创造出来的工作机会将大大超出武器生产所创造的工作机会，因为医疗服务的劳动密集型特征要强很多很多。 选民们会接受这点吗？ 有证据表明，随着更多的人开始了解中东战争带来的后果，英国公众的观念正在发生改变。 2006 年的一项民意调查显示，51% 的被调查者支持恢复三叉戟核导弹系统，而 39% 的人表示反对。 现在，42% 的人仍然支持，但 54% 的人想让英国彻底放弃核武器。 在工党选民中，大多数人在 2006 年的时候是支持拥有核武器的，但今天只有 40% 的人还认为英国应该拥有核武器，59% 的人表示反对。 即使在保守党选民中，只有 41% 的人现在支持放弃核武器。 恢复三叉戟武器系统的费用估计至少有 200 亿英镑(Glover，J.，'Most voters want to scrap nuclear weapons—ICM poll'，*Guardian*，14 July 2009)。

[103] Baumol，W.J.，'Social wants and dismal science：the curious case of the climbing costs of health and teaching'，*Proceeding of the American Philosophical Society* 1993:137:612—37.

[104] 在 1978 年至 2000 年之间，英国人在制造、建筑、交通和电力行业的就业人数占总就业人数的比例从 40% 下降到了 24%，而在教育、医疗、社会工作和其他公共服务部门就业的比例则从 13% 上升到了 17%，基本验证了 Baumol 所说的趋势(MacGregor，D.，'Jobs in the public and private sectors'，*Economic Trends*，June 2000 and June 2001，Table C)。 在 2000 年至 2004 年之间，英国制造业的就业岗位减少了 72 万个，占

总就业量的18%。 强大的竞争实力需要更多的投资投向技能、研发和创新，而资金充裕的大学、学校和医疗卫生服务是它们的基础。 英国工会联合会首席经济学家 Ian Brinkley 在他的文章 *China, Europe and UK Manufacturing*, London：Trades Union Congress, 2005 里指出，虽然英国的业界人士及政府好像认为与中国竞争的唯一办法就是降低劳动力成本和解除对就业的管制，但是劳动成本最高、全欧盟就业管制最严重的德国公司却在过去的五年中把对中国的出口将近翻了一番，这个速度比英国出口增长速度高五倍（LRD *Fact Service* 2005；67；105—6）。

[105] Towse, R.（ed），*Baumol's Cost Disease：The Arts and Other Victims*, Cheltenham, UK/Northampon, MA：Edward Elgar, 1997.

[106] 这个问题被 John Appleby 研究得很透彻，他是王者基金（King's Fund）的首席经济学家，这个基金是一个少见的不跟政府接触的智库。 时任英国财政大臣的戈登·布朗（Gordon Brown）接受了"承担全部责任"的方案，这个方案是 Derek Wanless 在研究了英国的医疗费用以后提出的。 Wanless 是来自于商界的人士，从来没有人批评他有社会主义倾向。 根据他对医疗费用的估算，NHS 支出在 GDP 中的比重从 1977—1978 年间的5.2%上升到1997年（新工党执政时期）的 6.8%，到 2005 年（新工党政府二次执政的末期）则上升到了将近 8%。 假设"承担全部责任"，即全部医疗费用由政府承担，他预测这个比例将在 2007—2008 年间上升到9%，2012—2013 年间上升到11%，2017—2018 年间上升到12%，2022—2023 年间上升到12.5%。 虽然现在 NHS 的支出实际值比 20 世纪 50 年代它建立的时候的支出值高出七倍，整个国家在其他商品和服务上的开支也翻了三番，这对我们的经济或者文化并未带来重大的不利影响。 如果英国的宏观经济保持每年 2%的增长率，这允许 NHS 支出在 2055 年达到 GDP 的 30%，到那个时候，在其他商品和服务上的支出又将翻一番（Appleby, J., 'Economic.growth and NHS spending', *Health Service Journal*, 6 January 2005；22）。 我们应该帮助选民们理解物质生产率上升的真实影响，而不是用这些数据吓唬他们。 从在 2005 年大选过程中保守党和新工党的竞选可以看出来，这种事情很快就会发生，特别是如果 2%的年增长率不能维持下去的话，在当前这种追逐利润的市场经济中维持这种增长不是那么容易的。

[107] Baumol 希望，那些拥有生产财富的资源和对公众信念有影响力的人，自愿地将数量越来越庞大的剩余资金投入到更高层次的文化、更好的教育或者更人性化和更高效的医疗服务中去，为整个社会的人权和社会公众服务，而不是总想着如何让更多的钱进入自己的账户中。 他的希望是不现实的。 他的经济想法是充满想象力的，但他的政治想法是唐吉诃德式的。 他给自己的发现起了一个很贴切的名字：他把艺术、教育和医疗领域内劳动成本越来越难以承受的问题称为"鲍莫尔病"（Baumol's disease），讨论这类问题的大多数经济学家好像都接受了这个名词。 实际上，他发现的不是一个病，而是一个不正常的、被严重分割的医疗服务系统，存在于一个利润驱动的社会之中。

[108] 从 2008 年 3 月开始，在英格兰的 NHS 医院基金之间的竞争日益加剧的情况下，它们已经可以花钱打广告推广它们的服务，也可以请明星代言。

[109] Woolhandler, S., Himmelstein, D. U., 'Costs of care and administration at for-profit and other hospitals in the United States', *New England Journal of Medicine* 1997；336；769—74.

[110] 那些到私立机构享用医疗服务或者子女教育的人们（在他们当中，工党的国会

议员所占的比例越来越大）根本不了解这些情况。 大多数私立机构把自己尽量伪装成慈善机构，实际上则是专注于那些生下来就有地位的细分人群，或者那些通过自己的努力爬到社会顶层从而证明自己优势的人。 私立学校，以及可能在一定程度上私立的医疗服务机构，对那些使用其服务的人有一种同一化效应，让他们有别于社会上的其他人：部门团结，或者集体自私。

三

如 何 生 产

　　作为生产系统的 NHS，整体上可以被当作一个黑箱子。 黑箱子的一端是投入品，另一端是产出品，而箱子的中间则是谜。 发生在这个黑箱子里的事情被我们称作过程，即所有极端复杂的决策链和把投入转化为产出的医学干预。 这是被普遍接受的、对所有现代工业的一种比喻。 在现代工业中，生产过程非常复杂，非专业人士很难理解，不像比较早期的工业那样简单而容易理解，像煤炭、钢铁、汽车这种产业就是传统工业的例子。 我希望能向大家说明，生产健康改善和某些社会副产品的黑箱子里发生的事情，与生产一般商品或服务的黑箱子里发生的事情在性质上是不一样的。 健康改善永远带来国民财富的增加，但增加国民财富的不一定是商品，而且它实际上从未只发挥普通商品的功能，在任何一个现代社会都是这样。

　　为了用或新或旧的政治经济学理论分析这个黑箱子的功能，我们需要做一些简化的假设，大多数卫生经济学家都假设，在 NHS 的这个黑箱子中有一系列层级上的医疗技术人员，他们向病人提供一系列的服务。 他们首先生产服务，然后把这些服务当作商品转移给作为消费者的病人，但销售的价格却全部或者部分由政府承担。 卫生经济学家们认识到，与古典经济学中的理想世界的其他交易不同，在所有类型的国家医疗服务系统(不管是以税收为资金来源还是以保险为资金来源)中的消费者，在信息方面与服务的提供者相比处于极端的劣势地位，消费者不用直接负担医疗费用，也因此容易在绝望或过分担心的时候受到供应者的影响而滥用医疗服务。 因此，在分析医疗服务的时候，对古典经济学理论进行一些重要的修改是必须且不可避免的。[1]然而，卫生经济学家们仍然把古典理论当成核心理念。 对于他们中的大多数人来说，患者和医疗人员之间的交道仍然是交易，把应用医学知识作为产品从专业生产者那里转到作为消费者的患者那里；在这个交易中，消费者需要的满足是最明显和可以量化的产品，健康改善并不是最终产品。与古典经济学中的消费者一样，每个人的需要都可以由消费者本人单独确定。 但医疗服务的需要，则至少需要两种人才能确定下来：患者本人和医务人员，他们要一起合作，市场交易模型对两者之间的这种关系提出了质疑，因为这个模型必须假设供给者和消费者之间的利益是对立的，"货物出门概不退换，买主须自行当心"这句俗语就是个生动的例子。

世界上没有哪个发达国家的医疗服务完全是通过常规的商品市场来提供而国家不承担部分风险的。 私人部门提供的医疗服务，只作为某种政府支持的系统的附属成分。 大规模的医疗服务可以提供足够多的少见或极端事件方面的经验，从而支持医学教育和研究，以及保持在这个领域的专业知识和技能方面的领先地位；还可以提供足够数量的共担风险的资金，以应付特定情况下发生的特殊费用。 在过去的很多世纪中，最优、最前沿的医学知识都是由去大城市里的教学医院看病的穷人组成的小样本得出来的。 得到的这些知识接着就可以应用到富人患者的私人医疗服务中，而私人医疗服务在过去和现在都符合市场交易模型。 虽然自我雇用的医生们一致隐藏这个事实，不管是对自己，还是对患者，并通过良好的行为准则来缓解对利润的追求。 公司提供者和保险公司对利润的追求更是毫不留情，因为它们的决策更加难以追根溯源。[2]至少在英国，现代医疗服务制度起源于产业工人的预付费制度，不是起源于富人的私人服务制度。 即使在美国这样一个医疗服务的自由市场的发源地[3]，60%的医疗费用是由政府支出的，虽然主要是转到了商业机构那里。[4]在其他的发达国家，除了少量市场以外，几乎所有医疗服务的实际购买者都是政府机构、保险公司或者其他第三方(更常见的是这几种购买主体同时存在的情况),代表消费者群体,而不是单个的病人。虽然这个特点一定会大大地改变市场行为,但是大多数卫生经济学家们仍然把医疗服务人员与病人之间的接触看成本质上的供应商与消费者之间的交易,尽管有了相当大的修改。

对临床诊断、决策和干预的实际过程的经验研究表明,传统的观点,尽管进行了修正,但也只是认识医疗服务过程的方法之一,并不是效果最好、效率最高、最具启发性的方法。还有其他的方法,它们可能更适合于这种极端复杂和不断变化的患者和医生之间关系,它们因此可以提供更广和更有效的机会,从而提高生产率并创造新的改善健康的途径。[5]

会诊过程

1960 年,著名儿科医生詹姆斯·斯彭斯(James Spence)爵士用当时以疾病为中心的语言将"会诊"(consultation)定义为:

> 会诊是指这样一种情形:当一个人生病或者认为自己生病以后,在诊室或者病房里向他信任的医生寻求建议。**这就是会诊,所有其他的临床实践都从它开始。**(粗体为本书作者所加)[6]

如果我们把它扩展一下,把所有其他种类的个人健康问题和所有其他种类的医疗职业都包括进来。如果在会诊中制定的决策决定了在医疗系统中其后所有过程的路线,那么,任何试图从整体上理解医疗服务系统的理论,都应该从研究相关各方在生产这个初始点如何相互作用开始。会诊过程是医疗服务经济学的基本组成部分,就像原子和分子分别是物理学和化学的基本组成部分一样。如果你把这种基本组成部分都理解错了，将会遇到很严重的问题，这就像泥瓦匠用椭圆形的砖建造一个矩形建筑。

大多数富有经验的医疗工作人员都从直觉上赞同斯彭斯过分简化的看法。但是它极少受到卫生经济学家、媒体记者或者政客的认可，其原因不是因为它忽略了整体的公共服务功能和医疗服务的计划和组织（后文会对此进行讨论），而是因为上述三类人关注的焦点是技术性的干预，而不是围绕着这些干预并使之成为可能的复杂个人关系（或者社会关系，如果我们讨论的是公共医疗服务）。

大多数卫生经济学家认为，是否开处方、做外科手术或者解读诊断等所有这些干预都是卖给作为消费者的病人的商品，即使实际上的最终购买者是某些公共机构。因为有些临床干预与其他形式更简单的商品转移相似，比如汽车或者抵押服务，他们喜欢把临床干预（而不是启动这些干预的决策）当成研究的核心。对于这一点，有经验的医疗人员会如此回应：尽管临床程序需要出色、节约地完成，但最重要的事情不是是否很好地或者最划算地做完了这些事，而是是否真正地做了什么有意义的事——任何一个具体的程序是否确实是病人个人问题的最优解决办法，从而最大化健康改善，并把病人的时间、病痛、不幸和增加的风险，以及 NHS 的资源等所有成本控制在尽可能低的水平上。在医疗服务系统的每个层次上，都需要一些创造性的谈判，或者说合作。这种谈判或者合作是在病人和医疗专业人员之间进行的，不是简单的消费行为。会诊结束的时候，医生会提出决定，它要么是不采取任何措施，要么是在基本医疗层次上进行治疗，要么是转到更高层次上的专科医生那里，要么是转移到基本医疗服务的其他部门，要么是彻底退出医疗服务系统并寻找更合适的其他社会机构，包括回家使用患者及家属自己的资源。这些决定的合适程度，对于解决病人的问题来说是非常关键的，对于 NHS 的整体生产率、有效性和效率来说也都是很关键的。

斯彭斯把会诊解释为医疗服务系统的基本组成部分，但是他没有回答三个重要的问题：这些先后发生的会诊之间的关系如何——是相互独立的选择，还是像系列剧一样相互关联？ 医疗工作人员和患者之间是像供应商和消费者那样相互作用吗，还是有其他的相互作用方式？ 最后一个问题是，会诊在公共医疗服务和医疗服务的计划和组织中扮演什么样的角色？ 斯彭斯关注的是反应性的个人医疗问题*，他基本没有谈到公共服务和预防性医疗服务。 这三个问题的答案是相互联系的。大多数医疗专业人员、大多数患者和大多数政府如何看待它们，还是不明确的。

阶段性和持续的医疗服务

大多数的人似乎认为自己是医疗服务的阶段性消费者，只要口袋里有足够的钱，就可以解决那些与余下的人生没多大关系的健康问题。另外一方面，有些健康问题似乎与其他生命问题不可分割，而且不能通过治疗根本性地解决，这时，人们为自己寻求持续的医疗服务，把它当成一辈子的过程，而不是当成一系列割裂的片段。 人们还认为当地和中央政府将努力确保让大家生活在健康和生物上安全的社会中，并让这成为一种连续的、共同的经历，而不是偶尔出现的现象，在这两个方面，他们没有把自己当成消费者，而是当成共享公共机构的公民。

当人们不把自己当成 NHS 的旁观者，而当成经验丰富的、有现实问题的参与者，他们要求的就不仅仅是消费者的角色。 复杂、持续的问题，不管是个人生理上的，还是社会方面的，都是临床医学所面对的最困难的挑战，这些问题在医疗服务活动的工作量和费用中的比例很高。 在美国，在没有住院治疗的人中，45%以上的人有慢性病，而这些慢性病的治疗费用要占到美国医疗支出的75%。 相关的研究是在 20

---

* 在病人患病或怀疑自己患病的时候，向医生提出诊断和治疗需求，医生被动地做出反应。 ——译者注

世纪 80 年代末进行的，那时，大多数有这些慢性病的人既不是老年人，也不是残疾人[7]。随着人口的老龄化，有慢性病的人占总人口的比例将上升。在 1948 年，当 NHS 诞生的时候，它承诺了从摇篮到坟墓的服务。虽然历届政府从没有完全接受此责任[8]，而且在 1979 年以来一直积极地争取彻底摆脱这个负担，但是，公众对此承诺仍抱有期待，一旦人们发现它彻底消失了，一定会非常生气。

大多数急性的阶段性健康问题的根源是持续性的健康问题，通常是因为这些持续性问题根本就没有得到治疗，或者是因为没有得到真正有效的治疗，或者是因为治疗没有持续进行下去。医疗服务人员和大众文化都认为急性病的治疗应该是优先考虑的。一项对利物浦全科医生的调查显示，从更符合职责的程度来看，他们认为急性的身体疾病是慢性的身体疾病的两倍，是精神类健康问题的三倍以上。[9]慢性病的治疗需要持续性，医生们应该熟悉患者的情况，不需要患者不停地向一个接着一个的陌生医生重复。[10]阶段性干预割裂了医疗服务，容易让患者变得被动，让医疗人员的角色变得过分重要，因为不管挽救工作是否成功，它总是好像比预防更重要。急性疾病的治疗需求在一个免费服务的社会中总是优先得到处理，而慢性的治疗需求总是被拖延，急性病危险因此主导了全科医生文化。此外，医院的急诊部门主要任务是处理阶段性危险，这超出了全科医生工作范围和能力。其实，很多阶段性危险并不会发生，只要有足够的、持续的预防性医疗服务。

由于基本医疗服务已经得到了更合理的组织，它更好地控制了风险和阻止了更多的危险，而且持续的基本医疗服务容易计划。因为患者的数量巨大（上万人而不是上千人面临健康风险），医疗人员的工作内容和每个病人的工作量大致上是可以预测的。因此，持续性的基本医疗服务可以提前进行计划，在这种情况下，工作成本要比没有持续的服务情况下治疗急性病的成本低很多，而且，还可以带来更多类型的医疗工作岗位。系统的持续性治疗，其实只需要对有需要的人做一些简单、相对便宜的处理，如果不能提供这种持续性服务，代价会是比较高的。

由于出现生命危险采取的挽救工作，是令人印象深刻的英雄行为，但是大多数情况下它的成本极其高昂，而且效果差很多。 对位于洛杉矶的一家特别护理机构的成本研究表明，8%的患者占用了一半的资源，而70%的这些高费用患者在使用医疗服务过程中死亡。[11]

连续性

更合理的医疗服务意味着医疗工作人员和患者行为的重点从危险干预和身体修复转到连续性治疗上来——更多地关注原因，它与结果一样重要；更多关注疾病的不确定的开始时期并采取行动，在这一时期，临床和社会医疗服务比较接近公共医疗服务。[12]所有这些转变都取决于更大的连续性：连续的医疗服务、连续的经验、连续的想法和专业人员之间的信息。

芝加哥大学的退伍军人管理局患者安全研究中心（Patient Safety Center of Inquiry）[13]研究了错误是如何产生的，结果发现在一个比斯彭斯考虑的只有医生患者关系基本要素的更复杂的医疗服务系统中，会不可避免地在人、阶段和程序之间出现间隔。 对临床错误的分析表明，虽然有很多间隔，但是很少能够产生错误。 他们最后得出结论认为，理解并加强各类行为主体（包括患者）的正常能力，能够通过填补这些间隔从而保持连续性，进而提高医疗服务的安全性。 这一观点与常见的管理学观点是矛盾的，后者认为，要提高效率，就要减少对人的判断和人的相互作用的依赖，因为机器本质上是比人类更可靠的。 在必要的技能分工的条件下，要保持连续性，医疗服务系统需要变得更加依靠人，更加灵活，更欢迎评判，而不是被死死地控制住。[14]这项研究的结论，还与那种认为连续性只有通过单个医生与单个患者之间的关系才能获得的旧观点相对立，这种旧观点否定了团队合作的优势。

消费者选择？

像王者基金(King's Fund)＊那样的智囊团总是喜欢聪明地（"务实地"）接受政府和企业赞助商的想法，支持把消费者选择作为达到患者更多参与自己医疗过程的目标的办法。他们低估了消费者在相互竞争的服务者之间选择必然导致的连续性的断裂所造成的损失，而且，他们认为这种损失是不可避免的。他们没有认识到在统一的国家公共服务系统中已经形成的多方共同支持的价值，他们也没有认识到它正在被竞争性市场中的消费者选择带来的供给者分隔所破坏。以竞争为基础的政策，有意地促使竞争性和商业机密的出现，不可避免地破坏了服务提供者之间的合作关系，这种合作关系往往需要几十年才能够形成。普通大众现在面对两难的境地，医疗和护理人员也是如此，只不过程度稍低些。一方面，人们期待未来的技术，另一方面，又害怕它明显不可避免的结果，即人与人之间的接触变得更少，更无关紧要，更缺少人情味，甚至变得有敌对性。他们想要更多地修复身体，同时把医疗服务缺少个性化服务和持续性当成不可避免的代价，共同的经历让他们都意识到了这种关系。

斯彭斯的基本组成部分理论忽略了公共健康战略，在这种战略中，个人医疗服务需要有效率地运行。大多数病人和临床工作人员对它也不在意，但卫生经济学家和政策制定者理解比较深刻，也有所研究。从历史上看，公共医疗服务的功能一直被划分为两部分：修复功能和护理功能。如果我们接受医疗服务系统应该把健康改善当成产出品的看法，就应该有专业的和专门的机构把这个目标转化成让所有人都看得见

＊ 英格兰的一个慈善基金会。它旨在了解如何改善英国的医疗卫生系统，并用研究结果改变政策，转变服务和促进行为改变。——译者注

的、可量化的指标。 这个机构必须为整个系统制定战略规划，并在不同的生产阶段自由地进行决策。 整个系统将包括个人医疗服务，以及集体的或者全国的医疗服务。 在这个系统中，既包括以会诊为基本单位的个人医疗服务，也包括集体性和全民性的医疗服务。 想在非集中化、分割成相互竞争的一个个医疗单位的系统中实现这种战略，是很困难的，甚至是不可能的。 如果非在这样的条件下实现，就只能依靠严格的政府管制，迫使企业家把公众需求当成第一目标，放在利润之前。这样的管制会被讥讽为对消费者自然选择和利润追逐的束缚，也会被当作企业的负担。 因为企业在自由决策的时候最能赚取利润。 正统的卫生经济学家和政策制定者解决这一问题的方法，与解决市场不能满足社会需要的其他问题的方法是一样的，即，建立类似的管制性或者补充性机构来发挥被市场忽略的功能。 这部分功能之所以被市场忽略，是因为它们不能带来利润。 这些解决办法很容易受到抨击，因为容易产生寄生性官僚机构和增加纳税人负担。

实际上，只要有对参与性民主的政治追求和尊重，斯彭斯的理论很容易就可以得到扩展，可以把群体性和全民性公共医疗服务决策也包括进来。 公共医疗服务决策也会涉及会诊，只不过这里所说的会诊含义比斯彭斯所理解的层次更高，相同的行为人不是单独出现，而是作为集体被表现出来。 大多数公共医疗服务医生在过去都以傲慢的、家长式专断的和居高临下的态度对待公众，与临床医生对待病人一样。 尽管很多人的态度有了改善，但是他们都在当今的社会习俗的强迫之下成为了不受约束的专制者。 要想使民主成为现实，不管是在制定个人决策还是制定集体性决策时，公共医疗服务和临床服务人士们都应该想办法把他们的社区和病人当成平等的主体。 如果他们能做到这一点，个人或者集体会诊仍将是构成生产效率高的 NHS 系统的基本单位。

如果认同所有可持续的变革应该从我们当前的状态、当前的人开始（自下而上构建结实的建筑，而不是从天上落下不结实的预制模块），解决这个至今为止尚未解决的整合个人和社区医疗服务办法，在于重新界定基本医疗服务的性质。 对于很多只有通过合作行动才能解决的健康问题来说，一定要强调社区内的集体责任，我们需要重新建立起集体性的公共医疗服务与个人的临床医学之间的联系。

对于英国的大多数人来说，NHS 中的个人医疗仍被视为以责任共享为基础的集体性礼物。 "改革"之前的 NHS 已经朝着平均程度更高的会诊过程发展了，而这正是公众差异性下降带来的一个很自然的进步。 现在，在开始实际工作的之前没有在本科阶段接受过医疗工作的社会性质的课程教育的医生越来越少，而且尽管他们的社会构成没有变化(英国所有一半以上的医生是由私立机构培养出来的)，但是一般来讲，他们比之前的几代医疗专业人员更愿意倾听病人的诉说。[15] 由于民众的自信重新燃起，接下来就有两种道路可供选择。 这种自信可以被表达为消费者的需求，也可以被理解为上升的公民期望。 人们不仅要获得更多的医疗服务，也要建设性地参与到医疗服务的生产过程中：参与个人医疗服务，也参与到促使 NHS 进步的活动中。 消费主义从来就不是唯一的选择，尽管新工党政府和新闻媒体或者评论人都假设或者干脆认为其就是唯一的选择。

患者与医疗专业人员的接触

当 20 世纪 50 年代和 20 世纪 60 年代社会学家们第一次开始客观地研究医疗会诊的时候，他们吃惊地发现重大医疗决策的准确率出奇地高，这种情况在基本医疗服务中特别明显。 他们所说的"重大"问题是指：患者的问题适合或者不适合通过医疗系统解决；患者是不是确实病了；病症是需要进一步观察和检查，还是要转诊到专科医生那里；当前的健康问题需要治疗还是根本不用处理；应该把患者转到哪个专科医生那里，还是转到医疗系统之外的某个机构那里。 所有的这些决策都关系到下一步走向哪里，究竟是走向侧路转到医疗系统之外去解决，还是在医疗系统中继续深入下去，还是回到基本医疗服务层次上进行持续治疗？ 多数临床服务人员并不把它们当成重大的决策，但对于社会学家来说，它们是很重要的，他们认为这些决策对于患者很重要，对于 NHS 的合理运行和运行成本有很大的影响。

这些重要的决策只能在 5 到 10 分钟的时间内完成，有的时候时间更短。

大海捞针

对于临床人员来说，尤其是在基本医疗服务部门工作的临床工作人员来说，很多决策的结果只有在事后回顾的时候才能知道。 举一个典型的例子，流行性脑脊髓膜炎是一种罕见的、潜伏性的、经常可以致命的疾病，通常出现在年纪很小的儿童身上。 患了这种病后，最初只有很弱的患病症状，伴随着轻微的发烧——很像轻微的病毒性呼吸道感染一样。 早期利用适量的抗生素治疗可以挽救生命，但是，如果诊断和治疗被耽误了哪怕只有几个小时，不可逆转的脑损伤或者死亡的危险就会迅速增加。

如果用这种方式处理 1 万例或者更多的轻微病毒性上呼吸道感染，以阻止一例因为过晚诊断出流行性脑脊髓膜炎而出现的死亡（可能随机地出现在这 1 万个病例中），这种做法能否成功主要取决于明显的小病在最开始是怎么处理的，也取决于焦虑的母亲把哪些迹象当成传递了需要再去看医生的信息，这些迹象可能在第一次看完医生以后几个小时甚至几分钟之内就会出现。 在遇到这种问题时，医护人员在没看到患者的条件下，如何通过电话沟通安全地处理好这种情况，是个难题。 那些倡导由护士主要提供电话咨询服务的人并没有对此做出解释。 上班时间以外的医生或者医院的急诊部门也不见得能做得好。 在这种病的初发期，如果决策正确，就能取得最佳的治疗效果。 但是如果工作人员不了解母亲或者孩子，就不能比全科医生更好地判断应该在什么时点采取转诊行动，以确定或排除疾病。 当然，现实中很少出现这种情况。 但是，类似的情况在儿童非正常死亡中所占的比例很高，它们仍在不断地发生。 医疗服务系统应该很好地组织起来，要能够有效地对这些情况做出反应，并使医疗服务既让人负担得起，又可以持续下去，还让所有的居民都平等地享受到。

不常见问题的治疗结果，取决于应付常规健康问题的医疗手段的性质（也许这句话值得重复多遍，我们应该记住它）。 及早识别出威胁生命的、发展迅速的可治疗的疾病，仍然是基本医疗服务的最重要的内容之一，尽管对它的深入研究现在很罕见，其中原因在于需要大量的病例才可以找到少数几个这样的病例供我们研究。[16] 能否做到这一点，取决于医疗专业人员和患者这两类群体之间是否能够形成巧妙的平衡关系，把从两方面得到的证据合并起来，从而制定出可以创造出最终健康产品的有效决策。 在这种情形下，没有谁是消费者，所有的人都是生产者，只是类型不同而已。

之所以选择这个例子，是因为我有过一些真实的经历，有些时候，结局比较好，有些时候，结局比较悲惨。 把治疗过程分隔成若干个连续的阶段，需要在连续的决策点上决定下一步该做什么。 这些决定可能带来一些致命性的后果，其中一种被伯明翰大学医学院制成了录像带记录下来，该学院主要培养基本医疗服务部门中医生的临床技能。 关于怎么做是"对"或者是"错"的答案，在连续的各个决策点上经常是变来变去的，这些答案可能会让大多数学生有与直觉相悖的第一感觉。 在给这样的母亲和孩子第一次会诊的时候，医生不可能在巨大的可能范围之内搜索每一个可能的情况，因为其中的大多数情况是很少发生的，大多数医生在从业生涯中最多碰到一两次。 医生也不应该轻易使用强大的广谱抗生素来处理明显不严重的感染，以避免偶尔才会出现的严重感染。 其中一个原因就是，这种做法会增加抗药性细菌，从而使受害的人数远多于可能受到抗生素保护的人数。[17] 防御性医疗（defensive medicine），是指医生不是努力找到解决病人实际问题的办法，而是把注意力放在预防不当的治疗措施给本人带来医疗责任的那些假想问题上。 防御性医疗让患者对医生的信任大大下降，产生了巨大的医疗费用，也阻碍了及时分辨出罕见情况所需要的清醒认识的形成。 与此同时，非常重要的一点是，在任何一个决策点上制定的决策，都不应该完全忽略或者排除掉一些有可能但可能性不大的后期变化。

母亲应该保留主动权，因为只有她能一直观察孩子，而且对孩子的正常表现非常熟悉，她才是专家。 这意味着，在这个故事的每个阶段，她必须确保她每次决定花时间再去看医生的时候不会被医生认为是在浪费他们时间。 这就是对课程伊始播放录像时提出的问题的正确回答，频繁的诊断和治疗无异于用长柄大锤去砸花生。

在这种情况下，占用医疗人员的时间和静置观察的时间需要大致相等，当然，这好像很难做到。 如果把医生或者护士的时间看做比病人的时间更宝贵，可能会带来危险的结果，导致少见的、不可预测的、但从全体居民整体而言又是可计算和可预测的不良后果。 随着这种少见情况出现频率的下降，如果医生们把注意力集中在越来越少、越来越罕见的情况上，就会造成较大且不断增大的比例的早死事件。这位母亲和医生应该充分共享对风险的估计和后续决策方面的信息，不管治疗的最终结果是好还是坏，其责任都应该在母亲和医生之间大致相等地分担、被感受到。 这意味着患者和医疗服务人员之间的关系近似于家庭成员之间的关系，这种关系不应该因为情感原因而成为实际上不可能实现的理想状态，而应该因为实际需要而成为经常可以达到的状态。 "我们的医生几乎就是我家庭的一部分"，这是经常听到的一句话，而不只是存在于人们的记忆中。 它代表着一种强大的武器，我们应该努力把它保留下来，或者重新获得它，如果我们已经失去了它。

不够理想的经历

　　大多数病人的日常经历与理想状态的差距很大。下面这个真实的故事来自于安德鲁·赫克斯海默（Andrew Herxheimer）和安·麦克弗森（Ann McPherson）成立的公益组织 DIPEx 的档案中记录的患者叙述的真实经历：[18]

　　　　去年8月一个周日的晚上，我在把手伸向书桌拿笔的时候，感觉到右侧胸内一阵疼痛。在此之前，我有过几次感觉到痒，乳头非常非常地痒。但是，我并没有在意，在我看来，乳头痒不算什么，没有什么值得怀疑和担心的。但是当我感觉到疼痛和肿块之后，马上就开始害怕，并有一种不祥的预感，也不知道该怎么办。家里的人都去亲戚家了，我在恐惧中度过了一个晚上。我本来约了医生在第二天去他那里看病，但要看的是别的病，跟我当时的疼痛毫无关系。在发现肿块的第二天去见了医生，当结束对之前的病会诊之后，我告诉他发现自己胸部有个肿块，很害怕。他让我进去让护士看看，进去以后护士很简单地就打发了我，说那是荷尔蒙造成的，对于我这个年纪人来说，"80%的胸部肿块都不是什么病，不用担心，回家去吧，每天注意观察并记在日记上"。

　　　　我回到家后还是很忧虑和担心，在家里写下了日记，那是星期一的事情。到了星期四，我已经有两个晚上没睡觉了，因为我很害怕。于是给那个护士打了电话，把情况告诉了她。她说："你需要再见下我和医生，你下星期二可以过来吗？"我同意了，但那离我第一次跟医生谈那件事那天已经有8天之久了。后来我去了医生那里，心中充满恐惧地半裸着在护士的房间坐了22分钟。护士进来后告诉我说医生太忙了，抽不出时间来看我，我当时的就感觉像有人用刀刺我一

样。她取了我的血,告诉我都是荷尔蒙造成的,没有什么好担心的,
回家去吧。我只好离开,走出诊所,来到车上时我的心都好像碎了一
样。谈起那次看病的经历,我至今都还在觉得难受,因为它让我感觉
我是一个不值得让医生看一眼的人。当你已经预约了,当你一直处
在恐惧中,当你的最大码的胸罩都戴不上的时候,却被告知医生没时
间过来,那是多么可怕的事情啊。

　　没办法,我只有回了家。我的姐姐是一个百事通,她经常放假回
家。她星期六回来了,我把我的情况悄悄地告诉了她。在那一刻,我
的命运发生了转变。她让我答应她一定再去看医生并要求检查。下
一个星期二,我就照着做了。本来预约了那天去拿血液检查结果。
我直接走进医生的工作室,把日记往他桌子上一放,然后说:"我要求
做身体检查"。医生说他已经检查过了,我告诉他并没有检查,他说:
"好吧,那我们现在就检查吧,我出去把护士找来。"在此之前,护士已
经告诉我她没有资格检查胸部,但那次她还是在医生在场的情况下
检查了我的胸部。再一次,我感觉到我是不值得医生关注的,他还是
在回避我。但至少他还是让我做了检查,并把我直接送进了医院。

　　在一次介绍 DIPEx 项目的报告中,我向以医学人士为主的听众讲
述了这段患者的经历。 大家最初的反映是怀疑它的真实性。 大多数听
众都认为一定不是发生在 NHS 系统里的事情,因为这种行为已经不是
临床行为,都可以当成犯罪行为了,与前几年披露出来的哈罗德·希普
曼(Harold Shipman)医生故意害死了 250 名患者的行为有一样的性质。
说实话,这种事情并没有让我吃惊。 与患者一样,医生和护士也会有
各种各样的举动。

　　现在的医生们都知道,所有的可以看到的人类行为都可能发生在
NHS 系统之内,甚至包括希普曼医生的行为。

　　建立 DIPEx 数据库的目的,就是要理解病人的完整经历,就像有
些以证据为基础的医学数据库把记录所有临床研究经历作为其目的一

样。 全科医生和护士明显连试着去理解病人的担心都没有做到，就草率地断定病人是错的，他们自己是对的。 从他们看来，胸部癌症是少见的，大多数胸部肿块确实不是癌症，这恰恰是护士让病人不用担心的理由。 更不正常的是我的第一个例子，在我看来，流行性脑脊髓膜炎表面上更像发生在幼儿身上的短时轻微病症，但是医疗人员有责任提醒自己有流行性脑脊髓膜炎的可能性。

希普曼的例子也可以说明同样的道理。 我能想到的对他的行为的合理解释，是他对权力的沉迷——对病人生杀予夺的权力。 他尤其鼓励病人们像朋友一样依赖他(他受到病人的喜欢，他喜欢病人的情绪受到他的影响)。 我们可能在每个医学或者护理专业的学生身上都可以发现这种对权力的沉迷，因为运用这种权力在他们工作中非常重要。 如果医务人员的举动实际上只对自己的良心负责，对权力的沉迷和越来越多的滥用就有存在的土壤了。 像哈罗德·希普曼医生和贝弗莉·阿利特(Beverley Allitt)护士那样的病人谋杀者，是功能错位的职业行为的极端例子，就如同虐待或者杀害儿童是功能错位的父母管教的极端例子。 所有这些行为都在人类行为的范围之内，而不是在其之外。 就像希特勒一样，这些犯罪分子并不是来自其他物种的怪物，只不过是极端化版本的潜在的我们自己。 他们看起来与我们是一样的，在大多数时间里，他们的行为也确实与我们一样。 把他们当成"纯粹的恶人"，与我们划清界限，实际上就是在逃避我们自己的责任。 我们有责任经常提醒自己，在我们身上及在我们的社会中也有出现这种行为的潜在可能。 作为一个群体，医疗工作者在与病人形成良好关系之前还有很长的路要走。 这种良好的关系，也是医疗工作者们自己需要医疗服务的时候想要的。

作为健康的协同生产者，而不是消费者，病人们也有很多东西需要学习。 当医疗人员和病人这两类群体在鼓励之下把他们的技能结合起来，双方都能够从对方那里学习，从而变得更宽容、更体贴、更有效、更博识并因此更喜欢质疑。 对于这方面的改革来说，就像所有的社会变革一样，速度远没有正确的方向重要。 改革的种子早已经存在，存在于所有的会诊中。 在现实中，我们总能发现很多真实的、并非虚构的例子，在这些例子中，医护人员和病人之间形成了紧密的、持续的和富有成效的关系，我们分享证据，尊重对方的专业技能。 问题的关键在于，如何建立一个医疗服务系统，让它促进这种关系的发展，而不是阻止或者干扰这种关系。 当双方是平等的时候，这种关系很自然地就会形成。

最优决策所需的物质条件

我在前面提到过，从 NHS 一般情况来看，面对面会诊的平均时间从 20 世纪 50 年代的 2 分钟，上升到了 2000 年的大约 8 分钟，现在则大概有 10 分钟。[19]这些平均数值反应不出的真实变化范围，每次会诊时间的长短因会诊的内容而异。 但是，实际上存在一个明确的下限，因为病人进入诊室和走出诊室都需要花时间，而且，病人要坐下跟医生说明来由，这也需要时间。[20]在英国，现在大多数的会诊时间平均值已经达到了大约 10 分钟，这并不包括护士接待的时间，但是也有很多时候，加上做记录的时间总共也只有 5 分钟。 那些复杂程度最高的病，特别是精神类疾病，其平均会诊时间最高，因为医生需要很长时间才能制定出合适的决定。

在 20 世纪 90 年代，在会诊时间只有 5 分钟的 NHS 病人中，只有 30％的人认为时间过短，[21]可见，人们的期望已经很低了，这是件让人担忧的危险事情。 在医疗管理制度要求医生把记录数据作为正常工作的一部分内容（几乎所有公开发表的、关于医疗工作的研究成果都是以这些数据为基础的）之前，就已经有一些医生客观地研究自己的工作了。 他们发现，几乎所有反映医疗服务质量的可度量指标都与诊疗时间成正比，时间越长，指标值越好，时间越短，指标值越差，[22]至少在 NHS 基本医疗服务中是这样的。 在瑞典、丹麦和芬兰这些国家，会诊时间可达 30 分钟，时间长一点或者短一点就没有那么大的影响（但至少在瑞典和芬兰，每次会诊时间越长，好像等待的时间也就越长）。 在英国，工作更快的医生一般都更少倾听、更少解释、向患者传递的信息也更少。 他们所允许的患者参与程度较低，[23]而且可能进行的重要思考也不多，不过，目前我们还没有关于这一点的证据。 20 世纪 70 年代一项对实习全科医生的研究表明，随着经验的积累，他们会学会越来越快地工作，同时越来越少地与病人沟通，除非他接受了使用影音反馈的特殊培训。[24]这种联系，很可能不仅是数据上的相关，很可能确实反映了因果关系：他们把沟通减少到得出诊断结果所需要的最低极限，从而提高工作速度。 从那个时期以来，在各个医疗中心的全科医生和本科生的医学训练质量有了很大的提高，但是随着（在大多数地方，一般情况下）超负荷工作逐渐增加，会诊时间缩短的趋势重新出现。 医疗服务的质量主要取决于时间的长短，时间才是临床服务的资本。

对北美家庭医生的研究（选择了愿意且能够参加这项研究的一小部分医生）揭示，新病人的会诊时间平均为 20 分钟以上。[25]虽然这些医生更慷慨一些，在病人身上花了更多时间，但是，1984 年的一项研究表明，美国的医生给病人讲述病情或者患病经历的时间平均只有 20 多秒，然后他们就会打断患者或者转移到他们喜欢的话题上。[26]

欧洲的情况大致一样。[27]虽然医生们有足够的会诊时间，有时间和意愿去倾听、解释和鼓励共同讨论（这些是病人觉得最重要的，但这么做经常会导致严重的工作超时），[28]但足够的会诊时间是与医疗管理人员的目标冲突的，他们把开始和结束的时间当成管理的医疗服务中最重要的目标，要求医生们控制会诊时间。[29]只有在瑞典和芬兰，有充分的证据表明基本医疗服务中的医生可以用真正最优的时间来制定决策，生理性问题的平均会诊时间大概是 14 分钟，而精神类问题的平均会诊时间则为 30 分钟。[30]在所有的前殖民地国家的公共医疗服务系统中，对于那些有能力消费医疗服务的人来说，平均会诊时间少于 1 分钟是很常见的。 现在这些地方看病的费用都上涨了，世界银行以较短的会诊时间作为提供援助的必要条件。

即使是在医疗工作者可以利用资源总体不足的医疗系统中，我们依然可以更充分地利用会诊时间，帮助病人实现他们的潜力，让他们参与到决策中来，使基本医疗中的决策更准确、更能接近问题的解决办法。即使在很短的时间内，我们可以做出更多成绩，只要两个条件能得到满足：第一，能够很好地生成并维护患者的记录，其中的信息包括清晰的患病经历和一些跟踪指标的累积分布情况的展示（最好是图形展示），这些追踪指标包括体重和血压等患者可以看到、也容易理解的指标；第二，患者去看病的时候遇到的医疗人员，是他们认识且在一个相对稳定的团队中的成员，这其实就是要求医疗服务要具有持续性，患者不能像逛商店一样，不停地更换服务提供者。 当患者也开始参与到医疗决策中来的时候，他们可能会通过支持工作人员的需要而获得信心，他们的时间和真正共同决策所需要的多样化技能都会得到回报，也让共同决策变得更可能。

前南斯拉夫的伊戈尔·斯瓦布（Igor Švab）做了一项很漂亮的研究，他的研究结果表明，让患者在不被打断的情况下陈述问题实际上并不会增加会诊时间的长度，[31]而且还可以促进关系融洽，并让会诊更加与实际问题相关。 与全科医生和媒体的说法相反，大多数患者也希望为医生节省时间，患者们不只关心自己的时间。 大多数患者自觉地限制自己所耗费的时间，从而让医生有更多的时间去帮助有更严重问题的人。[32]如果哪怕只给一点鼓励，大多数人都能够理解医疗服务是整个社会共享的资产。

医学上无法解释的症状

全科医生遇到的症状中有大约 30% 左右，专科医生遇到的症状中大约有40%左右，都无法从人体的某些器官找出引起这些症状的原因。第二次世界大战以后，自从全民医疗体制建立以来，无法解释的疾病所占的比例一直大致稳定在这个水平。 在此之前，医疗服务的普及性没有这么高，病人更容易产生恐惧心理，在那种医疗服务系统中，无法解释的病症比例很可能更高。 这是因为医学上解释不了的病症往往跟对疾病的恐惧有关，跟疾病本身的关系比较小，某种生理性疾病在其他人身上出现得越多，对这种疾病的恐惧感就越流行，因此就会出现更多的在医学上解释不清的病症。 生理性病态因此总是与功能性病态正相关的，两者不是替代关系。

在1952年转诊到一家伦敦的医院门诊病人中，39%的人并没有身体疾病的征兆。 这项研究在次年被重复了一次，这个比例只是上升到了40%而已。 因此，至少在那个地区，我们可以认为它是恒定不变的。[33]40年以后，荷兰的几项研究表明，转诊到普通门诊诊所的病人中大概有一半是没有可以检测出的生理性异常的。[34]对20世纪80年代和20世纪90年代英国基本医疗服务的研究显示，找全科医生看病的成人中，20%—25%的人所表现出的症状都无法从身体上找出原因。[35]总之，无论在什么地方，在什么时候，我们总能找到很多类似的结论。

尽管大多数这些症状不严重，属于暂时性的，有自限性（self-limiting），但是超过三分之一的病症会持续较长的一段时间，引起苦闷、伤残、频繁就医，并最终被转诊到专科医生那里，去经历无数次昂贵的检查，而且，经常在不同的专科医生之间转来转去，最后以接受精神病专家的治疗告终。

那些被转诊到临床专科医生那里的病人中，有很多人（如果不是大多数的话）被自己或者从事基本医疗服务的医疗人员怀疑患有严重的、但尚处在早期的疾病。 如果找不到患病的证据，这一结果与确认患病并给予合适的治疗一样重要。 即使刚开始找不到患病的证据，健康问题的后续发展可能会证明之前确实已经有了严重的疾病。 在笛卡尔二元论的全盛时期，有大量这方面的例子。 在那个时期，极少有医生坦诚地承认不知道病人出了什么问题，医生在找不到真正问题时候，就在非身体方面找原因，于是，癔症就成为了一种常见的诊断结论。 在1951 年至 1955 年期间，伦敦的皇后广场国家神经疾病医院（National Hospital for Nervous Diseases）的埃利奥特 · 斯莱特（Eliot Slater）跟踪了99 个最初诊断为有精神病症状的人中的 85 人，他在诊断之后对他们跟踪了平均达 9 年长的时间。[36] 在这 85 个被认为有癔症的人中，12 个人死了（其中 4 人死于自杀），14 个人完全失去了行为能力，16 个人部分失去了行为能力。 只有 43 个人（50%）还可以独立生活，19 个人没有任何病症。 在跟踪研究期间，只有 33 人（40%）仍然找不到任何生理性疾病的迹象，而在这些人中，只有 10 个人有足够的证据证明他们确实有精神疾病。

为什么这些转诊的病人就这么被打发了？ 研究者试图寻找问题的答案，最后发现这些病例有两个共同的特征。 第一，这些病人没有身体性疾病的迹象。 但是，实际上任何疾病的初期都是如此。 第二，他们都有多种症状。 由于有多种症状的病人所有问题不太可能都可以归因于某一个器官，那一定是有些症状不是器官性疾病引起的。 问题是，如果有些症状不是，怎么就不可能所有的症状都不是呢？ 医疗人员的这种假设很省事，但很危险。 这种假设忽略了其他器官或系统功能障碍对大脑功能的影响，也忽略了大脑功能的障碍对其他器官功能的影响。 所幸的是，即使是皇后广场医院这样保守的专业医院也有能力在实践中学习，并调整态度。 研究人员在 20 世纪 90 年代晚期又做了一项类似的研究，研究表明，在有医学上无法解释的运动症状（motor symptom）的 73 个人中，6 年之后只有 3 个人被发现患有原来没有识别出来的神经系统疾病。[37] 斯莱特不仅让精神疾病不再成为替罪羊，还推翻了这种思维背后的二元主义观念，至少在皇后广场的神经科医生那里是这样的。 此后，这种类型的错误确实有了迅速的下降，可能在所有层次的医疗服务机构中都是如此。[38]

除了把严重的器质性疾病错误诊断为情绪、想法或行为的轻微不正常的风险以外，我们有证据表明，各种形式的精神疾病的人比有器质性疾病的人有高得多的死亡率。[39] 一般情况下，精神性疾病给患者及社会带来的负担在数量和痛苦程度方面超过身体性疾病带来的负担。[40] 美国一项研究表明，抑郁能导致各种死亡事件上升 24%，不管个人的年龄、性别、生活方式或者身体疾病的种类如何。[41]

思考是大脑的功能，就像发出"滴答"声是时钟的功能一样。 如果把大脑毁了，人们就停止思考了，就像你把时钟摔坏以后，它就无法发出滴答声了。 那些认为意识可以独立于大脑、认为灵魂可以独立于肉体的人，在医疗工作中也可以像其他人一样有效地工作，只要他们不把维持他们的神秘信仰所需要的轻信和安全完成任务所需要的怀疑态度混在一起。 如果不能把想法和事物区分开来，如果不能把我们理想的世界和实际存在的世界区分开来，就无法对健康或者疾病形成有价值的认识。

几乎没有什么组织或者器官不与人的大脑有中枢连接，包括与那些主要涉及有意识的思考的组成部分发生关联。 因此，每一条从外部输入大脑的信息都可能改变人的思想，而每一条内部的想法都有可能改变人的感知，包括：疼痛、体弱无力、疲倦等常见的感觉。 血液流过内耳的声音、心跳的声音以及其他人体机能的正常运转发出的噪音和振动，往往都被人的意识掩盖住了。 在有些情况下，所有的大脑思想都可以引起人体器官或者组织发生某种改变，而这些器官或者组织与大脑皮层有基本的中枢连接。[42] 这些周边的改变可能反过来会被中枢感觉到，强化对其原因的思考和畏惧，并反复不断，从而导致恐惧感螺旋式上升。 因此，所有的身体不适，都有可能部分属于神经性，器质性疾病是精神或情绪疾病的常见的和重要的原因，而精神或者情绪疾病也能够改变器质性疾病的进展，尽管这种严重的客观影响很难找到证据支持，不像乐观的精神病专家有时候声称的那么容易。

由于每个清醒的患者都有活动的大脑，思想能够改变每一种人类疾病的自然进程。 一个遭受剧烈疼痛的病人仍然可以跳舞、唱歌或者看书，并可能在做这些事的时候感觉到更少的疼痛，甚至完全感觉不到。这并不能说明引起真正的疼痛或者引起疼痛的疾病不是真实的，这只表明疼痛是一种主观感觉，对它的感知会因意识状态的不同而不同。

通常不能代表可识别出的疾病的症状包括胸部、背部和腹部疼痛、疲倦、头晕、麻木、头痛、呼吸短促和睡眠障碍。[43]这些呈现出的症状一起大约占基本医疗服务中遇到的疾病的初期症状的一半左右。 其中的 10%—15% 的疾病在一年以后会被发现与可检查出来的器质性疾病有关系。[44]

对医学上无法解释的症状会诊是否意味着过度医疗？

会诊所涉及的症状中，有比较高的比例在事后回顾的时候被证明是医学上无法解释的，这成了证明 NHS 中过度医疗或者滥用医疗服务的事实证据，这种情况在基本医疗层次上尤其严重。

在工业或者后工业地区，这种过度医疗或滥用医疗的说法，得到了当地信息（真实的或想象出来的）的支持。 这些信息告诉人们，由于对利益的追逐，会诊服务被人为地增加到了什么程度。 在工业地区，这种不必要的会诊曾一度占全科医生工作量的很大一部分，但在白领们居住的地方情况则好很多。 过去 20 年的改革大大地减少了全科医生的功能，过度医疗的问题仍然活跃在人们的记忆中，并被错误的、普遍的观点强化了，很多人错误地认为社会保障所需要的资金与 NHS 的资金来源一样。

过度医疗或滥用医疗服务的说法受到了证据的反驳，但这些证据并不能阻挡"改革"NHS 的主张，改革派不顾事实的反驳，坚持以那个不成立的说法（讹传）作为他们论证的武器。 博赞基特（Bosanquet）和波拉德(Pollard)长期以来一直强烈倡导 NHS 向市场模型转变。 他们知道,一旦人们已经习惯于把享受医疗服务当成 NHS 礼物经济中的公民权利以后,再想把医疗服务改造成商品是件非常困难的事。 他们感觉到民众对 NHS 过度利用的看法是他们最好的武器,可以用来瓦解整个社会的一致立场。 在 20 世纪 90 年代有一项做得很好的民意调查,他们利用它证明了讹传:

> 大约有三分之二的被调查者说,在人们没有真实需要时也到全
> 科医生那里看病,因为他们在使用医疗服务的时候并不需要付
> 费……正是公众承认了过度利用的真实性,才使得 NHS 走上"改革"
> 的道路……由于有 64%的人说确实有过度利用医疗服务的问题,在
> 道义上和实践中就有很大的必要实施收费措施……[45]

博赞基特作为一个知识渊博的学术研究者,对基本医疗和全科医生的行为有多年的研究,他一定知道汉内(Hannay)和马多克斯(Maddox)的一篇经典的研究论文。 在这篇论文中,他们比较了曼彻斯特地区因为轻微的病症(根据他们自己的判断)去找全科医生看病的人数与在相同的两周时间内有疼痛或者严重的症状但没去看全科医生的人数。[46] 结果发现,第二组的人数比第一组的人数的两倍还多。 因为担心而看病的人数,会多于自己的担心最终被证明是对的人数,因此,这在任何一个医疗系统中都是正常的。 虽然有三分之二的人认为其他人因为医疗服务的免费性质而过度利用了医生的服务,但这三分之二的人中又有多少人认为自己也过多地利用了医疗资源呢?

过度利用的看法是不负责的,也是危险的。 例如,直肠出血可能是肠癌的一个重要的症状。 早期的手术可以挽救患者的生命。 但是,过晚诊断出这个病的现象现在仍然比较常见。 每年大约有 20%的成年人有不同程度的直肠出血症状,但是他们中只有少于 1%去看了全科医生,而被转诊到医院里的专科医生的比例还不到千分之一。[47] 除了这

个例子以外，还有大量的其他例子，都充分证明了病人们利用 NHS 的服务过少了，而不是过多了。

有些人认为，系统性的过度利用出现在预防性医疗，以及明显健康的人在显现症状之前的疾病检查中，因为还没有一致的研究证据证明这些服务内容能带来显著的净好处。 在疾病检查仅仅出于公共健康的目的而进行的时候，它受到对基本医疗部门中向整个社会的居民提供服务的医疗人员的稀缺的时间的限制，因为他们负责广泛的工作内容，这些工作都是需要时间的。 在这种情况下，我们有理由相信，只有在有足够的证据证明预防性医疗服务有巨大好处的时候我们才会开展这项工作。 在《准备治疗》（*Ready for Treatment*）一书中，博赞基特和波拉德在 1997 年公开宣布了一项战略，这项战略的出发点是要消灭被他们视为 NHS 荒谬的礼物经济，他们不是要否定它在一个越来越富有、越来越慷慨世界中的持续生存能力，而是否定它在一个注定变得更差的社会中的可持续性，社会的这种变化趋势是不以我们的喜好而改变的。 这是一项影响力很大的战略，渗透到了整个新工党政府执政时期几乎所有的媒体中，引起了广泛的公众讨论。 他们正确地感觉到，能让商业化服务替代公共服务的最有力的武器，是公众和专业人员极其悲观的看法、大多数人对自己改变社会能力的怀疑和对同伴的不信任。[48]

过度利用的真正危险，出现在我们沿着医疗服务商品化的道路走下去的时候，博赞基特和波拉德及其他"现代主义者"想让我们走的偏偏是这条路。 比如，检测前列腺特异性抗原（Prostate-Specific Antigen，简写为 PSA）是筛查前列腺癌的一种手段，但是目前尚没有足够的证据表明它能够改善结果，它并没有受到国际医学界的支持。[49]尽管如此，到 2003 年为止，美国和澳大利亚实施了大量的 PSA 筛查，相关机构和个人赚了很多钱，对于他们来说，太难因为有效证据不足而拒绝诱惑。 由 50 岁以上男性组成的代表性样本的尸检结果显示，30%左右的人的前列腺中存活着癌细胞，但是其中只有 8%—10%在余下的一生中演变成了医学中的癌症。 因此，在六个或更多的活组织切片样本中发现存在癌细胞的微观证据（microscopic evidence），是不令人惊奇的。[50]临床中80%的60岁以下患前列腺癌的男性的PSA集中分布在常规的筛查临界值4纳克/毫升之下。[51]即使采用这个临界值，只要目的是要获得不正常的微观表现，而不是更长、更健康的生命，就总是会有过度诊断和过度治疗。 美国和澳大利亚的医学专家们努力把公众的注意力吸引到这个证据上来，但他们成为媒体中被联合攻击的对象，攻击是通过由参与私人检查业务和因此受益于业务增长的外科医生资助和利用的患者群众组织实施的。[52]一旦追求利润成为行为的动机，节约、慎重和质疑就远离我们了。 市场化的干预的极限，不是由证据决定的，而是由市场能忍受什么决定的：在我们讨论的这个问题中，是由恐惧的人们在多大程度上愿意把钱花在其实是错误的放心之上决定的，也由媒体编辑多大程度上愿意为了提高销量而牺牲真相而决定的。[53]

即使过度利用确实是个问题，但一些人还是想保留它。 保留过度利用所要求的会诊率，会受到患者付费制度的有选择性的影响吗？ 对这个问题的回答有现实证据的支持吗？[54]患者付费制度，也就是卫生经济学家所谓的共同付费（co-payment）。 显然，患者付费制度会抑制对医疗服务的利用，但是经济学家有足够的证据证明看病行为没什么弹性。 在穷人认为需要寻求医生的服务时，他们会把看病看得比吃饭重要，优先安排看病的费用。[55]患者付费的影响仅仅是减少所有类型的会诊的数量，与会诊涉及的问题的性质没有关系。 只有当患者是最穷的人时，该影响具有一定的选择性。 这些收入最低的人，最没有能力承受医疗费用，却是最容易得病的。[56]艾滋病在非洲大范围流行的早期，肯尼亚根据世界银行的建议，在政府出资的性传染疾病诊所向患者收费，以满足获取国际援助的条件。 于是，会诊率下降了60%。[57]整个非洲的公共医疗服务系统已经崩溃：没有钱，没有治疗。[58]

好像提出患者付费不是为了促进消费行为更加合理，而是为了把被免费公共服务"败坏"的公众想法和行为转移回到"正常的"商业化状态。 共同付费永远是对疾病征收的税，穷人负担的比富人负担的多。

情志病

在任何一个时刻，都有大约有 20% 的人处在持续的痛苦情绪中。[59]其中三分之一左右的人会因此去到全科医生那里看病，[60]这其中有大约 66%—75% 的人会被检查出原因。[61]很多人害怕器质性疾病，特别是当有朋友最近得了意想不到的、严重的大病的时候。 人的情绪，特别是害怕，就会导致一些症状：可以听到的心跳加快（心悸）、呼吸急促、呼吸或者吞咽困难，以及正常情况下感知不到的身体内变化。[62]

基本医疗服务的内容最终是由患者决定的，不是由医生决定。 会诊取得成功的一个最有效的标志，就是医生和患者在一系列主要问题方面达成了一致。[63]20 世纪 80 年代早期的一项加拿大的研究表明，如果是生理性问题，双方达成一致的情况占 76%，但如果是精神性问题，只有 6% 的情况能达成一致。[64]病人有时会患上严重但却不常见的疾病，这并不是他们的错误。 在过去，对这些疾病的讨论，在教学医院的课程的考试试题中占主体，而且在很多医院中受到绝对的重视。 如果患者愿意因为去看医生而接受要付出的时间成本和失去的独立性，他们的健康问题就应该被认真对待，哪怕接触时间很短。 严重的早期疾病总是可能的，医生们不应该仅仅因为从统计数据来看不可能出现的疾病，就简单地把看病的人打发走。 把情志病（emotional illness）误诊为器质性疾病，与把器质性疾病当成情志病疾病一样害人。 无论是哪种情况，经验丰富、工作有效的临床医生都会优先考虑那些有正面证据的可能的问题（心理上或生理上的），而不是关注那些帮助排除不可能有的疾病的反面证据。 精神和情志疾病本身就需要侧重正面的证据，主要从患者最开始表达的故事和观点中寻找，而不是从为了适应医疗人员而修改过的陈述中寻找证据。 这些疾病，不应该当做对没有可检测的生理性疾病的惩罚。

怎么才算患病？谁说了算？为什么？

医学诊断的范围是由社会的状态而不是由生物学确定的。 从定义上讲，所有的生命都是生物，因此，生命的哪些方面在医疗服务范围之内取决于社会惯例（convention），而社会惯例又取决于一个问题更可能由医疗服务解决还是其他办法解决。 对其做出的判断，最终要由患者和医疗人员之间达成的一致决定。 随着医疗服务对症状的依赖变得越来越少，同时，诊断越来越像对即将发生的危险的预测，服务过程的发起者就可以是有预见性的医疗人员。

像脑膜炎和急性肠梗阻这种治疗起来很快、很彻底的疾病，当然是医疗工作者职责范围之内的重要部分。 但是，对这类疾病的治疗只不过是 NHS 工作中极小的一部分。 特别是在精神和行为健康方面，哪些问题属于医疗领域、哪些属于非医疗领域的界限比较不明显，比当前社会惯例认为的更不明显。 然而，判断总是要做的。 时不时地，所有的精神疾病只在旁观者眼中存在，被定义为那些有悖于主流社会常理的表现。 这种观念可以被治疗的经历强化，这种经历在过去经常比疾病更让人难受，现在有时候也是这样。 一旦疾病的标签被贴上了，虽然经常是基于不充足的证据，就很难被摘掉。[65]不过，这些都不能证明精神疾病不是真实存在的（对于患者及其家庭来说），[66]也证明不了精神疾病不会致命。[67]意识是大脑这个人体器官的一项功能。 为什么在所有的器官中只有大脑不会生病出问题？

例如，我们现在已经积累了大量证据，这些证据表明了精神分裂患者思维的生物化学反应与一个宽广的正常范围之内的反应如何不同，也有很多系统性研究显示，精神分裂患者在想法和行动上与很宽范围的各种文化中的正常人不同，[68]也有证据表明它与环境变化没有关系[69]。我们有充足的证据证明传统的治疗是有效的，[70]而且，如果实施得早，在疾病最开始出现的阶段就开始治疗，效果会更好。[71]治疗手段中应该包括心理治疗，[72]这是一件很需要人力的工作，也需要药物。但现在已经不是这样了，基本上完全依靠药物。

即使是最新的治疗方法也有有害的副作用，这些副作用可能会很严重，也往往是不可逆转的。在至少 200 年的历史中，人们已经使用了行为的、物理的和化学的治疗手段帮助患有精神分裂症的人。其中很多治疗手段对患者使用暴力，以没有同情心的、自大的态度实施，事后回顾起来，这些做法让人觉得甚是惊险。[73]我们现在的治疗方法比过去的方法有更好的根据吗？更算不上盲目信任吗？我们要清醒地认识到我们可能犯错，即使我们现在懂的东西比以前多很多。我们需要极端慎重和敏感地处理精神和情志疾病，并认识到在这个领域每一种治疗方法都是试验性的，其他领域的治疗的这种性质要弱很多。我们还要承认，没有一种治疗方法能够带来完全可以预测的结果，也要牢记患者及其家庭需要有效的具体治疗，不是抽象的哲学。[74]。

儿童时期的精神疾病

判断一个成年人是否患有精神疾病已经是很难的事了，要想对儿童做这方面的判断则几乎是不可能的。医疗人员发现儿童的精神疾病，并给以药物治疗，这种现象始于美国，从 20 世纪 70 年代开始缓慢增加，到 20 世纪 80 年代之后则快速增加。大多数时间里不高兴的孩子比例，以及在家里或者学校里扰乱家庭生活或者学校教学的孩子比例，可能也在增加，可能每一代人都倾向于认为下一代人会走向没落。有些很丑陋的事情正不断在我们的孩子身上发生，随着消费社会的势力开始全面影响更年轻的人群，父母对孩子的养育被放在了次要位置上，这是因为一个人的收入已经不足以支撑家庭，父母都需要有收入才行。

正如成年人的精神紊乱一样，可以测量到的生物化学差异，甚至是生物物理差异，会出现在受到影响的孩子大脑和"正常"孩子的大脑之间。这没什么奇怪的。由于大脑的行为是以生物化学形式进行的，因此，生气或者失落等表现都伴随着可以测量出来的生物化学的变化，不同的行为不可避免地与至少是暂时的生物化学变化联系在一起。如果我们能发现一些生物化学治疗方法，或多或少地改善患者行为，这就相当于有了诊断和治疗重症病的机会。那些想帮助孩子和他们的父母的医生，可能觉得应该发掘这种机会，那些寻找新市场的公司也迫切希望帮助医生们找到这种机会。

另外一个问题是无法回避的：为什么这些孩子不开心？或者说，为什么他们的父母和老师不能处理好他们的行为？如果我们知道这些问题的答案，就可以从问题的根源入手，而不只是把药物用在孩子身上来。他们的大脑处在不断成长和发展的时期，很容易被改变（朝着好的方向或者坏的方向）。[75]但是，可能那个问题太大了，需要太长时间才能找到答案吗？还是因为根据答案采取行动是很困难的，完全超出了医生、病人或者父母的能力范围？这种情况下，谨慎的、中庸的办法就是开出医药公司推出的那些用来替代旧产品的新药物，而这些药物被一个接一个地被否定。正是因为这样，医学上证明了很多药物属于不当使用，这个长长的名单在令人沮丧的轻信和幻灭之间相互转换的循环中不断加长。[76]

最近20、30年来，儿童抑郁症、注意力不足过动症（ADHD）和自闭症的病例急剧增加。[77]在英国，初次诊断出 ADHD 的病例数量在1996年达到高峰，而在1996年到2001年间，数量没有多大变化。这表明不管发生了什么，[78]发病率已经稳定在了每千名5—14岁儿童中有5.3例的水平上，而美国的数据是40—260例（不同的调查给出的结果不同）。[79]如果给患病儿童服用利他林（Ritalin），他们的行为通常会有所改善，此药与安非他明（amphetamine）很相近。[80]用兴奋剂型药物来帮助多动症孩子似乎很荒谬，但它事实上却是有效，能带来明显的、足够大的好处，这让惊慌的父母和医务人员动心。 英国对这类疾病的诊断和治疗比美国落后很多，导致一些医生、父母，以及媒体评论员责怪 NHS 和学校忽略了可以治疗的问题。[81]与此相反，在美国，新的苗头引起了教育者的关注，他们担心存在着过度诊断和过度治疗的问题。 联合国麻醉药管理委员会（United Nations Narcotics Control Board）牵头美国食品药品管理局（FDA）执行了一项调查。 加州大学的学者们在他们的报告中提到，在 1994 年 50% 被儿科医生诊断为需要利他林治疗的 ADHD 儿童患者没有接受过任何心理检查或者教育检查，在没有任何正式评估的情况下被下了结论并被要求接受治疗。 在所有年龄在 6—14 岁的儿童中，有 10%—12% 的人正在使用此药。[82]最为严重的是，这项研究也证明了其他研究所得出的结论，利他林也可以让没有诊断出 ADHD 的"正常"儿童更加集中注意力。 这让人难免会问：ADHD 到底应该被当成一种疾病，还是正常行为的极端化表现？[83]

英国的儿童精神病专家和心理学家在这个问题上分为两派：一派坚决主张更积极地诊断和治疗，另一派则持怀疑态度，提倡慎重行事。[84]英国心理学协会的工作组曾经提出过警告，不要把淘气、注意力不集中的孩子认定为需要治疗的病人。[85]然而，大多数有特殊需要的儿童的老师（special-needs teacher）都能从全科医生那里知道哪些儿童正在服用利他林，虽然这些儿童并没有经过专家的正式评估。 在新闻媒体的广泛讨论之后，这种事情经常发生。 在尝试了邻居们推荐的这种神奇的药片之后，心烦意乱的父母们经过自己的简单诊断，就直接要求他们的家庭医生给孩子开药。

这些父母及他们的邻居可能都对这种俗称"速度"（speed）的安非他明（amphetamine）很熟悉。 这种药最初用来让第二次世界大战突击队员和轰炸机飞行员的保持清醒状态，让他们在长时间身体极其疲倦的状态下能够集中注意力。 后来，这种药就被通宵舞女和需要减肥的人服用，这种药的重要副作用之一就是降低食欲。 当我 1961 年来到

Glyncorrwg 时，发现当地有安非他明上瘾和依赖的严重问题（人们很容易就可以从嗜酒的药剂师那里弄到）。 在那个时候，医药公司否认此药会带来药物依赖问题，而大多数精神病专家对此表示赞同。 到了 20 世纪 60 年代中期，安非他明和右旋安非他明（dexamphetamine）的上瘾性被普遍认识到是一个严重的问题，而到了 20 世纪 70 年代这些药则被大多数国家的法律规定为限制使用的药品。 那么，为什么与其化学成分相近且同样有兴奋功能的利他林就没有问题呢？ 就像当初的安非他明一样，药品的制造商现在也否认利他林有上瘾的风险，现在已经有大量的轶事证明服用这种药的青少年中出现了越来越多的问题，FDA 承认它会带来实实在在的风险。

在形成这些极端复杂的判断结果之前，孩子、父母、家庭医生、儿童心理学家和儿童精神病学家都应该从至少不会让人质疑的来源中给出简单的、明确的意见。 在 2001 年，这些药品成了第一批可以公开进行广告宣传的处方药，绕过了医生，从而让消费者在诊断和治疗过程中可以施加一定压力，最终让处方量和销量都增加。[86] 在 2003 年，这些药品的生产企业在英国和其他欧洲国家发起了销售攻势，目的是提高安非他明和右旋安非他明用于治疗 ADHD 的处方量。 尽管如此，英国的人均销量不到美国的十分之一，还不到法国和意大利的二十分之一。 但是，现在英国的开药比例有所上升，销量也不断增加。 虽然这两种药都被 FDA 认定为有上瘾可能的药品，在美国的处方量在 1992 年到 2000 年间还是翻了 7 倍。 据估计，美国 8 000 万的 18 岁以下儿童人口中有 400—500 万曾经服用过兴奋性药品，产生了每年大约 10 亿美金的合法市场。[87] 这种丑陋的事情在世界上所有市场驱动的国家中都在发生，这些国家的领导人自己都不愿意承认这一事实。[88]

会诊时间方面的压力导致了仓促的、冲动的临床决策，这些决策往往基于不当的证据，要么是基于患者自己所说或所想，要么是基于同行评审刊物中出现的专业观点。 来自于医药公司以及利润受到临床决策影响的其他机构的压力，让选择变得简单、有吸引力但有倾向性，这会扭曲临床决策。 会诊是一个精巧的过程，需要认真地对待，需要尊重，需要远离我们现在面对的商业压力。

故　事

　　平均来看，在确切的临床诊断结果所依赖的证据中，85%来自于患者自己的陈述，即他们自己的故事；另外7%来自于体检；还有7%来自于各种检查比如 X 光、血压等。[89]急性病的诊断因此非常需要认真、细心、不仓促的患者陈述，也需要医生耐心的聆听，最后，需要医生认真地分析证据。 最优质的诊断工作需要从患者那里得到信息，这样才能较好地理解患者的病情。 一项针对基本医疗的研究表明，当医生要求患者自己分析产生问题的原因时，大约三分之一的分析对形成诊断结果有帮助。[90]每一位经验丰富的临床人员都知道这一点，但是，还是经常有人建议我们用技术来代替这些陈述、倾听和分析工作，那样的话，医疗服务的费用会更低（而且让技术的提供者获得更高的利润）。[91]

　　如果没有一个诊断假设的话，诊断武器或者工具就无法准确和经济地找到问题的关键。 而这些诊断假设只能建立在讨论和倾听的基础上，而且有时候还需要一段时间的观望。[92]现实中，大约有50%是只有轻微症状说的问题，这些问题最终会变成只有轻微后果的、有限的不适。 对于那些健康的人来说，可以推迟下结论，观望两三周，这样比急着进行复杂的检查或者转诊更加安全、有效，而且，对于大多数的英国患者来说，这是可以接受的。 不断推进的消费主义让这种谨慎和试探方式越来越困难，这是因为它会使患者的期望值过高，并鼓励诉诸诉讼的争端。[93]如果能够向患者提供有道理的、可信的对当前状况的解释，提供对风险的全面评估，保证医疗人员会时刻留意新证据的出现并据此调整看法的话，很少有人不能忍受两周时间的病症持续。

身体化的精神疾病

那些由于情绪原因，特别是恐惧或者轻微的忧郁所造成的轻微的、往往是暂时性的症状，可以通过以下手段的组合得到较好的治疗：耐心的倾听（对于患者自己对病因的解释要特别注意）、仔细的检查、一些简单的检验、通俗易懂的解释，再加上积极邀请在病人的症状和担心持续不停时回来复查。[94]在这个领域，不合适的检查和治疗，不仅浪费资源，而且具有破坏性。 用杰尔姆·弗兰克（Jerome Frank）的话来说：

> 对于很多患者来说，安慰剂与精神疗法一样有效。各种形式的精神治疗有利效果中的大部分要素，都可以在安慰剂的使用中找到。那就是向病人提供帮助的人倾听患者的抱怨，提供缓解痛苦的办法，从而激发患者心中的希望并与士气颓废进行斗争。[95]

在基本医疗部门看病的患者中，只有约占 5% 的少数人有一种叫做身体化（somatised）精神疾病的重要问题。[96]一些患者起初只有轻微的症状，保守型措施被过早地用来解决他们的焦虑问题，这些措施的目的是排除病人身体里那些可能没有的问题，而不是去查找他们头脑中认为的、可能有的毛病。 有严重身体化疾病的人比较容易被打发掉，他们会被草率地、过多地贴上疾病的标签、检查、转诊、交叉转诊和接受不当的外科手术。[97]他们会变成 "大部头病历本" 的病人，被医生吓到，被推到一系列专科医生那里（最后到精神科医生），负担了不断增加的费用，遭受越来越多的痛苦。

因此，身体化的疾病是一个大问题，对 NHS 的成本、效果、效率，以及工作人员和患者的士气都有很大的影响。 那些童年期间曾受到身体伤害或者性骚扰的人，好像有更多的共同特点，这些伤害给他们成年生活带来的影响都是一样的。英国、美国、德国、瑞士和澳大利亚的调查都显示，大约有20%的女性和8%的男性承认自己在童年时期有过被性骚扰的经历。[98]在经常去看病的人中，大约有25%的人承认在童年时期有过被性骚扰和遭受家庭暴力的经历。[99]从另一个角度看这个问题，我们会发现，在曾被骚扰的人中有三分之一的人有精神问题，与此对比的是，没有这种经历的人中患有精神疾病的人的比例则大概只有六分之一。[100]至于成年人之间的家庭暴力，从20世纪80年代才开始显露冰山的一角，但一直以来已经产生了巨大的恐惧，大多数情况下受害者并没有对外公开。[101]大多数人都很坚强，但是正如卡顿（Katon）、克兰曼（Kleinman）和罗森（Rosen）所说，如果能够让人注意到伤心或者内心恐惧的只有头痛或者心悸，那么你只有据此判断是否该投诉了。[102]

　　所有的这一切都让人迷惑，它们就像人体生物学的其他方面一样复杂和困难。人类是高度复杂的物种。但是，最大的问题不是来自于那些一直令人怀疑、充满不确定性和模糊不清的人类健康和行为的性质，而是来自于我们武断否定、对此不承认的态度，也来自于这样一种信念：把人类的健康问题放进一个不人性化的黑箱中，把药物当成唯一解决问题的方法，我们盲目地认为它可以带来有效率和有用的结果。[103]如果医生或者患者能够找到从机理上解释症状或者身体问题的原因，尽管这不太可能，大多数人都会感到释然，不会陷入内心恐惧和焦虑的泥潭中。一旦陷进去了，医生和患者的恐惧和焦虑的程度是差不多的。如果人们能够发现一些哪怕是非常不可信的证据，能够表明有身体疾病，最好也能发现一些明显很简单的手术治疗办法，医生和患者就会进行短暂的会诊，讨论身体的修补，不去谈到底是什么引起了问题，这是因为真实的原因很难找到。另外一方面，为了合理地使用医疗服务，获得可以量化的健康结果，我们必须为此付出更多的成本，因为我们需要更多的工作人员，更长的会诊时间，以及更广阔、更富有怀疑精神和更有热情的想象力：[104]这是一个黑箱子，依据处理人类问题的经验设计而成的，而不是按照管理生产线的模式设计出来的。

自由决定的手术

到目前为止，我们还只是讨论了基本医疗这个黑箱子，忽略了医院的住院和门诊服务［即二级医疗服务（secondary care）］。这样处理是没有问题的，因为大约90%—95%的初次看病到基本医疗层次就停止了。而且，在这个层次上的决策，基本上可以决定患者是否要转诊到医院里的专科医生，也可以决定患者在转诊后会见到哪些医生，以及医生会对患者做哪些处理。[105]

专科医生提供的服务的最简单、最熟悉的例子来自于计划好的、自由决定的手术（也被称为间隔性或者选择性手术）：冠状动脉分流移植手术、髋关节置换手术、胆囊切除手术、子宫切除手术，等等。外科医生们的工作文化是决策清楚和干预有力，这跟工程师的工作文化很相似。但是，合理的外科医疗服务是复杂且面临很多困难的选择的，这一点与合理的内科医疗服务是一样的。它同样需要有怀疑精神的共同决策，需要摆脱管理层压力的偏向性影响，需要摆脱经济奖励或者惩罚的偏向性影响。

在这种自由决定的类型中，常见的外科手术程序包括：反复性咽喉肿痛的扁桃体切除术或者增殖腺切除术、中耳疾病的上环、月经出血过量的子宫切除术、胆结石和腹部异常疼痛的胆囊切除术、髋关节或膝关节置换术，以及现有的各种针对冠状动脉疾病的移植手术。在所有的这些手术中，医生都有很大的决策自由权，即使是在基于证据的公认准则的约束之下。[106]由于手术程序是应用于年纪越来越大的人身上，进行手术的决定会牵涉到越来越复杂的判断，医生难免需要在暂时的健康改善和眼前的健康下降之间进行权衡。由于病人的问题会随着年龄的增大而变得更加错综复杂，对年纪更大的人的临床决策犯错的概率会变为原来的两倍左右。[107]患者及他们的家庭成员需要参加到这些决策过程中，以确保医疗人员的判断不会受到经济动机或者傲慢情绪的影响而产生偏差。[108]

像子宫切除术这样的简单手术，在不同的国家都有很大的差异，即使是在那些被认为有共同之处的发达国家之间也是如此。美国和澳大利亚的手术率是英国的两倍，但只有挪威的二分之一，尽管从各种合理的指标来看该手术在这个四个国家的普及程度应该很相似。[109]研究子宫切除术的指标，就如同研究医学与社会的交叉领域一样——这个说法很对。[110]子宫切除术移除的不仅仅是一个子宫而已。对于有些女性来说，它令人高兴地结束了生孩子的历程；对于其他人，这却是一种灾难。对于有些人来说，它提供了脱身于不和谐的性生活的理由；但对于其他人来说，则威胁到了幸福的性生活。[111]手术可能产生安慰剂的效果，其程度至少与药物治疗一样。[112]

基于证据的决策、检查清单和指导方针

实证医学(Evidence-based medicine, EBM)是20世纪80年代首次出现的概念。加拿大人戴维·萨基特(David Sackett)是众多倡导者之中最有影响力的一个人，他把实证医学定义为"认真地、明确地、明智地用当前最好的证据作为处理患者问题的决策依据"。[113]这种说法近乎于陈词滥调了，在过去的几百年中很少有医生敢于提出异议，但是，它的三次发展让它有了新的生命力：

（1）第二次世界大战以后，临床研究从对几个教学医院的少数有趣的案例的事前和事后研究，转移到了随机的受控试验。这种试验最开始涉及几百个病人，后来就发展到了数千个，最终发展到了数万个甚至上百万个。这些病人要么是在医院里就诊的人，要么是从很多社区里

抽取的人。[114]医学杂志也从讨论有意思的案例及直观分析他们的重要意义，转向报告那些随机受控试验，并以正式的逻辑分析和数据分析为基础进行思考。[115]

（2）20 世纪 50 年代出现了机械化的信息技术，60 年代出现了电子化的信息技术，使得大量数据可以积累下来，人们可以将它们储存起来，并有选择地调用。 最开始，这种技术只是在一些主要医院出现，而后来那些处于医疗服务外围的机构也开始应用，这使得办公室工作的速度得到了极大提高，成本大大降低，是过去用笔做病例记录、使用旁边打孔的卡片或者 Hollerith 制表机所无法比拟的。 到 1995 年为止，几乎 90% 的英国的医疗机构都使用了计算机，55% 的机构在会诊过程中用计算机获取临床数据或者其他信息。[116]这样，医疗人员的大脑于就可以更少地用来执行记忆功能，更多地进行更有价值和更深入的思考。

（3）到 20 世纪 90 年代，从世界范围内的实验和对实验的 meta 分析中得出的证据，可以被那些可以使用信息技术（IT）的临床人员以简要的总结形式获得。 这些信息现在由国际科克伦协作网（International Cochrane Collaboration，简写为 ICC）集中收集并编辑整理，世界上凡是有互联网的地方都可以查询到它们。

全球的医疗改革目的，都是要系统地利用这些证据来合理地配置医疗服务，逐渐放弃使用那些没有被控制下的实验证明有效的治疗程序。在经过筛选和概括之后，把新的程序和方法写进临床检查清单[117]和指导手册[118]中去。 建立一个有管理的医疗服务系统的目的，就是要使工作实践更加以临床实验得出的证据为基础。[119]

最终使这些证据得以系统应用的是信息技术，借助它，ICC 可以实现积累的知识的集中存贮和总结。 ICC 由伊恩·查默斯（Iain Chalmers）创建，他是阿奇·科克伦（Archie Cochrane）的一个学生，后者是以证据为基础从事产科工作的先驱，他让大多数接生员高兴，但让很多产科医生大为恼火。 ICC 组成了一个全球范围内的专家组成的委员会，他们把大量小范围的实验得到的数据进行合并，然后进行 meta 分析，最后根据得到的一致的结论制定规范日常工作的指导手册。所有这些活动都需要资金支撑，这些资金来自于各国政府。政府相信，如果医疗服务可以更加合理地提供，其成本会更低，也更容易管理。

指导手册当然是必要且有价值的。1994 年一项对东伦敦的 24 个诊所的研究显示，大概只有三分之一的糖尿病患者的体重被记录下来，不到四分之一的人有吸烟状况的记录，尽管所有这些医院都登记了患者信息（这些诊所的服务质量因此高于当时的平均水平）。[120] 只有超过三分之一的哮喘患者有关于肺功能的记录，不到 20% 的人有吸烟状况的记录。毫无疑问，这些工作是急需做的，如果连这些都做不好，何谈医疗服务的合理化？但是，如果把这些工作算上，工作人员的负担会因此增加很多。NHS 的管理者们要么是忽略了这个问题，要么就是低估了这个问题。

工作在医疗前线的医疗人员，对于这些指导原则往往持有极端怀疑的态度，甚至非常负面的态度。他们的收入，越来越与他们是否遵照指导意见行动或者是否实现了指导目标挂钩。这种抵触情绪从表面上来看隐藏得很好，但是在大多数医疗和护理人员眼中这就是残酷而显然的事实。实证医学和它的指导手册可以让医护人员的工作看起来更加困难，但不会让他们的工作变得明显更有效。

指导手册有很多难得的优点。关于现实中经常遇到的临床问题的最优解决方案，它们提供了以现实证据为基础的专家们的一致观点。人们可以据此设计出决策树，用来持续地处理常见的健康问题，让接受培训和工作经验不够多的医疗工人也能够很好地应用最优方案来治病救人。虽然表面上看要求可能有点严格，但这样可以让大量的、持续性的健康问题得到跟踪，成本得以降低，而且，服务质量达到更高的水平。这要比过去不稳定的表现更好，即使在最好的诊所也是如此。这些指导意见在 NHS 中的系统应用，已经使基本医疗服务过程从各种衡量指标来看都迅速改善了。而这些指导意见的系统应用受到了 2004 年诞生的质量与结果评价框架(Quality and Outcomes Framework,简写为QOF)的强力推进,它向那些遵照指导意见检查和跟踪一些最重要的慢性疾病和健康问题的全科医生提供额外的奖励。 实际上,在开始的一两年中,改善的速度之快使得全科医生的收入大大地超过了预期,几乎都要让 NHS 破产了。[121]

然而,指导手册也带来了严重的风险。 首先,最重要的是,它实际上鼓励了不动脑的程序化行为,打击了临床想象力。 好像没有人注意到,以专家为核心指定出来的指导意见曾经是苏联国家医疗体制的一个主要特征。 苏联在20世纪20年代和20世纪30年代初期,迅速召集并简单培训了大量医疗人员,在少数接受过完整培训并有经验的医生的带领下,在很短的时间内有效地控制住了传染性伤寒、梅毒等其他严重的传染性疾病。 之所以取得这项成就,就是依靠专家制定的指导手册,没有它,是绝对不可能取得这种成就的。 可是,当我们回头研究一下这种制度 1995 年在哈萨克斯坦废除之后遗留下来了什么,会很容易发现,这些指导意见很快就成为了阻碍关键性思考、创新和想象力的东西,成了鼓励法律主导和权力主义管理的力量。[122]当然,那总比什么都没有好,当时及现在的很多贫穷国家里大多数穷人面对的现实就是一无所有。 但发达国家的情况就不是这样了。

永远不会有一个简单的答案可以解决这个复杂的问题。 即使我们建立一个合理的基本医疗服务系统,培养各类多才多能的医生,也解决不了这个复杂的问题。 在尊重系统的以往经验和根据当前经验做出有想象力的判断之间,存在着必要的、也不可避免的矛盾。 为了建立有效的医疗服务体系,避免陷入固定程序模式,这个教训要在各个层次的教育中反复强调,让医疗工作人员和大众都对其熟悉。

第二,如果医药公司或者其他部门的利益相关者能够影响这些全国范围内实施的指导手册的内容,这将给医疗工作人员带来巨大的经济诱惑,医疗人员的职业道德不足以拒绝这种诱惑。 多伦多的学者研究了在北美实施的 44 个临床指导意见的 200 名起草者,研究发现,这些专家中有 87%的人与医药公司有非公开的经济联系。[123]我们希望英国相应的机构，比如英国国家医疗质量标准署（National Institute for Clinical Excellence，简称 NICE），能够抵制这种形式的腐败。 一些医药公司因此非常憎恨 NICE。 公共利益医学中心（Center for Medicine in the Public Interest）的副主任甚至把 NICE 比喻成一个恐怖组织，谴责它的决定是道义上不可原谅的。 这个中心是美国的一个压力组织，主要向政府施压，以保护企业免受政府的管制。 NICE 本身并不是评价者，不对医疗活动进行成本效益分析，它只负责相关研究的协调管理工作，所有的研究实际上都是由分布在英国的大学里的几个研究中心完成的。[124]即使是这样，世界卫生组织还是对它提出了警告，因为 NICE 里的一些顾问与医药公司有联系。[125]世界卫生组织总是非常小心地批评商业利益的强大的影响，但即便如此，那些为世界卫生组织提供资金支持的国家还是威胁要减少对它的资金支持。 如果可能，ICC 可以不受商业压力的影响，但会导致斗争的出现。 它在 2004 年围绕这个议题组织了一次由 1 000 名代表参加的大会，但是，商业影响日益深入地渗透到高等院校，政府部门也对其持鼓励态度，这些都使得所有的机构感觉到保持独立性越来越困难。

来自患者的证据

如果我们所有的人都认为实证医学像多数人理解的那样仍然缺少一个维度，那就是来自病人的证据，那么问题就容易解决了。[126]没有这种证据，想获得重大的进步恐怕是不可能的。 我们已经声明过，至少85%的个人诊断是从倾听患者的陈述推断出来的，而在医院之外，患者或者非正式的医护人员 100%地负责已被接受的治疗方案的实际执行。与医疗专业人员一样，患者如果不能完成自我诊断和执行治疗方案的任务的话，就会妨碍健康恢复。 患者一样可以通过学习操作准则而受益，他们同样也会被那些不了解或者不关心操作所处的现实世界的专家所制定出的指导手册弄得无所适从。[127]关于患者的患病经历和治疗经历的长期研究证据，与对于医疗和护理经历的长期研究证据一样，都是必要且可行的。

主要归功于安德鲁·赫克斯海默和安·麦克弗森，这种证据正通过国际 DIPEx 图书馆和互联网得以广泛传播，这个网站已更名为 HealthTalkOnline.org，[128]我们已经在前文中介绍了一个例子。 这个设计精湛、使用方便的网站向所有医疗专业人员提供了重要的学习资料，它现在已经开始用于本科生和研究生的医学教育。 DIPEx 为英国的首席卫生官员（Chief Medical Officer）（Liam Donaldson）的计划提供了可能的条件，这个计划要开发一个遍布英国的"专家患者"（Expert Patients）网络，让那些有某些慢性疾病的人进一步学习如何护理好自己。[129]在这个计划开始执行 7 年之后，让患者中的专家作为老师帮助其他有类似问题的患者的这部分内容并没有得到实施，当然，它肯定会在下一阶段得到实施。[130]

迄今为止，很少有医生积极欢迎患者以合作者的身份参与医疗活动，他们不想受到有水平的人的令人尴尬的批评。 1999 年的一项随机调查显示，只有 21% 的医生对"专家患者"的想法表示欢迎。 85% 的医生预测这会增加全科医生的工作量，42% 的医生认为会增加 NHS 的支出。 只有 12% 的人认为这会改善医生和患者之间的关系。[131]另一项 2003 年的调查则显示，76% 的药剂师、63% 的医生和 48% 的护士认为见多识广的病人会占用他们更多的时间，有更高的要求，更难打交道。[132]另外一项研究客观考察了那些接受了更多关于如何控制疾病的教育的人，得到的结果恰恰相反：在病人得到更多的医疗信息之后，会诊率下降了 42%。[133]这个研究证明了，医疗专业人员的反应不是更加努力地鼓励这种专家患者，而是屈服于基于直觉的担心。 《英国医学杂志》的一位此领域的编委赞成把"专家患者计划"改名为"患者参与计划"（Involved Patients Programme），或者"自主患者"（Autonomous

Patients)，或者"能力型患者"（Resourceful Patients)[134]——或者任何
其他名称，只要能够鼓励专业人员采取积极的行动就行，不一定要让他
们承认有些患者确实拥有有助于治疗而不是妨碍治疗的智慧、信息和
经验。

专家患者的出现可以有效扩大基本医疗和医院医疗工作的队伍。
以此为基础，结合从 ICC 的控制实验所得到的证据，DIPEx 就能够提
供不断扩大的病人的全球性数据库，从而补充 ICC 的资料库——
Cochrane Library。现在，患者可以进入 Cochrane Library 自行输入信
息。借助于这两个资源，真正的以证据为基础的治疗方法就可以在各
种层次上形成，这对全球性或国内的政策制定是有益的，对最基层的基
础医疗单位制定自己的规范也是有帮助的。这种可能是否能够切实实
现，取决于专业人员是否足够成熟、有自知之明和务实。如果他们有
这些品质，就会把那些有见识的、自信的病人当成合作者，否则，医疗
人员将像上一段提到的证据所说的那样把有头脑的患者当成麻烦。可
能有些人宁愿当兽医，也不愿意给人看病。至少在英格兰，政府不可
能承担起发起这场变革的任务，有些专业人员有望担当领导者，医生们
的观念可能会改变。这场运动如何发展也受到患者的影响，是否有足
够多的患者能够保持作为市民的尊严，拒绝把自己降级为单纯的消费
者，对事态的发展有重要影响。对于医生和患者双方来说，这是个政
治上的和社会上的挑战，根本算不上技术上的问题。

管理的医疗服务：为谁服务？

保存了来自医疗人员和患者的证据的数据库，是实证医学切实有效
的前提条件，但它并不能保证实践中的决策会依据这些证据。[135]对包
括那些当地医疗服务的集体经验在内的、来自患者的证据的重视，需要
我们摒弃一些根深蒂固的传统，比如，医疗人员占绝对支配地位的观

念、指定而不是选举当地的管理人员和公众的顺从。 在最好的情况下，这些是家长式作风的表现。 在最差的情况下，它们是对商业机构的利益的屈从。 政治寡头们一直系统性地忽略、贬低或者盗用永远必要、但通常被无视的患者的证据对诊断和治疗带来的帮助。

与往常一样，事态可以沿着两个不同的方向发展。 第一个是，在竞争性供给的市场中，患者的证据被利用起来，鼓励患者采取更多的诊断措施。 目前，新工党、保守与自由民主党对这条道路表现出同等程度的支持。 很多患有某些特定疾病的群众组织也同样支持这条道路——不管他们多努力地保持对 NHS 的忠诚，但他们已经跟商业性供应商结成了同盟，准备为那些能够提高销量的游说组织提供资金。 这种本质上由自己提供资金的行业还不占主流，占主流的仍然是那些由政府提供的服务，这些服务被视为穷人的基本的人类权利，这是 1948 年的 NHS 保留下来的标志。 新的变化发生在那些非主流的、创新性的商业化部分，而不是发生在那些已经被精简的 NHS 核心部分。 这样一个系统，最终可能会变成一个资金上自我支持的商品市场，它在所有医疗服务中的比重，由市场能够承受的极限和选民能够忍受的极限决定。在这种条件下，医疗服务提供者和消费者之间的相互作用与其他市场交易中是一样的——"货物出门概不退换，买主须自行当心"，即，买者自己负责。 这一过程推进的速度与低收入群整体上变富的速度一致，只受到真实经济的扩张速度的制约。[136] 那些没有能力获得必要的医疗服务的人，最终仍然可以获得这些服务，只不过，服务的形式适当地简化了。 NHS 会继续保持这种特点。 随着更多的财富从富人那里转移出来，实现财富的再分配，每个人都有希望被这个系统包括进来。这样的话，国家提供的医疗服务最终会萎缩，税收会降下来，消费者将变成主宰者，医生最终会回到合适的位置上——受到政府的约束，接受雇佣机构的管理，受到他们自己取悦的消费者和避免法律纠纷的需要的制约。 只要能够适当地管理，彻底控制住欺诈，这种消费者主义就能够解决 20 世纪 80 年代以来全球资本主义不断推进后出现的问题。[137]

　　不管政策制定者宣称的目的是什么，在这种消费者主义条件下，来自医疗服务者和消费者的证据仍将是分隔的，因为他们的利益是相对立的。 每一方都要从对方那里了解信息，但只是像竞争对手之间需要知道对方下一步将采取什么行动那样。

　　另外一种办法是，患者和医疗专业人员把双方的证据结合起来组成一个新的东西———一个包括全部的人类经验和行为，其文化和行为基础，及其解剖学、生理学和病理学上的物质基础的人体生物学。 这样，医疗实践就不仅仅是开始利用科学，它本身就会成为科学的一部分。 医学会成为所有科学中非常特殊的一个，因为在这样的医学中，对象和目标都是我们人类自己。 通过尊重科学思考，我们已经在效果方面取得了巨大成绩。 在意识到医疗干预的实验性本质（因为结果不是完全可以预测的）之后，医疗专业人员不断努力使实际工作的方法与科学方法更加接近。 这让多数保守的医疗人员意识到，如果不把患者发展成他们的合作者，医疗服务无法继续进步，只能停留在对高级病理学的断断续续的修补层面上。 提高或保持人们健康的有效行为，往往受到由所有相关人员共同完成的、非常简单的工作的影响。 在这种现实的和重要的模式下，大多数医疗人员实际上已经与他们的患者和他们所服务的人群形成了联盟性质的合作关系。 尽管面临着不确定性，但他们已经走上了一条更广泛社会联盟下参与性民主的道路。

是公民，还是消费者？

　　实际上，所有的会诊都为建立医疗人员和患者之间的新型关系提供了机会，他们之间的关系可以朝着两个不同的方向发展。 初看起来，这两种关系的差别并不明显，但是，如果我们从整体来看所有的人群，区别就变得明显了。 已经充满自信和见多识广的少数人，作为消费者，将会在 NHS 所涉及范围的不断减小的过程中变得更加有信心和更有经验，使得他们拥有更大范围的商业性选择。 这部分少数人往往在经济上比较富裕，教育水平比较高。 随着对致命性或导致严重残疾的疾病(尤其是癌症)的新的治疗方法的出现，这一问题变得日益严重。由于这些新的治疗方法都是通过市场提供的，其价格不由生产成本(包括研究费用)决定，往往由非理性的恐惧的市场能够忍受的程度决定的，因为这些治疗针对的是生或死的重大问题，二者之间的边际收益之差是非常大的。 由于在 NHS 中政府是服务的购买者，上述问题不仅仅是个经济问题，而且也是政治性问题。 如果治疗变得贵得让 NHS 无法承受，如果患者个人被要求自己想办法找更多的钱，那些消费主义和向商业化医疗服务回归的鼓吹者将实施他们的消耗战的下一步计划。 作为一个信号，对于一些真实或者想象出来的癌症的化疗新技术而言，这个过程已经开始了。

在任何公共付费的医疗服务系统中，一定存在着某个极限，限制国家可以用于延长单个生命的最大的支出金额。 这个金额肯定比一个消费者希望花在自己身上的钱少很多，也肯定比医药公司想收到的钱少很多。 在 1999 年，英国国家医疗质量标准署设定的封顶金额为：每提高一个质量调整后的生命年(Quality-Adjusted Life Year)3 万英镑(约等于5.4 万美金)。[138]这个封顶金额设定得有点随意了，与 10 年前开始设定封顶金额的时候比，没有任何变化。 每年大概3%的通货膨胀率使得这个封顶金额的价值持续下降。 所以，有必要改变这个现状，可以考虑采取把封顶金额指数化的办法。 不管怎样，NHS 必须采取措施限制在单个患者身上花过多的钱，才是真正的问题所在，到底设定在什么水平上并不是关键问题。

毫无疑问，英国的新闻媒体知道谁应该为当前的困境负责。 《世界新闻报》(*News of the World*)以适当通俗化的口气给英国国家医疗质量标准署的主任起了个名字：“死亡大夫(Dr. Death)……一个精于计算、穿着华丽的西装的重要人物，他有权力让人民走开，然后死亡。”《每日邮报》(*Daily Mail*)、《每日快讯》(*Daily Express*)和《每日电讯报》（*The Daily Telegraph*）则把保守党的言论作为文章的标题，保守党批评医疗质量标准署花在编故事上的钱多于花在评估药品上的钱。 医疗质量标准署公开出版的账目情况显示，实际上它只花了不到 1% 的预算资金用于它的宣传工作。[139] 保守党的攻击的真正目标不是死亡大夫［后来美国阿拉斯加州州长莎拉·佩林（Sarah Palin）也发明了这种称呼］，而是 NHS 的礼物经济。 在过去的 30 年中，我们看到了一些因罕见且致命的疾病而死的人，他们中的大多数比较年轻，正值美好的年华。 媒体用这些例子来反对医疗质量标准署，支持在这些人身上投入数百万英镑。 他们认为增加的销售额足以补偿所花费的金额。

　　这一新形势提出了两个重要的问题，没有一家媒体关注过这两个问题，也没有广播评论家关注过。[140] 第一个问题是，什么是生命的价值——不是就某个特定生命而言，而就一般的人类生命而言？ 第二个问题是，新治疗方法的价格应该由什么决定——有什么新的治疗方法真的需要耗费高于 3 万英镑来延长一个人一年的生命？

　　为什么不谈好一个更低的价格，把压力置于医药公司身上，而不是置于 NHS 身上？ NHS 实际上还是唯一的购买者，是拥有强大地位的谈判者，如果政府允许 NHS 利用自己的地位的话。[141] 向 NHS 供货的医药公司的所有投资会有大约 20% 的有保障的利润，所有的药品都是这样的（政府作出了这种保证）。 为什么新的药品就可以赚更多的钱呢？ 如果开发出新的治疗手段的科学家仅仅是受到超额利润的驱使的话，他们应该被解雇了。 但他们真的就是这样的吗？ 我从未遇见过这种科学家，我怀疑根本就没有。 另外一方面，企业的管理人员和股东们的贪婪显然是没有限度的。 如果政府管理者试图给企业管理人员的收入设定合理的上限，他们所面对的问题比 NICE 的主管面对的问题要难很多。

　　为了充分发挥患者作为健康的协同生产者的潜力，需要在一个新的基础上建立相互信任的关系，这个基础不应该是对对方的信心或者服从，而应该是证据。 在公共服务中，所有的风险都是共同承担的，一个人的结果受到其他人行为的影响。 患者要变成成熟的市民，而不是消费者。 过去对医疗专业人员的信任是建立在医生万能的神话基础之上的，病人和医生都支持这种神话，目的是让患者抱有希望。 在竞争性市场中的医生，极少能够承认科学还只能提供很少的、有用的治疗办法；他们也不承认，即使有办法，他们也许无法找到。 在竞争性市场中的医生也不能说："我不知道怎么回事，让我们研究一下吧。"再在全面了解病人之后去看书或者上网找资料。 他们也不能在工作中透露出生命科学是建立在不确定的基础上，而不是建立在工程学那样的确定性基础上，而且医生的大脑并不是书，装不下那么多内容。 当有用的信息量比较少的时候，医疗人员做起事来好像他们无所不知而患者什么也不懂一样。 医患双方在这个观念上比较一致，因为心理安慰是他们拥有的唯一武器，而心理安慰需要以对医生的信心为前提。 这种信心就是一种易碎的东西，最好不要碰它。 尽管现在它赖以存在的根源已经消失了，但这种双方的共同观念的很大一部分至今仍得以留存。 就像一株已经枯萎的植物需要人主动将其移除一样，患者和医疗人员应该共同努力把错误的观念驱走。

医疗和护理记录[142]

临床记录能够提供有用的证据，我们据此可以判断医疗决策的质量。 医疗决策是发生在黑箱子中的过程的出发点。 这些记录能够提供在不同的临床阶段之间和在一个机构中不同的专业服务人员之间的可以验证的衔接。[143]它们也能提供在全科医生至专科医生所处的转诊层级中各个单位之间、在 NHS 和其他社会机构之间、在整个 NHS 和它所服务的人口之间相互交接所需要的数据。[144]很多错误和低效率的问题就发生在这些连接环节上，而不是发生在临床任务的执行上。

即使在今天，对于大多数医疗人员来说，医疗记录仍是可以忍受的，但不是受欢迎的。医疗决策经常因为怀疑和不确定而显得模糊不清，错误也就在所难免，而医疗记录则提供了关于这些决策的可验证的证据。对于 NHS 的很多工作人员来说，那些已经用于实际决策的证据放在脑子中比写下来或者输入计算机中更安全。他们把记录当成管理者用来进行惩罚或者奖励的依据，并不是把它作为有效的、自我纠正的辅助工具。对于一个独立的、有创造性的工作者，医疗记录能够让他们看到他们决策所带来的后果，让他们从中学到有价值的东西。

从产业工人及其家庭的基本医疗来看，他们的医疗记录在 NHS 成立之前基本没有。名义上讲，1911 年的《保险法案》（Insurance Act）促使了医疗记录的诞生，但那时候的记录只包括医生处方和疾病证明等少量信息，最多还包括粗略的诊断结果，[145]极少涉及支持诊断结果的那些证据。虽然大多数全科医生对他们的病人比较了解，他们把病人的生活和健康历史存放在自己的脑子中，但难免会有所简化和模式化——变成对真实生活的非真实描述。[146]在绝大多数情况下，在这些记录中，保存着有价值的证据的内容来自专科医生的医院信函。这些医院信函一般都是随便装进医疗记录信封中，不按时间顺序排列，也极少有人去看。这些信函本来是非常有价值的。会诊医师把这些信息主要当做供自己使用的、简要的病例总结，同时，也作为副产品传给全科医生。对于医院的工作人员来讲，病人的记录中有些能够让人知道已发生事情的摘要是非常重要的。如果能够找到这种信息的话，那一定是在医院信函中。

在评价各个国家的医疗卫生系统时，基本医疗服务记录的质量是一个很好的指标，可以用来衡量各个系统整体的成熟程度。渐渐地，20世纪 60 年代开始在英国的少数诊所出现了值得看的全科医生记录，到20 世纪 70 年代就比较常见了，到了 20 世纪 80 年代则在全国普及了。如今，95％以上的 NHS 中的全科医生用计算机存储的电子记录记载一些关于患者疾病和治疗的信息，到了 2004 年，全科医生的工作实际上已经完全离不开它们了。

英国正在着手实施一项向患者公开医疗记录的计划，让患者能够通过互联网直接获取自己的记录。[147]有证据表明，患者对获取自己的记录的要求是非常普遍的。[148]一少部分诊所建有完整的、储存在计算机中的记录，它们可以通过计算机连接到当地医院的诊断和门诊部门，这样，各种实验室检查、X 光检查和其他可以直接获取的诊断数据，就可以便捷地传到全科医生那里。 现在，这样的诊所越来越多。

制约统一的、在任何层次上都可以使用的 NHS 医疗记录形成的因素，是医院的医疗记录仍处在比较原始的、互不协调的状态，至少跟全科医生的记录相比是这样的。 用计算机存储记录的医院占的比例要低得多。 如果运气好的话，一个统一的、在各个医疗服务层次上都可以使用的 NHS 医疗记录系统有望在未来十年以后建立起来。 我们一直在为 20 世纪 70 年代以来周期性的承诺支付巨大的代价，而这些承诺至今尚未兑现。[149]

关于英国的医院系统所用的信息技术为什么落后于基本医疗部门的信息技术，人们已经提出了一些解释。 转诊到专科医生的病人，一般都有比较严重的医学问题，而那些计算机程序采用的是本质上已经过时的疾病分类系统，计算机低级的能力因此不能适应专科医生的需要。[150]一个更加关键的问题是，要想开发出一个切实可行的系统，编程人员需要了解他们的程序所需要服务的对象，从生物学、社会和经济等各个方面。 相对于医院的医疗服务，这一理念在基本医疗服务中可能更能被认同和理解。 基本医疗服务没有被划分为有些竞争性的多个门类，而且，主要得益于全科医生皇家学院（Royal College of General Practitioners，简写为 RCGP），在过去的 50 年中，它形成了一个一致、统一的理念，已经建立了一个标准化的研究生教学项目。 但是，专科医生们没有做到这点，没有跟医院的工作人员达成共识，培养专科医生的各种皇家学院（Royal College）也没有形成这种共同的理念。 在专科医生能够做到之前，医院里的 IT 系统已经被来自于工商企业的经理和退休的高级军官一类新的行政管理人员控制了。 他们的主要目标，自然包括避免被 NHS 准市场系统中的其他竞争者打败，也包括满足更高管理层和政府的要求来控制等待时间、病床使用情况、员工安排，以及从少量的熟练员工那里压缩更多的工作程序，而不是帮助医疗人员更加有效地工作。[151]有些程序上的规定是比较重要的，但它们应该遵循医学的规律。

为了遵守政府鼓励竞争和消费者在 NHS 中的选择权的政策，英格兰在 2005 年开始在 NHS 中运行的新 IT 系统中（National Programme for Information Technology，简写为 NPfIT）增加了一项"选择与预订"（Choose & Book）功能。本来，这个系统计划打算在那年的年底推广到全英格兰。原则上讲，所有被全科医生转诊的患者，在被转诊的时候都应该有自己的选择权，选择适合自己的时间、地点和日期，要么是事先预定好时间和地点，要么是取得一个转诊编号和电话号码，接下来再去协商时间和地点。全科医生们承诺安排好这个事情只需要 20 至 30 秒的时间。但是，在 2004 年的一次示范中，三个经验丰富的全科医生培训人员在这个问题上耗费了半个小时。[152]这个新的系统跟现有的各种系统都没有整合起来，而现有的系统已经很复杂了，足以满足相互沟通的需要。2007 年，由英国下议院公共账户委员会（Committee for Public Accounts）发布的一项报告指出，NHS 的电子记录系统的运行向后推迟两年，其供应商正在努力推进。在本项目实施四年以后，其成本由最初估计的 60 亿英镑上升到了现在估计的 120 亿英镑，而它带来的好处是多少还很难说。[153]尽管英国 NHS 的 IT 管理部门"医疗连线"（Connecting for Health），2005 年曾预测到 2007 年 4 月将有 151 个急性病医院基金管理公司[154]安装这个新系统的管理部分。但是，到 2007 年 2 月，只有 18 个公司采用了。现在又过去五年了，系统的"选择与预订"还没有真正运行起来。

"选择与预订"只是整体系统的一个部分，建立这个系统的目的在于，最终用一个计算机存储的、可以用于 NHS 各个层次的记录来代替所有的全科医生和医院的医疗记录。然而，由于"选择与预订"对于新工党来说是非常关键的，他们认为患者应该有在全英国的医院专科医生中选择的自由，让他们可以选择那些最短的等待时间和协会表格中报告的手术死亡率低的医生，所以这个功能其实是最重要的部分。 这个系统的软件工程整体交给了私有化的曾经的英国电话服务的供应商——英国电信（British Telecom），这个公司买进了 IDX，它是一个从美国现有的医院管理系统里抽取出来的计算机程序。 听起来令人难以置信，但事实却是如此——这个系统是在完全没有考虑 NHS 中已经存在的 IT 系统的情况下开发出来的，它也完全没有考虑那些已经被很多基本医疗人员使用多年的系统，这些广为使用的系统已经在可能性、限制和缺陷方面积累了大量的经验。 因此，当这个新的计划完成以后，这个没有经过任何实践检验的产品，将最终取代已经在基本医疗服务中正常发挥作用的 IT 系统。[155]

医院里的专科医生和政治家们，好像还是认为所有有价值的创新一定来自于医院系统，特别是美国的医院系统，尽管鼓励消费主义的政府政策其实最早以"一个全科业务引导的 NHS"（a general practice-led NHS）形式出现，后来以"一个消费者引导的 NHS"（a consumer-led NHS）形式出现。 对于那些熟悉从基本医疗服务向上转诊到医院和从医院向下转到全科医生实际上是如何进行的人来说，避免增加巨额 IT 成本的最好办法是以基本医疗服务中已有的系统为基础进行扩展，向上延伸到医院的专科服务，由此建立一个真正统一的系统。 这样的系统中根本就不需要交易功能，除了那些私人部门的游说者之外，没有人真正需要这个功能。 虽然现在还存在着几个相互竞争的、不同的 IT 系统，它们之间已经可以相互进行数据交换，而且，已经有一个系统被将近一半的诊所广泛使用。

到 2008 年，这个新的、统一的 NHS 的 IT 系统还未建成，已经比原计划推迟了 5 年。 该系统的一个主要承包商已经退出了，乐观的知情人士怀疑在 2015 年之前这个系统都不会完成。[156]悲观的知情人士则预测整个项目很快就会被完全放弃，这将带来 125 亿英镑的损失。

更有观察人士预测，这个损失将达到将近 300 亿英镑。[157]

计算机的使用：究竟是为了谁？

　　威尔士和苏格兰政府过去是落后于英国的 IT 系统的，但现在它们已经悄悄地领先了，已经开发出合适的程序。 它们以过去为起点，利用当时能够利用的人员，建立了一个能够反映 NHS 实际运行规律的整体框架，而不是反映了作为一个日本式全质量控制工厂应该如何运行。威尔士已经建立了一个在 NHS 中的医院使用的统一的系统，这个系统也把所有的基本医疗部门也连接进来。 目前来看，它运行效果良好，其成本只占英格兰系统的成本的一小部分。 它的明显的优点是，从一开始设计时它就是定位于服务公众的临床需要，而不是为了满足竞争性商业机构的要求。

　　当地的、地区性的和全国性的规划的制定都需要智能化的系统，用其制定以证据为基础的决策，而不是制定以直觉为基础的决策或者消极的决策。 在过去，搜集这些证据是件苦差事，在所有的层次上都是如此。 因此，除了非常少的几个进行科学研究的诊所愿意自己承担几乎所有费用来搜集这种证据，几乎没有人搜集证据。 即使是在医院，只有最简单的临床工作的要点被保留下来。 现在的计算机在几微秒的时间内，就可以完成以前需要行政人员干几年的工作。 这使得在当地、地区间和国际间的协调网络之中进行向上、向侧和向下的沟通非常容易，这在以前是难以想象的。 目前，NHS 所服务的仍然是固定的人群，而不是像逛商店的顾客那样不确定的人群。 在公共医疗服务的每个层次上，我们已经有办法聪明地提供服务，因为我们可以利用良好的数据进行判断，这些数据可以由直接参与医疗服务的工作人员搜集，它们是日常工作的副产品。 因为一旦临床记录被放到计算机里供大家分享，日常存储的数据就可以用于这个系统中任何目的的工作。

　　有意思的是，计算机的重大的优点在于它的非人性化。 在计算机被发明出来不久，就有一些想象力丰富的人发现，不经过人类的判断而用它来搜集证据是不错的办法，这样一来，病人就可以自己延长生命，避免向别人讲述情况所带来的尴尬。 在经过对一些隐蔽问题（例如酒精依赖）进行计算机搜索以后，由此获得的证据可以用来为接下来更为真实的人类评估提供基础，与医疗专业人员一道作出更加合理的判断。[158]IT 的非人性化特征和用图形和统计形式呈现数据的能力可以有效地揭示真相，让欺骗性的现象暴露出来，让没有经验的、外行的人都可以看出其本质，只要在设计这个 IT 系统的时候包括了这些功能。

　　尽管计算机有很多优点，它也是错误的新的一个来源。 很显然，那些把在与计算机屏幕互动上比在倾听患者上花更多时间的医生，或者那些把计算机屏幕故意摆放得让病人只能猜想正在发生什么的医生，会让看病变得非人性化，会把自己限定于比以往更窄的、更缺乏想象力的工作程序中。[159]这个问题在现在的本科生教学中一般都能得到较好的处理。 清晰的工作现场的规则已经出现了，它们可以让会诊变得人性化。[160]现在，有个工业化的趋势变得日益明显——用一个检查清单作为基本的框架，按顺序执行医疗服务任务，并作为奖励或者惩罚的依据。 这种现象与 IT 技术的出现紧密相关，这也是一种威胁，会用程序化的工作代替有想象力的判断。

　　为了编写出涉及人类决策的、有用的计算机程序，需要建立一个有效的模型，来反映在最出色的工作中这些决策究竟是怎么制定出来的。关于临床信息的性质这一基本的哲学问题，在现实中很少被讨论。 本章及之前的例子证明了，现在的诊断习惯往往更接近于混乱，而不是清晰，但是，混乱至少还意味着灵活性和人性因素。 一旦陷入计算机程序的逻辑中，灵活和人性化的性质就完全不见了。 计算机让它的使用者的思维局限于程序所赖以存在的理论模型中。 这为合理规划的形成提供了机会，但同时也带来了产生致命错误的严重风险，让这种风险渗透到整个医疗服务体系中，并左右人们思考和工作的方式。

显然，我们需要一个单一的全国性、甚至是全球性 IT 语言和格式，用它们把应用医学使用的证据表现出来。这个单一的语言，一定要能够具体表现关于它所描述的证据的性质的各种假设。从最宽泛的意义来讲，人体生物学必须包括社会学，因为我们都是社会性动物。医学中所使的证据，并不是不断增加而且无限量的不相关的事实的堆积，而是非常复杂的故事。在我们可以预见到的未来可能还会被商品交易的要求所束缚，虽然这种可能性不是很大。然而，不管在什么情况下，医学都不可以接受表现这一假设而否定其他假设的唯一的语言。如果我们找到了合适的语言，我们就可以结束近些年来把医疗服务当作经济交易的、但愿短命的理念与古老、但却不断演进的把医疗服务当成社会团结的理念之间的竞争。

保密性

英国的所有地区都在努力建立在 NHS 各个层次间可以互换的区域性医疗记录网络。显然，这些系统应该让所有的医疗人员都可以进入，让他们使用里面的数据，添加数据，但这样的话，就容易产生重复的记录。稍微不那么明显的是，患者也有资格参与这个系统中数据的输入和输出。威尔士现在的政策就是允许患者本人读取系统中关于患者发生的故事的信息，并让患者本人及其家属对相关事实予以纠正。这些记录中包括一些患者本人不容易理解的数据，有些甚至是连非专业的医疗人员都无法理解，但这些内容不是患者的故事的核心。现在关于保密和伦理的假设，可能会带来严重的后果。

这些假设往往与很多实际经历相背——在各种不好的结果之间，而不是在好结果和坏结果之间进行选择的经历；降低伤害程度，而不是彻底治愈的经历。所有真实的东西并不总是很快就会被接受的。自从商业供应者进入 NHS 以来，保密性的含义有了新的维度，这一点实际上被公众的讨论忽略了。 在基本医疗服务中，NHS 已经按照人们的健康问题的类别，把包括姓名、住址、电话号码、电子邮箱等个人信息存贮到计算机中，健康问题往往是与相应的社会问题紧密联系在一起的。为了让商业性服务提供者分享 NHS 提供的单一的、全面的电子记录系统这种非营利性公共服务，只是靠医疗服务的商业性提供者承诺不去利用电子记录查找特定的消费者群体从而获得巨大的收益，这显然是不可能的。 例如，一个专业治疗糖尿病的公司，很自然地会想到利用电子记录系统去查找有这种疾病的人的名单。 接下来，很自然的一小步就是寻找有肾衰竭、视网膜损伤和阳痿等症状的子集。 告知有潜在危险的消费者与支持某个竞争性公司或其产品之间的界限究竟在哪里？ 谁也说不清楚。 因此，保密性只有靠商业道德来保护——换句话说，根本就无法得到保护。

除了商业行为对保密性的威胁之外，更加开放和诚实的被记录下来的故事，比如人工流产的历史、家庭暴力、性传播疾病或者一些怀疑但未能确诊的疾病，也会带来严重的个人问题。 所有这些故事都需要被记录下来。 这会因为家庭成员之间的信息共享而带来重大的问题，而这种信息共享很可能是不可避免的。[161]也许，这个问题可以得到解决，只要创新性的文化能够伴随着创新性的实践出现，在这种文化中，每个人在听到别人的故事的时候，就好像在听自己过去的故事一样。 最重要的一点是，病人应该开始拥有自己的记录，并以一种渐进的方式逐步获取访问他们的信息的权限，这是因为，在朝着一个更加开放、宽容和充满信任的社会前进的初始阶段一定是困难重重的。 人们需要花时间去慢慢理解。 现实中已经有些相当不错的例子，英国的一些电台和电视台在这方面做得非常好，特别是对于青少年来说是这样的。

只有这样的医疗记录，才能够确实证明患者参与医疗服务过程从花言巧语变成了现实。 幸运的是，这些系统要经过几年的才能形成，这会给我们足够的时间以确保它有足够的灵活性，让我们在总结经验教训之后可以进行调整。 只要 NHS 仍然覆盖所有人，只要新的电子记录系统可以让患者直接输入信息，只要 NHS 的分割不会持续到未来的某个时点，在那个时点上，特定的底层人群不继续存在，以总人口作为被除数评价总的绩效不再可能，那么，这些医疗记录就可以让我们以多种不同的方式合并数据，在时间上纵向合并，或者在人群上横向合并。　这样的系统将会提供强大的新工具，用来提高单个患者的医疗服务质量，用来监控医疗系统的整体表现，用来进行大规模的观测性研究及一些实验研究，用来改变医疗专业人员和公众对科学的态度，用来把整个社会的医患关系的质量提高到更高的水平。

黑箱子：去人类化还是人性化？

本章提出了几个例子，说明了在 NHS 的黑箱子中的一些重要的决策点上发生了什么。　之所以选择这些例子，是想展示一下它们与工业产品生产的黑盒子中典型的生产点上发生的事情有哪些重大的区别。工业产品生产以尽量减少个人决策为主。

我们的 NHS 黑箱子究竟如何？　它也使用机器，但机器没有取代人类，它们只能辅助和扩展人类劳动和人类决策。　即使是信息技术，虽然它可以将信息技术领域的生产效率提高好几个数量级，在我看来，它也不能取代人类劳动。　它带来的真正影响是创造新的、极其有用的工作，这些工作在以往是不可想象的。　心电图（electrocardiograph，简写为 ECG）[162]仪现在能够分析它们自己的结果，而且它分析的精确度和可靠性比过去那些能够进行分析的非专业人员都高。　但是，并没有医生因此而失业，他们只是有更多的时间去做更需要敏感性和想象力的其他工作了。　同样情况发生在外科手术方面。　自从灵活的内窥镜、闭路电视和微创手术诞生以来，外科手术对先进技术的依赖越来越强。[163]但这些手术远不至于取代人类劳动，相反，为了让工作的准确率提高到更高的水平上，它们需要数量上不断增加的特别专业的人员。

从本章所举的例子所涉及的决策来看，IT 技术可以做出巨大的贡献。实事求是地讲，没有它，健康改善的合作生产恐怕是不可能的。但是，它并没有减少所需要的人类劳动的数量。相反，为了更好、更人性化地使用信息技术，我们需要更多有高技能的人，特别是在关怀和沟通方面的人类技能突出的那类人。

从性质来看，我们的 NHS 黑箱子与市场上交易的商品的生产的黑箱子是不同的，有时候二者完全相反。医疗人员需要处理高度复杂的生物学和社会学不确定性，这些不确定性比工程学的世界要复杂得多。即使在那些看起来有机械性质、适合进入市场交易的产品和服务，比如说髋部置换，也不是与工程学相近的，对髋部置换的需求的估计，不仅仅来自于 X 光或者扫描的客观证据。一项瑞典的大样本研究发现，在 X 光显示出关节损伤的老年人中，少于一半的人认为自己有这个病。[164]而其他研究表明那些有严重疼痛的人的 X 光检查结果却是在正常范围之内。精确的实施关节重置手术，需要来自患者的很多认真评估的证据，包括主观疼痛感、残疾、并发症和社会功能的客观评估，还有关节旋转和 X 光的检测结果。[165]这些标准可以定量化和标准化，但总是由对患者个人证据的认真评估和来自仪器的证据共同决定。当把这种标准用到整个人群的时候，结果显示，对置换的总需求比 NHS 的供给能力高 6%，这个差距比较明显，但还不算极其大。只要有足够的政治意愿，差距很容易就可以消除。[166]有的人对这点持否定观点，这是因为他们需要找到借口来证明"改革"的合理性。

后现代主义者不重视基于亨利·福特（Henry Ford）传送带模型中的黑箱子商品生产与当代复杂的工业生产之间的关联。在当代的工业生产中，实际上所有的东西，包括想法、信息和所有服务都被当成产品。对于那些还处在商品生产或者市场交易的服务中工作的人来说，"后福特主义"黑箱子与以往的不同之处，仅仅在于去人类化的商品生产比以前推进得更快，把工作从人类转移到机器那里，到世界上更穷的地方寻找更便宜的劳动力。从工业生产得出的管理政策，不管怎么进行调整以反映至少一部分真实的医学世界，在医疗服务领域应用的主要影响是打击工作人员的士气，以及抑制追求利润以外的所有其他动机。 我们的 NHS 黑箱子的内部过程，需要变得更加人性，更密集地使用劳动，更有想象力，更充满信任，更紧密和更可持续的医患关系，需要摒弃对利润的追求。 这样，相互信任就可以通过持续的接触而不断增加，知识就可以通过稳定的员工队伍不断积累。 为了发展出这个共同的创造性生产的新模型，我们要做的不仅仅是拒绝工业模型。 但是，在这一步没有实现之前，我们还无法开始新的模型。

总结和结论

NHS 医疗服务系统在很多方面完全不同于生产商品的工业。 医疗服务的进步，取决于能否把医疗专业人员转变成健康改善的喜欢怀疑的协同生产者，而不是销售者；也取决于能否把患者转变成喜欢怀疑的合作生产者，而不是寻找更低价格和更短等待时间的消费者。 医疗服务的生产效率，取决于对很多复杂问题的复杂决策，它涉及无数个不稳定和不可预测的变量。 这些决策要求不断提高的劳动密集型生产方法，也需要更加深入的、更充满信任和持续的医患之间的关系。 尽管机器设备会越来越有用，但是他们要服从于人类的决策。 这些决策要建立在证据的基础上，要尽量摆脱偏见的影响，也要摆脱奖励、惩罚和虚荣心的影响。 它们需要数量上不断上升的熟练的、体贴的、劳动密集型的服务。

相反，商品的工业化生产伴随着人类决策数量的减少，越来越依靠准确地重复标注化的机械动作，直至最终基本彻底消除人类的决策。 它开始于减少工人，增加机器设备，结束于彻底把人类从生产中消灭，除了在设计阶段。

来自于商品的工业化生产的管理政策和以这个模型为基础的奖励和

惩罚的激励体系，如果被用到医疗服务系统，会降低医疗工作人员和患者的士气。 这些政策和激励手段因此可能会降低生产率，而不是提高生产率。 医疗服务需要用完全不同的经济理论去理解，这个理论的大体框架正逐渐清晰化，但卫生经济学家们还没怎么做出贡献。 这一领域的进步和效率取决于公众、患者和医疗专业人员之间的新的社会关系，这些关系是以商品交易中无法获得的信任水平为基础的。 NHS 已经开了一个好头，但它只能在礼物经济和文化中很好地生长出来，它需要与整个经济和商业文化分离。

注 释:

[1] 例如："……由于市场不能提供应对不确定性的保险，很多社会制度应运而生，在这些制度中，通常的对市场的各种假设在某种程度上被否定了。 医疗服务行业只是一个例子，它在很多方面都是极端的例子。 所有的行业都多多少少有同样的性质。 个人和家庭成员之间的关系在经济上的重要性，即使在最发达的国家也绝不是可以忽略的，虽然现在这些关系越来越弱化了。 他们之间的关系是以非市场关系为基础的，这种关系使得个人的行为不再伴随着过多的不确定性。 我们也可以举出很多其他例子。 在不确定条件下，理想的竞争行为的逻辑和局限性迫使我们承认客观的价格体系所提供的对现实的描述是不完整的(Arrow，K. J.，'Uncertainty and the welfare economics of medical care'，*American Economic Review* 1963；53：941—73)。

[2] Lee-Pooter，J. A.，Damn Bad Business：*The NHS Deformed*，London：Victor Gollancz，1997.

[3] "free"这个词有很多相互矛盾的意思。 我在这里用"free"来表示企业家去买、卖和投资，而不是表示患者不需要付钱。

[4] 参见 Woolhandler，S.，Himmelstein，D.，'Paying for national health insurance-and not getting it'，*Health Care Costs*，July/August 2002：88—98。 他们的准确估计是，美国 59.8%的医疗费用是通过税收来筹集的，这比政府估计的比例高 15%，因为政府没有把公务员的医疗福利和与医疗相关的补贴算进去。

[5] Trisha Greenhalgh 提供了一个简单的例子。 在评论一篇有价值的关于儿童肥胖的影响因素的论文的时候，她发现作者正确地考虑了母亲的教育程度的差别这个因素，它与其他社会阶层因素的影响一样，与肥胖有直接的因果关系，但是作者竟然彻底忽略了他们采取措施预防或者治疗肥胖的行为。 她正确地指出"那些旨在提高基本医疗提供者的医疗素养的措施(比临床治疗措施)更有可能让小学里的孩子们变得更苗条"(Greenhalgh，T.，'Early life risk factors for obesity in childhood：the hand that rocks the cradle rules the worked'，*British Medical Journal* 2005；331：453)。 这种忽略很常见。

〔6〕Spence, J., 'The need for understanding the individual as part of the training and function of doctors and nurses', in *The Purpose and Practice of Medicine*, London: Oxford University Press, 1960, pp.271—80.

〔7〕Hoffman, C., Rice, D., Sung, H.Y., 'Persons with chronic conditions: their prevalence and costs', *Journal of the American Medical Association* 1997; 277:1473—9.

〔8〕在 20 世纪 80 年代之前，保守党政府已经悄悄地把长期照顾老年慢性病患者的责任从 NHS 剥离了，并没有遭到工党或者自由民主党的强烈反对。 在那个时期，只有少数一些不错的老年人医疗服务机构的医疗服务达到了《济贫法案》(*Poor Law*)要求的标准(Rodgers, J.S., Gray, J.A.M., 'Long stay care for elderly people: its continuing evolution', *British Medical Journal* 1982; 285:707—9)。 大多数还停留在比狄更斯那个时代稍好一点点的状态(Townsend, P., The Last Refuge, London: Routledge & Kegan Paul, 1962 and Townsend, P., 'The structured dependency of the elderly: a creation of social policy in the 20th century', *Ageing & Society* 1981; 1:5—28)。 急需进行巨大的投资来满足老龄化社会的需要(Acheson, E.D., 'The impending crisis of old age: a challenge to ingenuity', *Lancet* 1982; ii:592—4)。 没有经过任何公众的商讨或者选民的授权，社会管理者们解决这个问题的一致意见是首先宣布这个问题是无法解决的(Jeffreys, M., 'The over-eighties in Britain: the social construction of a panic', *Journal of Public Health Policy* 1983; 4:367—72)，然后把责任推给盈利性私立护理机构。 让所有人受益的老年医学服务的健康成长在英国被终止了，但在美国，它就根本就没出现过(Garboni, D.K., *Geriatric Medicine in the United States and Great Britain*, Contributions to the Study of Ageing 1, Westport, CN/London: Greenwood Press, 1982, pp.1—97)。

〔9〕Dowrick, C., May, C., Richardson, M., Bundred, P., 'The biopsychosocial model of general practice: rhetoric or reality?', *British Journal of General Practice* 1996; 46:105—7.

〔10〕776 名 55 岁以上曾到一家美国老兵行政医院看病的男性门诊病人，被随机分配到继续治疗和停止治疗两个不同的组。 在 18 个月的跟踪期间，随机分到继续治疗的那组病人的住院次数降到了以前的一半(原来的住院率是 39%，降到了 20%)，住院的平均天数也更少了(原来为 25.5 天，降到了 15.5 天)。 这些继续接受治疗的病人认为服务人员比以前更细致，知道更多情况，更愿意对患者进行教育了(Bunker, J., Wasson, J.H., Sauvigue, A.E., Mogielnicki, R.P., Frey, W.G., Sox, C.H., Gaudette, C., Rockwell, A., 'Continuity of outpatients medical care in elderly men: a randomized trial', *JAMA* 1984; 252:2413—17)。

〔11〕Oye, R.K., Bellamy, P.E., 'Patterns of resource consumption in medical intensive care', *Chest* 1991; 99:685—9.

〔12〕例如，自从 20 世纪 50 年代以来，整个欧洲的儿童糖尿病发病率一直在上升，年增长率在 3% 至 6% 之间。 最糟糕的是，四岁以下这个最年轻的年龄段的发病率上升得最快。 一些对双胞胎的研究表明，这很可能是由于某些重大环境变化造成的问题。 现在，非常多的资源用于研究治疗儿童糖尿病的新方法，而不是去研究究竟是什么环境变化所导致的，并想办法应对('EURODIAB ACE Study Group', *Lancet* 2000; 355:873—6)。

[13] Cook，R.I.，Render，M.，Woods，D.D.，'Gaps in the continuity of care and progress on patient safety'，*British Medical Journal* 2000；320：791—4.

[14] 当医疗服务在不同的专科医生之间分隔以后，没有人负责整个医疗服务过程的协调，每一个人只关注自己环节的工作。 有个 2005 年的典型例子。 一个老年妇女得了抑郁症，医生用锂疗法对其进行治疗，出现了中毒症状，她最后死于可以本可以治疗的肾衰竭。 这一治疗方法由位于三个不同地方的六组医疗人员实施(Gannon，C.，'Will the lead clinician please stand up?'，*British Medical Journal* 2005；330：737)。

[15] 现在进入英国的公共医疗服务系统的新人中，有四分之一的人此前以实习全科医生的身份积累了足够的在基本医疗服务中工作的经验。 其中很多年纪大的学生是换过职业的。 这在已经处于危险的停滞状态和自满的医疗专业队伍中注入了新鲜的血液。

[16] 这可以通过所谓的关键事件审查(critical event audit)或者关键事件分析(critical event analysis)做到(Greenhalgh，T.，'Critical event audit'，*British Medical Journal* 2001；323：1195)。 关键事件并不只包括实际发生的灾难，也包括差点发生的危机。 从数量上来看，后者发生的次数比前者要多很多，而在后者的情况下，更容易从参与者那里知道真实的情况。 这一原则在很早之前就用于煤矿事故的研究中了。

[17] 本地的同行们现在都喜欢用广谱抗生素来治疗所有急性儿童疾病，不管有没有准确的诊断结果。 这种不加区分的做法可以阻止死亡的发生。 但是，在另一方面，像 MRSA 这种耐药性病毒在社区范围的流行与基本医疗服务中用抗生素的比例有直接的因果关系。 这些病毒在医院更加流行，主要是因为医院用的抗生素要多很多。 这种愚蠢的临床医学做法是没办法解决的。

[18] BC 41(3)，来自于 DIPEx 网站，现在的网址是：www. healthtalkonline. org. 引自 Herxheimer，A.，'Gathering and assessing narrative evidence'，这是一篇在"医学中叙事与科学的结合研讨会"(Conference on Integration of Narrative with Science in Medicine)上宣读的论文，会议在 2003 年 12 月 3 日在伦敦举行。

[19] 几乎四分之三的英国人都与全科医生建立五年以上的长期关系，这意味着全科医生们通常已经对患者的经历有所了解，在看病的时候不需要总是从零开始。 在这种情况下，平均 10 分钟可能就够了，少数会诊可能需要长达 25 分钟。 时间比这个更长的会诊往往是陷入不断反复的循环中，反倒会降低效率。 最好是过一两天再去看病，那时整个问题可能会变得很不一样。 美国的经验表明，一个新患者的会诊一般需要 22.6 分钟，一个已被医生认识的患者的会诊则需要 17.7 分钟(Mechanic，D.，'How should hamsters run? Some observations about sufficient patient time in primary care'，*British Medical Journal* 2001；323：266—8)。 Kaplan 认为至少需要 20 分钟让患者参与决策的制定，但根据我的经验，很难超过 10 分钟，只要看病的过程是连续的，而且已经有保存良好的记录。

[20] 坐下来的时间是最近的一个假设，被发达国家的情况所证实。 在 NHS 建立之前，级别在管理人员之下的工人们可以找全科医生看病，要么是通过 Lloyd George 小组的形式(根据 1911 年《保险法案》的规定)，要么就是个人付费。 为了让全科医生们最大化个人收入，医生们不得不对享用法定权利和享受付费服务的工人进行区别对待。 在工业地区的一些诊所，区别对待的内容之一就是患者是否可以坐下来。 非个人付费患者没有椅子可以坐，他们只能站着描述自己的问题。 这样的情况在 20 世纪 80 年代早期的西

班牙仍然可以看到，那时候我正访问西班牙，那些参加全民医疗保险的患者就是站着看病。 当然，这种现象应该早就在西班牙消失了。 由于不同的原因，在大约同一个时期，美国一些面对工人阶层的诊所也有同样野蛮的做法，患者们没有机会坐在椅子上讲话。医生们解释说，如果让患者坐下来，他们就说个不停（Turner, J., 'The American dream', *GP Magazine*, 14 October 1977）。

[21] Department of Health, *The National Survey of NHS Patients: General practice*: 1998, www.doh.gov.uk/public/nbssurvey.htm.

[22] Freeman, G.K., Horder, J.P., Howie, J.G.R., Hungin, A.P., Hill, A.P., Shah, N.C., Wilson, A., 'Evolving general practice consultation in Britain: issues of length and context', *British Medical Journal* 2002; 324:880—2.

[23] Ridsdale, L., Carruthers, M., Morris, R., Ridsdale, J., 'Study of the effect of time availability on the consultation', *Journal of the Royal College General Practitioners* 1989; 39:488—91.

[24] Verby, J.E., Holden, P., Davis, R.H., 'Peer review of consultation in primary care: the use of audio-visual recordings', *British Medical Journal* 1979; 1:1686—8.

[25] Mechanic, D., 'How long should hamsters run?' Some observations about sufficient patient time in primary care', *British Medical Journal* 2001; 323:266—8.

[26] 参见 Beckman, H.B., Frankel, R.M., 'The effect of physician behavior on the collection of data', *Annals of Internal Medicine* 1984; 101:692—6. 1998 年重复了一次类似的研究，被打断前的平均时间上升到了 22 秒（Marvel, M.K., Epstein, R.M., Flowers, K., Beckman, H.B., 'Soliciting the patient's agenda: have we improved?', *Journal of the American Medical Association* 1999; 281:283—7）。

[27] Hart, J.T., 'Innovative consultation time as a common European currency', *European Journal of General Practice* 1995; 1:34—7.

[28] Grol, R., Wensing, M., Mainz, J., Ferreira, P., Hearnshaw, H., Hjortdahl, P., Oleson, F., Ribacke, M., Spenser, T., Szécsényi, J., 'Patients' priorities with respect to general practice care: an international comparison', *Family Practice* 1999; 16:4—11.

[29] Squires, B., Learmonth, I., 'Empowerment of patients: fact or fiction', *British Medical Journal* 2003; 326:710.

[30] Andersson, S.-O., Mattsson, B., 'Length of consultations in general practice in Sweden: views of doctors and patients', *Family Practice* 1989; 6:130—4.

[31] 参见 Švab, I., Katic, M., 'Let the patients speak', *Family Practice* 1991; 8:182—3。 这项研究是如此简单，对大多数年长的医疗从业者来说，其证据又是如此违反直觉，它可以反复被用作本科生的一个学习材料，表明在一个意料之外的背景下展开原创研究需要哪些品质。

[32] Cromarty, I., 'What do patients think about during their consultations? A qualitative study', *British Journal of General Practice* 1996; 46:525—8; Pollock, K.,

Grime, J. , 'Patients' perceptions of entitlement to time in general practice consultations for depression: qualitative study' , *British Medical Journal* 2002; 325:687—90.

[33] Gottlieb, B. , 'Non-organic disease in medical outpatients' , *Update* 1969; 5: 917—22.

[34] Speckens, A. E. M. , van Hemert, A. M. , Spinhoven, P. et al, 'Cognitive behavioural therapy for medically unexplained physical symptoms: a randomised controlled trial' , *British Medical Journal* 1995; 311:1328—32.

[35] Bridges, K. W. , Goldberg, D. P. , 'Somatic presentation of DSM III psychiatric disorders in primary care' , *Journal of Psychosomatic Research* 1985; 29:563—9; Weich, S. , Lewis, G. , Donmall, R. , Mann, A. , 'Somatic presentation of psychiatric morbidity in general practice' , *British Journal of General Practice* 1995; 45:143—7.

[36] Slater, E. , 'Diagnosis of "hysteria" ' , *British Medical Journal* 1965; 1: 1395—9.

[37] Crimlisk, H. L. , Bhatia, K. , Cope, H. , David, A. , Marsden, C. D. , Ron, M. A. , 'Slater revisited: six year follow up study of patients with medically unexplained motor symptoms' , *British Medical Journal* 1998; 316:582—6.

[38] 一项研究回顾了 27 篇涉及总共 1 466 名病人的文章,这些病人的症状最初都被认为不是由器官性原因引起的,他们自从 1965 年以来接受了平均时间为五年的跟踪调查。结果显示,误诊率从 20 世纪 50 年代的 23%—36%,下降到了 20 世纪 90 年代的 2%—6%(Stone, J. , Smyth, R. , Carson, A. , Lewis, S. , Prescott, R. , Warlow, C. , Sharpe, M. , 'Systematic review of conversion symptoms and "hysteria" , *British Medical Journal* 2005; 331:989—91)。

[39] Lloyd, K. R. , Jenkins, R. , Mann, A. , 'Long term outcome of patients with neurotic illness in general practice ' , *British Medical Journal* 1996; 313: 26—8; Moncrieff, J. , Kirsch, I. , 'Efficacy of antidepressants in adults' , *British Medical Journal* 2005; 331:155—9; Sims, A. , Prior, P. , 'The pattern of mortality in severe neuroses' , *British Journal of Psychiatry* 1978; 133:299—305; Sims, A. , 'Mortality in neurosis' , *Lancet* 1973; ii:1072—5; Maricle, R. A. , Hoffman, W. F. , Bloom, J. D. et al. , 'The prevalence and significance of medical illness among chronic mentally ill outpatients' , *Community Mental Health Journal* 1987; 23:81—90.

[40] Stewart-Brown, S. , Layte, R. , 'Emotional health problems are the most important cause of disability in adults of working age: a study in the four countries of the old Oxford Region' , *Journal of Epidemiology & Community Health* 1997; 51:672—5.

[41] 参见 Schulz, R. , Beach, S. R. , Ives, D. G. , Martire, L. M. , Ariyo, A. A. , Kop, . W. J. , 'Association between depression and mortality in older adults: the Cardiovascular Health Study' , *Archives of Internal Medicine* 2000; 160:1761—8。尽管这令人信服地证明了抑郁的致命后果,随机控制实验的 meta 分析并没有提供足够的证据表明治疗抑郁症的药物有显著(不是指统计上的)的净临床效果(Moncrieff, J. , Kirsch, I. , 'Efficacy of antidepressants in adults' , *British Medical Journal* 2005; 331:155—9)。

［42］这点不能被错误理解了，它不意味着人们仅仅靠努力运用意念就可以用自己身上所有器官做想做的任何事。

［43］Kroenke，K.，Mangelsdorff，D.，'Common symptoms in ambulatory care：incidence，evaluation，therapy and outcome'，*American Journal of Medicine* 1989；86：262—6.

［44］Katon，W.J.，Walker，E.A.，'Medically unexplained symptoms in primary care'，*Journal of Clinical Psychiatry* 1998；59(suppl 20)：15—21.

［45］Bosanquet，N.，Polland，S.，*Ready for Treatment：Popular Expectations and the Future of Health Care*，London：Social Market Foundation，1997，pp.98—103.

［46］参见 Hannay，D.R.，Maddox，E.J.，'Incongruous referrals'，*Lancet* 1975；ii：1195—7.　在某医疗中心登记的 1 344 个人中，23%的人在之前的两周内至少有一种严重的或者明显严重的医疗症状，但他们并没有去看医生，有 9%的人只有一些引起不显著的疼痛或者行动不便的明显不算严重的症状却去看了医生。

［47］Fijten，G.H.，Muris，J.W.M.，Starmans，R. et al.，'The incidence and outcome of rectal bleeding in general practice'，*Family Practice* 1993；10：283—7.

［48］2008 年对《脉搏》（*Pulse*）报纸的全科医生读者的一项调查显示，只有三分之一的人认为未来十年内 NHS 还会向患者免费提供服务。 80%的全科医生表示不支持 NHS 继续转向私人服务提供者，但84%的人认为 NHS 以现在的形式存在的时间不会超过十年（Guardian Unlimited 的博客文章，2008 年 4 月 10 日）。 Nick Bosanquet 和 Stephen Pollard 自己开展了一项民意调查，得出了如下结论：

> 最震撼的一般性发现……是预期与愿望之间的差距。一般地说，公众想让 NHS 提供所有的服务，而且是免费的；65%的人表示 NHS 的服务应该永远是免费的。但是，只有13%的人预计这种免费的服务只能在未来十年内持续。67%的人则认为 NHS 将会减少提供服务的内容，而那些 NHS 不提供的服务将只能从私人医疗机构那里获得，即使 80%的不想看到这种局面出现。这种预期与愿望之间的差距是鼓吹 NHS 现代化的人需要重点关注的。人们的预期越来越悲观，改革派已经赢了这场战争的一半……大规模的转向非政府保险计划的改革想法在政治上是新奇的。即使在现在这种非急诊服务往往需要较长等待时间的情况下……74%的人仍然坚持依靠 NHS，而不是去寻求私人服务以换取更快的服务。这些数字传递出来的讯息是很明确的。现代主义者的改革任务，不是要通过涉及巨大的付款总额或者突然的、大范围的转向私人供给的宏大计划完成，而是要通过那些容易盘算的且能用于其他医疗服务的货币资金来完成……这项调查很好地展示今天的民众能忍受的程度。现在是政治家们和决策制定者接着讨论的时候了（*Ready for Treatment：Popular Expectations and the Future of Health Care*，London：Social Market Foundation，1997：98—103）。

［49］Crawford，E.D.，'PSA testing：what is the use?'，*Lancet* 2005；365：1447—9.

［50］Ciatto，S.，'Reliability of PSA testing remains unclear'，*British Medical Journal* 2003；327：750.

［51］Punglia，R.S.，D'Amico，A.V.，Catalona，W.J.，Roehl，K.A.，Kuntz，K.

M.，'Effect of verification bias on screening for prostate cancer by measurement of prostate-specific antigen'，*New England Journal of Medicine* 2003；349；335—42.

［52］Lenzer，J.，'FDA's counsel accused of being too close to drug industry'，*British Medical Journal* 2004；329；189.

［53］2009 年 3 月 28 日，《新英格兰医学期刊》（*New England Journal of Medicine*）发表了两篇正式出版之前的临时报告，这两份报告是关于前列腺癌的 PSA 检查的两项大型控制实验的，一项在欧洲进行，另外一项在美国。 欧洲的实验结果是，未被检查的控制组的死亡率比检查组的死亡率高 20%，而在那些被延迟死亡的人中，有 47 个人的生命质量在治疗以后严重下降（由于阳痿、大小便失禁和其他副作用）。 美国实验的结果是，检查组的死亡率更高，但这种影响在统计上是不显著的。 《每日邮报》（*Daily Mail*）、《每日镜报》（*The Daily Mirror*）、《独立报》（*The Independent*）、《卫报》（*Guardian*）和《苏格兰人报》（*The Scotsman*）等报纸对欧洲的实验进行了报道，称可以把前列腺癌的死亡率降低 20%，但只字不提美国的实验情况，也不提副作用的数据，也没有说明为了延缓一例死亡事件需要检查 1 410 个人（Ben Goldacre，*Guardian*，21 March 2009）。 PSA 是一项极其有用的指标，可以反映前列腺癌细胞的活跃程度，只要事先已经很肯定地确诊并被切片检查所验证。 但作为一项检查的诊断工具，它却无法提供明确的结论。

［54］到 2005 年，在比利时、西班牙、葡萄牙、意大利、匈牙利和波兰等国家，患者直接付费在总的医疗支出中的比重都超过 20%（Jemiai，N.，Thomson，S.，Mossialos，E.，'An overview of cost sharing for health services in the European Union'，*Euro Observer* 3，Autumn 2004）。 到 2010 年，连瑞典都开始了大规模的患者直接付费：每次找全科医生会诊需付 140 克朗（相当于 12 英镑），每次找专科医生会诊或者去医院的急诊部付 300 克朗（25.70 英镑），每次在医院住一晚付 80 克朗（6.85 英镑），每年全额支付最高金额为 900 克朗（77 英镑）的处方药品，若药品总金额超过 1 800 克朗（154 英镑）则有一定折扣。 威尔士的工党，在它的政治伙伴威士党的支持下，一直坚持 1948 年的原则。 在 2007 年，威尔士国民大会通过一项决定，终止了处方药的收费制度，这个决定只受到了保守党的反对。 自那时以后，就没有处方药品的阶梯性收费了。 处方药品总费用的增长率保持在每年 4%—6% 的水平上，增长的主要原因是因为心血管疾病，这点与英格兰的很相似，只不过，英格兰中央政府保留了那里的高收费制度。 威尔士一直保持着比较高的人均处方数量，但它的排名相对于英格兰一直没变。 在英联邦里面，威尔士是平均每次处方的净原料成本最低的，84% 的处方药品都是没有商标的大类药品（Jewell，T.，'Have dispended items really risen with free prescriptions?'，*British Medical Journal* 2008；337；591）。

［55］Creese，A.，'User fees'，*British Medical Journal* 1997；315；202—3.

［56］Evans，R. G.，Barer，M. L.，'The American predicament'，OECD Policy Studies 7，*Health Care Systems in Transition*，Paris：OECD，pp. 80—5.

［57］Moses，S.，Manji，F.，Bradley，J. E.，'Impact of user fees on attendance at a referral centre for sexually transmitted disease in Kenya'，*Lancet* 1992；340；463—6，and Editorial，'Charging for health services in the third world'，*Lancet* 1992；340；458—9.

［58］De Sardan，J. P. O.，'Africa：no money，no treatment'，*Le Monde Diplomatique*，June 2004；15.

〔59〕 Williams, P., Tarnspolsky, A., Hand, D., Shepherd, M., 'Minor psychiatric morbidity and general practice consultation', *Psychological Medicine*, Monograph Supplement 9, 1986.

〔60〕 Corney, R. H., 'A survey of professional help sought by patients for psychosocial problems', *British Journal of General Practice* 1990; 40:365—8.

〔61〕 Goldberg, S., Williams, P., *A Users' Guide to the General Health Questionnaire*(*GHQ*), Windsor: NFER-Nelson Publishing, 1988.

〔62〕 Barsky, A.J., 'Amplification, somatization, and the somatiform disorders', *Psychosomatics* 1992; 33:28—34.

〔63〕 参见 Starfield, B., Wray, C., Hess, K. et al., 'The influence of patient-practitioner agreement on outcome of care', *American Journal of Public Health* 1981; 71:127—31。 尽管医生们喜欢想象他们能够预测出患者的医疗决策，我们有足够的证据证明事实并非如此。 Joel Menard 管理着一家巴黎教学医院的高血压跟踪诊所，在他的诊所里，工作人员对病人都比较熟悉，医疗服务的连续性保持得比较好。 衡量患者多大程度坚持他们的治疗计划的客观指标揭示了，医生预测的患者行为和患者的实际行为之间没有相关性，实际行为与教育水平和社会阶层也没有什么联系，尽管医生们都认为这些都是很有力的预测变量(de Goulet, P., Menard, J., Vu, H.-A. et al, 'Factors predictive of attendance at clinic and blood pressure control in hypertensive patients', *British Medical Journal* 1983; 287:88—93)。 在荷兰也发现了类似的结果，一项研究比较了患者在改变饮食、吸烟和锻炼习惯方面的预测表现和实际表现(Verheijden, M.W., Bakx, J.C., Delemarre, I.C.G., Wanders, A.J., van Woudenbergh, N.M., Bottema B.J.A.M., van Weel, C., van Staveren, W.A., 'GPs' assessment of patients' readiness to change diet, activity and smoking', *British Journal of General Practice* 2005; 55:452—7)。 在上述两项研究中，研究人员得出了一个简单的结论：在患者在采取行动之前，没有人知道他们会做什么；这意味着，医生需要向他们提问，也应该倾听他们的答案。

〔64〕 Burack, R.C., Carpenter, R.R., 'The predictive value of the presenting complaint', *Journal of Family Practice* 1983; 16:749—54.

〔65〕 在一项经典的实验中，8 名正常的研究人员出现在分布在美国五个州的 12 家精神病医院。 他们假装声称听到了某些特殊的声音，除此之外，他们的表现都是正常的。 他们让工作人员相信他们完全正常并因此可以离开医院，整整花了 7 到 19 天。 只有一人在住院的时候就被诊断为患有精神分裂症。 这些研究人员在住院病房里遇到的 118 个真实的患者中，有 35 个人发现这些假扮患者的人是正常的，而且可能是在做实验，但医疗人员却没有发现。 这些研究人员于是警告了一家教育和研究医院的工作人员，这些工作人员曾明确否定他们那里会发生假冒病人的事情。 研究人员警告说，在接下来的三个月中，还会有一名或更多地假冒病人以同样的方式进入医院。 虽然后来再没有研究人员假冒精神病人来看病，此后到医院看病的 193 人中有 41 人被至少一名医院的工作人员很有把握地诊断为假冒精神病患者(Rosenhan, D.L., 'On being sane in insane places', *Science* 1973; 179:250—8)。

〔66〕 Pringle, J., *Living with Schizophrenia—by the Relatives*, London: National Schizophrenia Fellowship, 1974.

〔67〕Editorial，'Dying with their rights on'，*Lancet* 1989；ii：1492.

〔68〕Wing，J.K.，'Epidemiology of schizophrenia'，*Journal of the Royal Society of Medicine* 1987；80：134—5.

〔69〕在人的一生中，一个人患有精神分裂的概率是1%，不管他属于哪个社会阶层。实际上，该病的发病率跟社会阶层确实没有关系。 但是，初次因精神病住院的平均年龄会因社会阶层的不同而有所差异，富有阶层的这个平均年龄是28岁，比穷人的这个平均年龄早8年以上。 其他各个阶层的初次住院年龄则介于这两个极端之间。 换句话说，反护理法则（Inverse Care Law）成立。

〔70〕在第一次精神疾病发作之后的15年里，大概有25%的人会彻底恢复正常，不再需要治疗（Wiersma，D. et al.，'Natural course of schizophrenic disorders：a 15-year follow-up of a Dutch incidence cohort'，*Schizophrenia Bulletin* 1998；24：75—85）。 也参见Turner，T. H.，'Long term outcome of treating schizophrenia：antipsychotics probably help—but we badly need more long term studies'，*British Medical Journal* 2004；329：1058—9。

〔71〕这个结论来自于英国医学研究委员会（MRC）在Northwick Park医院进行的一项重要研究（Johnstone，E.C.，Crow，T.J.，Johnson，A.L.，MacMillan，J.F.，'The Northwick Park study of first episodes of schizophrenia. I. Presentation of the illness and problems relating to admission'，*British Journal of Psychiatry* 1986；148：115—20；Crow，T.J.，MacMillan，J.F.，Johnson，A.L.，Johnstone，E.C.，'The Northwick Park study of first episodes of schizophrenia. II. A randomised controlled trial of prophylactic neuroleptic treatment'，*British Journal of Psychiatry* 1986；148：120—7；MacMillan，J. F.，Crow，T.J.，Johnson，A.L.，Johnstone，E.C.，'The Northwick Park study of first episodes of schizophrenia. III. Short-term outcome in trial entrants and trial eligible patients'，*British Journal of Psychiatry* 1986；148：128—33；MacMillan，J.F.，Gold，A.，Crow，T.J.，Johnson，A.L.，Johnstone，E.C.，'The Northwick Park study of first episodes of schizophrenia. IV. Expressed emotion and relapse'，*British Journal of Psychiatry* 1986；148：133—43）。

〔72〕'Psychosocial interventions for schizophrenia'，*Effective Health Care*，August 2000.

〔73〕Rollin，H.，'In my own time：schizophrenia'，*British Medical Journal* 1979；1：1773—5.

〔74〕Bagley，C.，'There is nothing postmodern in what people with schizophrenia want'，*British Medical Journal* 2001；323：449—50.

〔75〕Timimi，S.，*Pathological Child Psychiatry and the Medicalisation of Childhood*，Hove：Brunner-Routledge，2002.

〔76〕Medawar，C.，*Power and Dependence：Social Audit on the Safety of Medicines*，London：Social Audit，1992.

〔77〕Taylor，E.，Sandberg，S.，Thorley，C.，Giles，S.，*The Epidemiology of Childhood Hyperactivity*，Oxford：Oxford University Press，1991，pp.93—113.

〔78〕在美国诊断注意力不足过动症的公认的标准是：9种常见的注意力不集中行为中

出现 6 种或 6 种以上，9 种常见的多动或者冲动行为中出现 6 种或 6 种以上；有些行为必须出现在 7 岁以前，有些行为则必须在两种以上的场合（比如，在家里、在学校或在工作单位）中造成伤害；也必须有明确的证据表明在医学上显著地损害了社会、学习或者职业功能，而且不能很容易地归因于其他种类的精神疾病（American Psychiatric Association's Diagnostic and Statistical Manual of Mental Disorders, 4th edn, Washington, DC: American Psychiatric Association, 1994）。根据这么多的条件，即使是在美国这样的国家，注意力不足过动症的发病率都不算高。

[79] Jick, H., Kaye, J. A., Black, C., 'Incidence and prevalence of drug-treated attention deficit disorder among boys in the UK', *British Journal of General Practice* 2004; 54:345—7.

[80] 'Stimulant drugs for severe hyperactivity in childhood', *Drug & Therapeutics Bulletin* 2001; 39:52—4.

[81] Kewley, G. D., 'Personal paper: attention deficit hyperactivity disorder is underdiagnosed and undertreated in Britain', *British Medical Journal* 1998; 316: 1594—6.

[82] Roberts, J., 'Behavioural disorders are overdiagnosed in the US', *British Medical Journal* 1996; 312:657.

[83] Levine, M. D., Oberklaid, F., 'Hyperactivity: symptom complex or complex symptom?', *American Journal of Diseases in Childhood* 1980; 134:409—14.

[84] Guevara, J. P., Stein, M. T., 'Evidence based management of attention deficit hyperactivity disorder', *British Medical Journal* 2001; 323:1232—5. Arguments for and against were presented by David Coghill and Harvey Markovitch respectively in *British Medical Journal* 2004; 329:907—9.

[85] Mayor, S., 'Warning against overuse of drugs for inattentive children', *British Medical Journal* 1996; 313:770.

[86] 'Drug company breaks 30 year agreement on patient advertising', *British Medical Journal* 2001; 323:470.

[87] Marwick, C., 'US doctor warns of misuse of prescribed stimulants', *British Medical Journal* 2003; 326:67.

[88] Timimi, S., 'Effect of globalisation on children's mental health', *British Medical Journal* 2005; 331:37—9.

[89] Hampton, J. R., Harrison, M. J. G., Mitchell, J. R. A., Prichard, J. S., Seymour, C., 'Relative contributions of history-taking, physical examination, and laboratory investigation to diagnosis and management of medical outpatients', *British Medical Journal* 1975; ii:468—9, and Peterson, M. C., Holbrook, J. H., Hales, D. V. et al., 'Contributions of the history, of physical examination, and of laboratory investigation in making medical diagnosis', *Western Journal of Medicine* 1992; 156:163—5.

[90] 参见 Peppiatt, R., 'Eliciting patients' views of the cause of their problem: a

practical strategy for GPs', *Family Practice* 1992；9：295—8。 在一个全科医生那里进行的 1 000 次连续的会诊中，150 个患者主动提出了可能的原因，另外 266 个则在医生问了以后提出了可能的原因。 在这些患者提出的可能原因中，30%的信息被证明对诊断是有用的。 其中，最有用的原因信息包括癌症、焦虑、年龄、职业和心脏病。

[91] 近期的一篇文章指出 "……随着新的诊断技术的快速发展，现在出现一个观点，认为由技术人员去实施一系列的检查比由工资代价更高的医疗人员花时间倾听患者更有效，也更节约成本"（Summerton，N.，'The medical history as a diagnostic technology'，*British Journal of General Practice* 2008；58：273—6）。

[92] 为了让实际工作按照科学的方法进行，诊断应该循着假设—推理的路径展开，形成连续的假设，然后用新的证据对假设进行验证，拒绝或者接受假设。 我们有足够的证据表明实际工作模式并非如此。 大多数临床人员在大多数的时间里依靠经验来诊断，找到那些他们熟悉的、常见的病例。 我们也有足够的证据证明大多数严重的问题出现这种病例识别模式的工作中，不是出现在假设—推理模式的工作中。 工作模式的进步部分地取决于向科学思维方式的转变，既包括医疗人员的思维方式，也包括患者的思维方式（Hopayian，K.，'Why medicine needs a scientific foundation retaining the hypotheticodeductive model'，*British Journal of General Practice* 2004；54：400—4）。

[93] 一个典型的例子是对头痛的检查，这是基本医疗中最常见到的一个症状。 脑部肿瘤原因造成的头痛只占人一生中头痛总次数的不到 0.1%（Goadsby，P.J.，'To scan or not to scan in headache'，*British Medical Journal* 2004；329：469—70）。 NICE 建议的头痛病人转诊做头部扫描检查的合理条件是：医疗人员根据临床症状估计病人患肿瘤的可能性为 1%以上。 如果不转诊，就要观察等待。 对于头痛来说，更低的扫描检查的门槛可能会节约成本，因为那些接受了头部扫描但发现阴性结果的病人，在其后的时间里使用的医疗资源会比那些没有接受头部扫描的人少很多。 而把扫描的门槛设置在 1%的水平上，错误地得出阳性结果的比例大概是 6%（Hamilton，W.，'The price of diagnosis'，*British Journal of General Practice* 2008；58：837—8）。 别忘了，大多数脑部肿瘤要么是不适于做手术的，要么是从其他部位的癌症转移过来的——两种情况下的肿瘤都是无法治愈的。

[94] 美国的多项研究表明，在会诊过程中病人最想要的东西就是医生对他/她的问题的解释。 即使在这样一个高度重视技术检查、诊断检测和其他医疗手段的文化中，所有的这些都没有医生的解释被看得重（Williams，S.，Weinman，J.，Dale，J.，Newman，S.，'Patient expectations：what do primary care patients want from the GP and how far does meeting expectations affect patient satisfaction?'，*Family Practice* 1995；12：193—201）。

[95] 参见 Frank，J.D.，'The placebo is psychotherapy'，*The Behavioral & Brain Sciences* 1983；6：291—2。 "安慰剂"（placebo)往往是一种错误的用词，因为它有故意欺骗的含义（拉丁文中 "palcebo" 相当于 "I please"）。 更好的词应该是 "关怀效应"（caring effects)，因为主要起作用的是患者自己的信念，他们认为终于找到有能力且愿意帮助自己的人了（Hart，J.T.，Dieppe，P.，'Caring effects'，*Lancet* 1996；347：1606—8）。 为了评估它们的真实效果，安慰剂或者关怀效应不应该通过与有效的治疗对比来衡量，而应通过三种方式：与有效的药物、与安慰剂和与完全不治疗进行比较。 已经有人进行了这样的比较，结果显示：安慰药片实际上并没有独立的效果，药片的成分并不重要，重要的是究竟是什么人给了患者这个药片（Hrobjartsson，A.，Gotzsche，O.C.，'Is

the placebo powerless? An analysis of clinical trials comparing placebo with no treatment', *New England Journal of Medicine* 2001; 344:1594—602)。 实施治疗所处的或多或少有利的环境能够影响治疗的效果。 例如，如果病人可以透过窗户看见外面的树，他们就会在手术后恢复得更快（Ulrich, R. S., 'View through a window may influence recovery from surgery', *Science* 1984; 224:420—1)。 环境的这种影响好像很常见（Di Blasi, Z., Harkness, E., Ernst, E., Georgiou, A., Kleijnen, J., 'Influence of context effects on health outcomes: a systematic review', *Lancet* 2001; 357:757—62)。 其实这并不稀奇，在设计 NHS 大楼的时候就应该把这种影响考虑进来。 英国的大多数基本医疗中心都像学校一样——便宜，很快就荒废了。

[96] De Gruy, F., Columbia, L., Dickinson, P., 'Somatisation disorder in a family practice', *Journal of Family Practice* 1987; 25:45—51.

[97] Fink, P., 'Surgery and medical treatment in persistent somatising patients', *Journal of Psychosomatic Research* 1992; 36:439—47; Escobar, J. L., Golding, J. M., Hough, R. L. et al, 'Somatisation in the community: relationship to disability and use of services', *American Journal of Public Health* 1987; 77:837—40.

[98] Davies, N., 'The most secret crime', *Guardian*, 2 June 1998.

[99] Portegijs, P. J. M., Jeuken, F. M. H., van der Horst, F., Kraan, H. F., Knottnerus, J. A., 'A troubled youth: relations with somatization, depression and anxiety in adulthood', *Family Practice* 1996; 13:1—11.

[100] Hooper, P. D., 'Psychological sequelae of sexual abuse in childhood', *British Journal of General Practice* 1990; 40:29—31.

[101] Richardson, J., Feder, G., 'Domestic violence against women', *British Medical Journal* 1995; 311:964—5.

[102] Katon, W., Kleinman, A., Rosen, G., 'Depression and somatization: a review. Part 1', *Americal Journal of Medicine* 1982; 72:127—35.

[103] Dunea, G., 'Nonsenserine', *British Medical Journal* 1991; 303:253.

[104] Howe, A., ' "I know what to do, but it's not possible to do it" —general practitioners' perceptions of their ability to detect psychological distress', *Family Practice* 1996; 13:127—32.

[105] Angela Coulter 及其同事们跟踪了一些病人的从患者因为月经出血过多而决定去看医生，到全科医生转诊、再到最终选择子宫切除术的完整的一系列过程（Coulter, A., Klassen, A., McPherson, K., 'How many hysterectomies should purchasers buy?', *European Journal of Public Health* 1995; 5:123—9)。 他们发现，最关键的决策不是由专科医生做出的，而是在基本医疗阶段做出的。 一旦病人被转诊送到了医院的管道中去，很少有人不做手术。 大多数重要的决策都是由全科医生做出的。 有的时候是和患者一起做出的，但多数情况下由全科医生单独做出决策，特别是在病人是女性工人的情况下。 因此，基本医疗服务的质量成了手术效率的主要决定因素。 多大程度上考虑了病人全部的健康历史，是否因为节约会诊时间或者想通过让患者感觉做出了某些重大的决定获取患者的满意而草率地把患者转诊，这些都会影响手术的效率。 与十年前相比，现在

子宫切除术的发生率下降得很快，下降了大约三分之二（Reid，P. C.，Mukri，F.，'Trends in number of hysterectomies performed in England for menorrhagia: examination of health episode statistics, 1989 to 2002—3'，*British Medical Journal* 2005; 330:938—9)。 在 NHS 的不同地区之间，子宫切除术的发生率也没有多大的差异。 胆囊切除术的情况则完全不同，它在不同地区之间仍然有无法解释的巨大差异，而目前尚没有对此进行的详细研究(Aylin，P.，Williams，S.，Jarman，B.，Bottle，A.，'Dr Foster's case notes: variation in operation rates by Primary Care Trust, 1998—2004'，*British Medical Journal* 2005; 331:539)。

[106] Mulley，A. G.，'The need to confront variation in practice'，*British Medical Journal* 2009; 339:1007—9)。

[107] 在有多种病症的老年患者身上，误诊难免会更多地出现。 其原因是：第一，临床人员喜欢为临床事件找出单一的、主要的和稳定的原因；第二，在诊断的每一个环节都有可能出现诊断错误，当诊断沿着多重路径进行的时候，错误就很容易出现了。 此外，老年人的健康指标也比较难解释，因为正常的指标值都是根据来自年轻人的证据确定的。 对这些因素进行数学分析以后，在老年人身上发生误诊的概率是年轻人身上发生的概率的大约两倍。 这里所说的误诊既包括在没有某种疾病的时候诊断出这种疾病，也包括在有某种疾病的时候没有诊断出这种疾病(Fairweather，D. S.，Campbell，A. J.，'Diagnostic accuracy: the effects of multiple aetiology and the degradation of information in old age'，*Journal of the Royal College of Physicians of London* 1991; 25:105—10)。

[108] Chris Gunstone 用五个近期的例子说明了这一点，大多数经验丰富的临床人员或者患者家属都很可能有同感(Gunstone，C.，'Cancer in the elderly—a case for informed pessimism?'，*British Journal of General Practice* 2005; 55:648)。

[109] Coulter，A.，McPherson，K.，Vessey，M. P.，'Do British women undergo too many or too few hysterectomies?'，*Social Science & Medicine* 1988; 27:987—94. 从那以后，英国的这个比例一直在上升。

[110] Liford，R. J.，'Hysterectomy: will it pay the bills in 2007?'，*British Medical Journal* 1997; 314:160—1.

[111] 很奇怪的是，现在还没有人提出一项技术来客观地测量月经量，这可能是因为没有多少需求。 在 Oxford John Radcliffe 医院，Margaret Rees 用精确的研究方法测量了月经流量，然后研究了治疗是否可以更准确和合理地解决患者真正的问题，而更少地借助外科手术(Rees，M. C. P.，'Role of menstrual blood loss in management of complaints of excessive menstrual bleeding'，*British Journal of Obstetrics & Gynaecology* 1991; 98:327—8)。 她研究了 17 名年龄在 30—45 岁之间、因为月经过多而转诊接受治疗的女性，她们测量出的月经量在 15 毫升至 60 毫升之间，比公认的界限要低。 她向这些病人清楚地解释了她们的月经量跟其他人对比的情况，然后帮助查找了引起每个人问题的其他可能，而不是将其简单地归类为月经过多这种标准的问题。 在这些人被告知其月经量属于正常水平且不需要治疗以后，她发现 14 个人接受了这个结论，这大大地提高了医疗服务的效率。 不过，有两个人仍然继续服用药物，有一个人想办法做了子宫切除术。

这意味着更加理性的讨论和更好的沟通有 80% 以上的成功率。 但有其他证据证明其余 20% 的人在子宫切术手术之后感觉更高兴，而且，这种人可能很多。 Coulter 和她的同事们发现，在那些抱怨有轻微或者中等程度月经过多的人中，83%做了子宫切除手术的人对治疗表示满意，而在接受药物治疗的人中只有 45%的人表示满意，虽然客观地讲这两种治疗方法在控制出血量方面是同等成功的（Coulter，A.，Peto，V.，Jenkinson，C.，'Quality of life and patient satisfaction following treatment for menorrhagia'，*Family Practice* 1994；11：394—401）。 对于那些抱怨有严重月经过多的人来说，结论也类似。她的研究考察了 483 名病人与 129 名全科医生之间因为严重月经出血过多发生的会诊，如果给病人们机会参与决策（选择药物治疗、子宫切除手术或子宫内膜切除等其他手术），大约有三分之一的人表示想参与制定决策而且有明确的治疗偏好。 要求最强烈的人，是学历较高和曾经因为妇科疾病就诊的人——这些患者更有自信，有更多的知识，有更坚定的想法。 这可以部分解释英国女性之间接受子宫切除手术的差异，那些没有学历的女性比有大学学位的女性接受子宫切除术的概率高出 15 倍。 这个手术在美国的费用更高，但接受手术的社会差异情况是相似的。

［112］在 20 世纪 40 年代末期在美国和意大利开始流行乳内动脉结扎，这种治疗的目的是希望能够改善冠状心脏病患者的心肌。 刚开始的时候，这个手术取得了很大的成功。 到 1954 年，最开始的热情慢慢降温以后，人们开始寻找科学证据。 把冠状心脏病病人随机分配到两组，一组接受真实的乳内动脉手术，另外一组则假装接受手术，Beecher 发现，从短期跟踪情况来看，两组病人中都有大约三分之一的人对手术表示满意，虽然接受假装手术的那组病人的冠状动脉的血流显然没有什么变化（Beecher，H. K.，'Surgery as placebo：a quantitative study of bias'，*Journal of the American Medical Association* 1961；176：1102—7，and Benson，H.，McCallie，D. P.，'Angina pectoris and the placebo effect'，*New England Journal of Medicine* 1979；300：1424—9）。 这样的实验在现在不可能再做了，但我觉得新的治疗方法应该也会对一部分患者带来类似的、短暂的主观效果。

［113］Sackett，D. L.，Rosenberg，W. M. C.，Gray，J. A. M.，et al，'Evidence based medicine：what it is and what it isn't'，*British Medical Journal* 1996；312：71—2.

［114］为了比较某种治疗方法与另外一种（包括根本不治疗）的差别，在几乎完全一样的人群中进行比较好像是很简单的想法。 即使对于最原始的治疗手段，这种比较方法显然都是非常有用的。 但是，现在人们觉得很显然的东西，在以前未必如此，对于以前的几代人来说，这个办法是没法想到的。 据我所知，最早采用这种比较方法的例子是 1816 年半岛战争期间的放血实验（Hamilton，A. L.，*Dissertatio medical inauguralis de synocho castrensi*，Edinburgh：J. Ballantyne，1816）。 66 名患病的士兵被交替安排放血或者不放血。 在那些被放血的士兵中，有 35 个人死了。 在那些没有被放血的人中，2 个人死了（引自 Chalmers，I.，'Comparing like with like：the evolution of prospective control selection biases'，paper read at conference on beating biases in therapeutic research：historical perspectives，at Osler-McGovern Centre，Green College，Oxford，2002：9—10）。 这个戏剧性的结果，好像并没有对实际工作产生深远的影响。 某种形式的放血，在法国和俄罗斯到第二次世界大战之后一直还用于无法确定具体疾病的患者。 英国最早的公开的现代实验，是英国医学研究委员会用链霉素治疗结核性脑膜炎的实验，它是严格随机的控制性实验，由 Philip D'Arcy Hart 和 Marc Daniels 设计（D'Arcy Hart，P.，'Randomised controlled clinical trials'，*British Medical Journal* 1991；302：1271—2）。

［115］由于某些需要进一步研究的政治和文化的原因，它在英国和英联邦、爱尔兰、

美国、荷兰和斯堪的纳维亚这些具有英文阅读能力的国家出现得更早，比欧洲其他部分早很多。 有个特别的例外是古巴，它在一些建立社会主义社会的国家被忽略和抑制了。

[116] 参见 Sullivan，F.，Mitchell，E.，'Has general practice computing made a difference to patient care? A systematic review of published reports'，*British Medical Journal* 1995；311；848—52。 不好的是，这个研究发现医生感到的医疗满意程度随着记录的计算机化程度的提高而上升，但患者感到的满意程度却随着计算机化程度的提高而下降。

[117] 我们发现，在为了发现和管理常见的慢性健康问题而构建的预防系统中，检查清单对于完全执行必要的任务是非常关键的。 不过，我们也不得不承认，它可能会影响想象力发挥作用，而且可能会用数据记录代替健康结果成为医疗工作的目标，使医疗工作很容易就蜕变成固定化的程序，最终彻底与临床判断脱离，这是医学历史上不断重复的一个故事。 在 20 世纪 50 年代，我偶尔到几所学校担任临时代理医务人员，在那段时间里，我曾遇到过一个令人震惊的例子。 在一个规模较大的现代化的初中，学校的护士告诉我，我需要在两小时内检查大约 100 个孩子。 当我说绝对做不到时，她解释说只要粗略地检查一下就行，我要做的所有的事情就是看下学生们的扁桃体、检查下他们的心脏（她的意思是把听诊器放到他们左胸）以及看看他们的脚掌。 在很早的过去的某个时间，这个学校医疗部门的医生确定了三个最重要的问题，需要对其筛查，它们是扁桃体肿大（大得可以做扁桃体切除手术）、风湿性心脏病（在 20 世纪 50 年代之前是比较常见的，但很快就接近消失了）和足底疣（它们是自我限制的，不需要治疗，只不过需要多洗洗而已）。 检查清单和指导手册，来自于好的意图和当前的证据，但它们的失效时间很可能比开发者预期的要早。 手术的检查清单的价值，最近被重新研究并得到认可。 一项研究考察了 3 733 名在引进一个包含 19 个项目的检查清单之前接受手术的患者和 3 955 名开始使用清单之后接受手术的患者，结果发现，手术后死亡的比例下降了 47%，从 1.5% 降到了 0.8%，住院综合症则下降了 36%，从 11% 下降到 7%（Soar，J.，Peyton，J.，Leonard，M.，Pullybalnk，A.M.，'Surgical safety check lists：improve collaborative teamwork，minimise surprises，and reduce harm to patients'，*British Medical Journal* 2009；338：186—7）。 不过，检查清单在很早很早以前就出现了。 没有这个清单的话，时不时会发生把棉签、动脉钳，甚至是橡胶手套留在患者的腹腔中的事情，即使是最细心的手术师都可能犯这种错误。 问题是，犯这种错误的次数越少，越容易把所有的项目都打钩，但实际上并没有真正看看是否有什么不对的。

[118] Spenser，T.，'Guidelines as an integral stage in quality development'，*Family Physician*（*Israel*）1993；21；37—9.

[119] Fairfield，G.，Hunter，D.J.，Mechanic，D.，Rosleff，F.，'Managed care：origins，principles and evolution'，*British Medical Journal* 1997；314；1823—6.

[120] Feder，G.，Griffiths，C.，Highton，C. et al，'Do clinical guidelines introduced with practice based education improve care of asthmatic and diabetic patients? A randomised controlled trial in general practice in East London'，*British Medical Journal* 1995；311；1473—8.

[121] NHS 医院中与 QOF 等同的一个词是"按结果付费"（Payment By Results，简写为 PBR）。 这里的"结果"当然指的是管理的结果，不是健康改善的结果。 换句话

说，QOF 和 PBR 就是某种形式的制造业所采用的计件制度。 计件制度倾向于提高生产率，但同时也会降低质量，除非是在严格的监督和管理之下。 英格兰的 NHS 实施按结果付费以后，平均的住院只比威尔士这种没有实施按结果付费的地方多下降了 0.08 天。 美国的情况与此形成鲜明的对比，美国的平均住院在实施按结果付费以后下降了一天以上，这种效应很快被总结为"更快、更不健康地出院"（Anderson，G. A.，'The effects of payment by results'，*British Medical Journal* 2009；339：523—4）。 这也许是因为美国的医生更习惯于这种激励方式，因此反应更敏感。

[122] Hart，J. T.，Hart，M.，Present State and Future Needs of Primary Care in Kazakhstan and Kirghizstan：Report of a Visit March 18-April 8, 1995, London：Royal Free Hospital Department of Primary Health Care，1995.

[123] Choudhry，N. K.，Stelfox，H. T.，Detsky，A. S.，'Relationships between authors of clinical practice guidelines and the pharmaceutical industry'，*Journal of the American Medical Association* 2002；287：612—17.

[124] Hawkes，N.，'NICE goes global：NICE decisions on NHS drug funding have attracted attention abroad，but can the international interest be turned into profit?'，*British Medical Journal* 2009；338：266—7.

[125] 'NICE told to break its close links with phramaceutical industry by WHO adviser Kees de Joncheere'，*British Medical Journal* 2003；327：637.

[126] Hart，J. T.，'What evidence do we need for evidence based medicine?'，Cochrane lecture 1997，*Journal of Epidemiology & Community Health* 1997；51：623—9.

[127] Williamson，C.，'Ensuring that guidelines are effective：give them to the patient'，*British Medical Journal* 1995；311：1023.

[128] 参见 Eaton，L.，'Website of experiences hopes to reach more patients'，*British Medical Journal* 2008；337：896—7. 在重新运行之后，DIPEx 提供了 30 至 50 名患者的经历，这些信息涉及大概 50 个主题。

[129] *The Expert Patient*，London：Department of Health，August 2001.

[130] 一些医疗机构已经有很成功的、高级的专家性质的患者，他们有的还是儿童，这些人参与培训实习专科医生和全科医生。 这种成功的实现完全取决于深刻的行业文化的改变（Donaghy，F.，Boylan，O.，Loughrey，C.，'Using expert patients to deliver teaching in general practice'，*British Journal of General Practice* 2010；60：136—9）。

[131] Association of the British Phramaceutical Industry，The Expert Patient Survey，October 1999，London：ABPI，1999.

[132] Market & Opinion Research International，for Developing Patient Partnerships，formerly the Doctor Patient Partnership（DDP），*Medicines and the British*，London：MORI，2003.

[133] Barlow，J. H.，Turner，A. P.，Wright，C. A.，'A randomised controlled study of the arthritis self-management programme in the UK'，*Health Education Research* 2000；15：665—80, and Lorig，K. R.，Sobel，D. S.，Stewart，A. L.，Brown，B.

W., Bandura, A., Ritter, P. et al, 'Evidence suggesting that a chronic disease self-management programme can improve health status while reducing hospitalisation. A randomised trial', *Medical Care* 1999; 37;5—14.

[134] Shaw, J., Baker, M., ' "Expert patient" —dream or nightmare?', *British Medical Journal* 2004; 328;723—4.

[135] Greenhalgh, T., 'Research methods 2: whose evidence is it anyway?', *British Journal of General Practice* 1998; 48;1448—9.

[136] 很多因素导致了当前的资本主义的全球性危机，但其中可能最重要的是过去十年中虚拟资本的快速增长，这些虚拟资本没有以可度量的实物为基础。在那段时间里，国民财富好像完全脱离了实体经济中商品和服务的生产。由于这为大规模的资产阶级化提供了物质基础，我们可以预见历史朝着形成新的无产阶级方向倒退。

[137] Julian Le Grand 是伦敦经济与政治学院的 Richard Titmuss 讲席教授，他从在保守党执政时期的一个批判市场化 NHS 的人，转变成了一个积极的倡导者。他和礼物经济的领军人物 Titmuss 不再反对市场化的 NHS。在最近的一次会议上，他建议有慢性健康问题的患者自己做决定，来选择在他们喜欢的医疗服务地点，在 NHS 确定的预算范围内自主决定如何花钱。选择公立的或者私立医疗服务机构都可以。当 Patricia Hewitt 上任卫生部长的时候，她承诺要认真考虑这个建议。但在她回到众议院和 Boots 公司主管的位置之后，那个建议就至少被暂时搁置在一边了。Boots 是 NHS 的一个主要的新竞标者（Harding, M.-L., 'Patients could get their own budgets, Number 10 says', Health Services Journal, 19 May 2005: 5）。对这个提议的最有力的反对者恐怕是财政部，财政部的官员们知道美国式的市场模式在英国应用起来需要的费用太高，而且也会像在美国一样浪费资源，效率低下。工党的普通成员们从没被征求过意见。

[138] 质量调整后的寿命（Quality-Adjusted Life Years，简写为 QALYs）是由约克大学的卫生经济学家提出的用于政策制定的通用性指标，它被用来衡量各种治疗方法的有效性（Rosser, R. H., 'From health indicators to quality adjusted life years: technical and ethical issues', in Hopkins, A., Costain, D. (eds), *Measuring the Outcomes of Medical Care*, London: Royal College of Physicians of London 1990, pp 1—16）。这个指标的用途有限，可用于关节置换、旁通管移植等手术的评价。它永远跟不上技术进步的步伐，不管这种技术进步是真实的还是想象出来的。它需要用于计算的证据，对于大多数治疗方法来说都是不可以获得的，因为那需要很多年的积累，而很多年以后会有新技术出现，替代旧技术。

[139] Hawkes, N., 'Why is the press so nasty to NICE?', *British Medical Journal* 2008; 337;788.

[140] 根据国际标准，英国的新闻广播系统，包括那些由广告支撑的电台或电视台，是相对公正的。但是 BBC 是如何定义公正的呢？通过让三个主要政党参加一个相对公平的听证会。所有这些政党的领导们对 NHS "改革"的性质达成了一致意见。他们的分歧只是在于"改革"的步伐和程度，而不是原则。几乎所有的电台都排挤或者边缘化那些为 NHS 的礼物经济的原则辩护的人，NHS 的方案和交易信息只对国会的议员公开，接受他们的详细审查，向他们负责。礼物经济的原则仍然受到选民中很多人的支持，虽然从没有对此进行彻底的公开讨论。我们偶尔在一些节目里开展相关的讨论，有少数专业

人士敢于说出他们看到的真相，不惜冒着牺牲自己事业的风险。

[141] 这使 NHS 的几乎所有与医疗相关的产品和服务的价格都比美国的价格低，哪怕是那些在美国生产的产品。举个例子，每个心脏起搏器在美国卖 35 000 美元，而在 NHS 只要 5 000 美元——而它还是免费提供给患者的（BBC 第四频道新闻广播，2009 年 8 月 24 日）。

[142] 用美国的话来说就是图表。

[143] 你还记得有个名字叫做"口耳相传"（Chinese whispers）的游戏吗？当一个高级医生把病人转给下一班的医生的时候，他或者她要进行一个交接——简单地介绍下病人当前的问题。研究人员设置了虚拟的病人条件，在高级医生向同事进行口头交接的时候，竟然有 67% 的信息在第一次交接中就被丢掉了。在第二次交接之后，97% 的信息都被丢掉了。当改用书面材料重复这种交接时，到第五次交接之后信息的损失率下降到了13%，如果把书面交接的记录格式化以后，第五次交接之后的信息损失率只有 3%（Bhabra, G., Mackeith, S., Monteiro, P., Pothier, D., 'An experimental comparison of handover methods', *Annals of the Royal College of Surgeons of England* 2007；89：298—300）。格式化的记录是一个巨大的进步，但是我们需要时刻保持警惕，保证让其不名存实亡，不让其流于形式。

[144] 这个功能的实现，有赖于基本医疗中稳定的登记在册的人群的持续存在，以及各个医院面对的人口集中的地区的持续存在。这两个东西都正受到当前政策的威胁，当前的政策主要包括促进消费者选择，消费者在各种相互竞争的基本医疗服务提供者之间进行自主选择，还有，进入医疗服务系统和转诊到专科医生的途径多样化。幸运的是，医疗人员和患者行为的新的模式还需要很长时间才能形成，尤其是当改变的压力来自社会上层的时候，来自民众的支持很少，来自于医疗专业人士的支持也很少。尽管 25 年来政府一直在鼓励这种改变，不管是保守党执政还是新工党执政，但是病人们仍然高度忠诚于全科医生，极少转向其他医疗服务者，除非他们搬到了一个新地方，全科医生之间的竞争可能也比以往更不明显了。医院之间的竞争和专科医生之间的竞争，几乎完全取决于基本医疗服务人员的经验和看法，而不是取决于作为消费者的患者的经验和看法。如果政府决定抛弃消费者主义，这将几乎肯定地会受到医疗人员的欢迎，受到除了一小部分（但可能是最有影响力）患者以外的所有患者的欢迎。

[145] 它们实际上是在 1916 年投入使用的，但直到第二次世界大战以后才开始提供有价值的信息。

[146] 一个 Paisley 镇的全科医生在访谈中被问起他在刚刚开始工作时的情形，那时是 20 世纪 50 年代，NHS 刚刚起步。他描述了当时在苏格兰的工业地区诊所对医疗记录的态度：

> 我们有前英国首相劳合·乔治（Lloyd George）的医疗记录，把它放在柜子里……这些是我们的接待员的骄傲和乐趣，任何时候都不会拿出来。它们被储存在那里，所有的东西都储存在那里，但是我们从没用过那些文件，这些文件从来没有被拿出来让我们用。因此（作为即将成为合伙人的）我对来找我看病的病人一无所知。病人们来的时候会把所有的瓶子都带来，把所有的药都带来，说："医生，这些就是我的药。"然后我就给写下他们要的那些药。但是我们从来没有把文档拿出来看。那个时候医生们

的态度是"我们了解这些患者,我们不需要任何文档——我们对他们的一辈子都很清楚⋯⋯为什么我们要写点什么呢?""我们把从医院来的信函放到一堆,那堆信函越来越高"(Michell, E., Smith, G., 'An oral history of general practice 9: record keepers', *British Journal of General Practice* 2003; 53:166—7)。

在 20 世纪 50 年代到 20 世纪 60 年代期间,我是临时代理医师,上面的描述与我当时所经历的完全一样。

[147] Ward, L., Innes, M., 'Electronic summaries in genral practice: considering the patient's contribution', *British Journal of General Practice* 2003; 53:293—7.

[148] Pyper, C., Amery, J., Watson, M., Crook, C., 'Patients' experiences when accessing their on-line electronic patient records in primary care', *British Journal of General Practice* 2004; 54:38—43.

[149] 离我最近的城市是 Swansea,它的医疗服务由两家大的 NHS 医院提供,这两家名字分别为 Morriston 和 Singleton 的医院现在都是准独立的基金机构。 在 NHS "改革"之前,这两家医院都保存了相似的纸质记录,而且免费相互交换信息,虽然效率不是很高,任何一个特定的时候都会有大约 12% 的记录丢失。 "改革"引起了医院之间的相互竞争,每家基金机构都开发出自己的 IT 系统,每一个系统都与其他机构的不兼容。 所幸的是,竞争并没有发展到很激烈的程度,各家基金机构很快就达成一致,分工于不同的、互补的领域,可正是因为这样,门诊病人经常在几家医院之间跑来跑去。 虽然纸质的记录可以被患者借出来带在身上,在其他医院看病的时候可以用上,但是,计算机存储的记录则无法在各家医院之间传递。

[150] Benson, T., 'Why general practitioners use computers and hospital doctors do not—Part 1: incentives', *British Medical Journal* 2002; 325:1086—9; Benson, T., 'Why general practitioners use computers and hospital doctors do not—Part 2: scalability', *British Medical Journal* 2002; 325:1090—3.

[151] Langton, A., 'Sharing patient information electronically throughout the NHS: change of culture is needed', *British Medical Journal* 2003; 327:622—3.

[152] deKare-Sliver, N., 'Choose and book: whose choice is it anyway?', *British Medical Journal* 2005; 330:1093.

[153] 关于英格兰 NHS 的中央 IT 系统的成本,至今还没有官方的数据。 据专家估计其范围为 62 亿英镑至 200 亿英镑之间(Kmietowicz, Z., 'Tories promise to scrap "top-down, bureaucratic" NHS IT programme', *British Medical Journal* 2009; 339:361)。

[154] Williams, J., 'National programme for IT: the £30 billion question', *British Journal of General Practice* 2005; 55:340—2.

[155] Cross, M., 'Electronic records may not be available in hospitals until 2015', *British Medical Journal* 2008; 336:1153.

[156] Williams, J., 'National programme for IT: the £30 billion question', *British Journal of General Practice* 2005; 55:340—2.

[157] Dove, G. A. W., Wigg, P., Clarke, J. H. C. et al, 'The therapeutic effect of

taking a patient's history by computer', *Journal of the Royal College of General Practitioners* 1977；27：477—81.

[158] 参见 Brownbridge，G.，Evans，A.，Wall，T.，'Effect of computer use in the consultation on the delivery of care'，*British Medical Journal* 1958；291：639—41；Ridsdale，L.，Hudd，S.，'Computers in the consultation：the patients' view'，*British Journal of General Practice* 1994；44：367—9；Sullivan，F.，Mitchell，E.，'Has general practice computing made a difference to patient care? A systematic review of published reports'，*British Medical Journal* 1995；311：848—52. 平均来看，用计算机存储记录的会诊比手写记录的会诊的持续时间要长一分钟。 在英国的 NHS 中，平均会诊时间很少会超过 10 分钟，在会诊过程中医生主导的医学内容在增加，但患者主导的社会内容在下降。

[159] 这种类型的先进教学，取决于是否有足够多的可以用于小组教学的医疗人员。根据名为 Report of the Academic Careers Sub-committee of Modernising Medical Careers and the UK Clinical Research Collaboration(2005)的报告，英国的医学学术研究人员从 2001 年的 4 000 人下降到 2005 年的 3 500 人，医学教师的数量在同一时期下降了 30%。与此同时，由于在各个层次上都出现了严重的医疗人员的短缺，医学院校招收的医学专业的学生不得不增加一倍，培养出来的医生也增长了一倍。 造成医疗教育人员数量下降的原因包括：缺少足够的晋升机会；临床和学术培训缺乏灵活性；缺少足够的工作岗位；学术研究收入低于临床工作。 政府已经承诺在 2005—2006 年度向临床学术研究提供资金额为 250 万英镑的、新的综合性培训项目。 但它就像一滴水，很快就会消失在大海中，这是因为英国政府为了减少公共债务来拯救银行，很快就要缩减高等教育经费了。

[160] 卫生部新闻发言人向媒体保证这种信息以后不会被包括在将来的共享的 NHS 医疗记录中，这种医疗记录作为信息技术的国家程序（National Programme for Information Technology，NPfIT：www.connectingforhealth.nhs.uk)的一部分正处在开发状态中。 这种保证实际上就是那些把 NHS 的活动当成分散的手术的人的自圆其说的说法。 在那些人看来，疾病好像总是可以跟患者本人分离开来一样。 数据当然会被分割成不同的子集，让在不同层次的人可以获得不同子集的数据。 但这是一个极其困难的任务，只有在病人得到那些持续、详细地了解其家庭环境的医疗人员的支持的情况下才能够完成。

[161] 用美国的表达，就是 EKG。

[162] 在 2008 年，美国的前列腺切除手术中有 80%是由 400 个机器人实施的。 在英国，总共只有 9 例是由机器人完成的，占所有前列腺切除手术的大约 10%。 机器人实施手术的时候，手术师坐在操纵台前，看着一个三维的电视影像，按下按钮，让机器人通过一个锁眼大小的切口进行操作。 在英国，现在每年总共有 2 万例手术是由机器人操作的，但据说这还只是刚开始（Mayor，S.，'Robotic prostatectomy transmitted live to engineers'，*British Medical Journal* 2008；336：687）。

[163] Bagge，E.，Bjelle，A.，Eden，S.，Svanborg，A.，'Osteoarthritis in the elderly：clinical and radiological findings in 79 and 85 year olds'，*Annals of the Rheumatic Diseases* 1991；50：535—9.

[164] Naylor，C. D.，Williams，J. I.，'The Ontario panel on Hip and Knee

Arthoplasty. Primary hip and keen replacement surgery: Ontario criteria for case selection and surgical priority', *Quality in Health Care* 1996;5:20—30.

[165] 参见 Frankel，S.，Eachus，J.，Pearson，N. et al，'Population requirement for primary hip-replacement surgery: a cross-sectional study'，*Lancet* 1999;353:1304—9。这篇文章最初被投稿到《英国医学杂志》(*British Medical Journal*)，被编委淘汰了，但不是基于学术的原因，而是基于政策的原因——这是个无意的书刊审查的例子(Frankel，S.，Ebrahim，S.，Smith，G. D.，'Limits to demand for health care: authors' reply'，*British Medical Journal* 2001;322:735)。

[166] 髋部置换现在已经成了一种跨国交易的商品了，为了说明它可能带来的经济利润，我在下面列出了这个手术在不同的欧盟国家的费用情况：

国　　家	总费用 （欧元）	医疗人员费用 （欧元）	其他人员费用 （欧元）	其他费用 （欧元）
英　　国	3 628	535	123	2 970
荷　　兰	4 779	669	378	3 732
丹　　麦	5 155	202	179	4 774
法　　国	5 233	728	216	4 279
德　　国	4 080	596	417	3 067
意大利	6 482	229	111	6 142
西班牙	3 016	400	109	2 507
匈牙利	968	93	191	684
波　　兰	1 561	52	10	1 509

这些费用是没有经过购买力平价调整的，因为手术费用的差别大部分都是由于人工费用差别造成的，如果根据购买力平价进行调整，这种人工费用的差别就看不出来了(Health Benefits & Services Costs in Europe studies published as supplement to *Health Economics* 2008;17:S8—S130)。欧洲议会的议员现在正在承受来自于欧盟管理层的压力，后者希望能够在欧盟内部所有成员国之间实现手术治疗的自由贸易，让患者可以自由选择去哪里接受治疗，但相关的医疗费用由其所在的国家承担。如果工作量根据价格重新分配的话，这种自由贸易对于参与竞争的英国 NHS 医院的财务影响是很明显的。

四

全科医生与专科医生

在国际上，大多数人都认为成功的医生是专科医生。 如果你不得不承认你仅仅是一个全科医生，人们会认为你要不就是从事业阶梯的最低一级摔下来了，要不就根本没到达过。

我是 Glyncorrwg 村的专家，世界上唯一的一个。 对于 Glyncorrwg 的健康问题，我比其他任何医生都懂得多，做得多，当然也写得多，谈论得多。 对于那个独特社区的全部可能的健康问题，至少是初诊，并且通常到临终治疗，我都是专家。 我知识面广，能把不断增加的各种疾病专家所分解的东西再重新组合起来。 作为一个医生，还能有比这更高的志向吗？

认为社区全科医生在专业训练、技术、学识方面都不如医院的专科医生的想法，显然有其逻辑基础。 人们通常观点认为，如果全科医生真的是通才，那么他们应该什么都知道。 但是没有人无所不知，所以通才必然会失败，因而最好不要去尝试做通才。[1]

事实上，有效的全科医生是有效的专科医生存在的前提。 与之矛盾的是，若要有效，全科医生必须成为专家，但是是不同意义上的专家——是他们当地和所服务的人群的专家。 他们全面负责人们一生中开始、持续及临终各个阶段的医疗保健，以及在健康的临界状态与全面恶化的疾病晚期之间需要探索的巨大的领域。

随着专家对某一领域的了解越来越深入，他所知的领域却越来越小。 为了充分利用专家型专科医生，我们需要能看到全局的专家型全科医生。 后者更贴近病人，但又比病人懂得更多，知道什么可能存在，或很可能存在。 随着专业分工不断细化，我们对这种全科医生的需求不断增加。 但这类全科医生的作用需要重新定义。 以前的全科医生不得不处理各种各样偶然碰到的问题，现在的全科医生应该定义为未来常驻(于某地)的人体生物学家。

要从当前状态到达应该到达的状态，英国医生应该了解英国全科医生的起源——同样还有其他国家的不同的职业发展史。

全科与专科分离的起源

医疗服务的专业化分工起源于医疗系统的两极，即，顶端与底端。位于顶端的是教学医院，它们由富人的私人医生主宰。 他们通过教学医院治疗的一小部分贫穷病人来获得知识与技术。 在家接受治疗(如果你有一个条件不错的家，而不是简陋肮脏的小屋)更安全，因为医院是各种致命传染的藏匿处。 富人的内科和外科医生控制了正规的医学教育，因此也将他们所从事的工作定义为医学的全部。 直到 19 世纪下半叶，这些顶级的医生都是全科医生，仅有外科与内科之分。 外科医生的工作需要进入人的身体，而内科医生与人的身体之间总有一个听诊器之遥。 外科医生和内科医生都熟悉很多种疾病，但除了一些外科手术以外，他们都无力改变疾病的进程。[2]

全科医生位于底层，他们是万能医生，碰到什么病例就处理什么病例(其中包括很多棘手的、需要随时进行的紧急外科手术)。 他们的病人往往没有钱，请不起医院里属于皇家医学院成员的内科或外科医生。全科医生的人数比内科和外科医生的人数多得多，但没有什么专业影响力。 直到第一次世界大战爆发之前，英国颁布了 1911 年劳合·乔治(Lloyd George)首相的《保险法案》(*Insurance Act*)，保证了全科医生的基本收入，全科医生才开始有专业影响力。

　　在最底层的是无数的被医学行业严格排除在外的、有专门技术但没有接受过正规医学教育的几类人。他们的技术来自于对某些问题的专攻，在此之前他们还要当学徒。他们的师傅往往有着几代人在这个领域积累的经验：治疗牙疼、牙肿的流动的拔牙者，白内障针拨师，治骨折脱臼的接骨师，[3]为不想要孩子的女人流产的堕胎者，为产妇接生的接生者，照顾临终者的护理护士，还有一般的内外科杂家。似乎在每一个工业社区都有这种人，他们做有资质的医生不做的事。[4]内科和外科医生鄙视、压迫这些没有获得资质的专才，并尽可能地将他们排斥在作为一门学科的医学领域之外。[5]如果有相同职业的人对专科医生的工作设置同样的限制，他们就会谴责其为不道德行为，而谴责的依据没有别的，只有他们自赋的权力和权威，但本质上的原因是担心那些人跟他们抢夺市场，争夺患者的医疗费用，毕竟，在每个细分的狭小的市场上，可以供医生们获取的总的医疗费用是不多的。

　　大概从19世纪中叶开始，新工具的出现，使得医生可以在人活着的时候检查人体内部，几乎类似于人死后的回顾性诊断。[6]这些工具，需要通过大量练习才能被掌握和保持安全有效的使用。获得经验的唯一办法是专门做这方面的事。在19世纪接下来的时间里，在一场与新兴的、有医疗资质的专家的竞争中，全科内科医生和外科医生渐渐败下阵来。这些专家有眼科专家、耳鼻喉科专家、皮肤科专家，以及后来的性病专家、肺结核专家，以及任何科的专家。在每个病例中，那些一直看这方面的病并见过很多罕见病例的医生，比那些仅有时看这些病并且很少见过类似病例的医生要做得好一些，并且处理得安全一些。

　　到19世纪末，专科医生逐渐在他们自己的专业领域站稳脚跟。遇到大问题的时候，富有的病人们不再去找全科医生，哪怕他们在教学医院有一席之地。这些病人直接去找那些在治疗相关疾病方面享有良好声誉的医生。他们需要的是医院从穷人身上所获得的医疗技术，但他们自己不想进医院。医院依然是危险的地方，是为别无选择的穷人设计的。 对富人来说，医院的功能是为一小部分贫穷的住院病人缓解病情，从而维护社会稳定。 更重要的是，是为医学院学生和医生提供积累经验的机会，这样，他们就可利用这些经验在富人家里为富人服务。

即使是重大的外科手术，有钱人也通常在家里接受治疗。 直到第一次世界大战后，这种情况才开始逆转。 到第二次世界大战末期，这种逆转基本完成。 能承担治疗费用的人认为事实上所有重大疾病都应该在医院进行治疗，至少一开始要这样。

到 19 世纪末期，医学上的进步开始昭显。 没有医院职务的全科医生失去了很多富有的病人，这些病人转向了医院门诊部门。 在那里，只要他们能骗过负责审查病人支付能力的医院社会工作者，他们就能免费就诊于医学院学生或低级医疗人员。[7]在 20 世纪前 10 年，不断恶化的行业争端达到了极点。 但是，争端最后不是由医疗人员自己解决的，而是由 1911 年劳合·乔治的《保险法案》解决的。 《保险法案》保证了全科医生能从国家得到最基本的收入，使他们的权益合法化，他们向当地的、在他们那里登记注册的工人们提供基本的医疗服务。 加上赚到的私人诊疗费用，全科医生的收入足够让他们过上传统中产阶级的生活，而不需要尽力模仿专科医生。[8]医院的专科医生，至少在大城市，有足够多全科医生推荐来的病人，因而支付得起裁缝和司机等各种费用。

专科医生和全科医生达成了共识，这些共识被称作他们的职业道德准则，这些准则不是通过法律来强制执行的，而是由行业习惯和可能被赶出这个行业的威胁得以保障的。 直到 20 世纪 70 年代，医疗道德规范的重点不是医生的能力，而是礼节，绅士般行医与竞争的礼节。 在新的协定中，全科医生不再试图治疗他们能力范围之外的疾病，而是将这类疾病转给在医院任职的专科医生，同时给病人提供一封转诊信作为他们进医院的凭据。 专科医生只接受全科医生转过来的病人，病人应提供转诊信作为证明。 用研究这一过程的伟大历史学家罗斯玛丽·史蒂义斯（Rosemary Stevens）的话来说就是："顾问医生拥有医院，但全科医生拥有病人。"[9]

理论上，实践上通常也是，当英国的专科医生处理完了一个问题后，他们会把病人转回给全科医生，同时附信说明在后续照料中需要做些什么。因而有"顾问医生"（consultant）一词。专科医生只对于病情的某阶段负有责任，除此之外，只是一个顾问角色。全科医生"拥有"病人，他们的病人累计起来就形成了他们行医的声誉。声誉，连同他们的房屋（通常是他们自己家的一部分），组成全科医生的主要资产，可以在本行业市场上买卖。到1948年，声誉的买卖才非法化。

大致相同的这种制度安排，最终在所有工业国家发展起来了，但在英国发展得更快，也更全面。即使是今天，法国的病人还能直接去找他们自己选择的专科医生，而无需先咨询基本医疗服务医生，并让其决定是否需要转诊。[10]在每个国家，富有的医生拥有富有的病人，贫穷的医生拥有贫穷的病人。只有在英国，工业制造部门才雇用了绝大多数的工人。小城镇和农村中产阶级的收费对医疗行业的支持是比较弱的。这也是为什么英国是第一个在全民中实施全面的国家医疗系统（NHS）的资本主义国家。英国有广泛的社区全科医生网络，全科医生选择合适的病例转诊给专科医生例，使专科医生真正有所专长。基本医疗服务守门人的选择性功能，是英国医疗费用保持在可承受水平的主要秘诀。

全科医生与专科医生分离的一个后果，是英国的全科医生从医院分离开来，医院逐渐垄断所有的技术革新以及教学和研究。为了能让他们的小店生存下去，全科医生尽量缩小在职员、设备或场地方面的费用，所以参与教学或研究几乎是不可能的。如果他们挤出时间进修研究生课程，那也仅仅是为了逃离全科医生诊所，争取进入专科医生系统的最低一层。在大部分人所在的工业区，除了最简单的病例外，全科医生多多少少有些不情愿地将其他病例转给医院的专科医生，但是，处理最简单的病例已经足以占据他们所有的时间，《保险法案》会支付这些费用。

特别是在工业区，全科医生永远属于低级工作，是医疗大军中的贫穷军团。与顾问医生相比，他们受培训时间短，收入低，社会地位低，他们所拥有的专业技能也得不到行业内的尊重。[11]我在 NHS 基本医疗服务部门工作时，全科医生的合约规定其提供全科医生通常提供的服务(引自我们的合约)。[12]换句话说，全科医生被要求做其他全科医生做的事，这完全是同义反复。而在 1912 年至 1990 年期间的历届政府对这个规定表示满意。全科没有发展成一个必要的概念。直到 1966年，全科医生在临床上的重要性都没有得到承认，而那时全科医生似乎要绝迹了，但那是另外的故事，本章后面将讲到。

疾病的具体化

至此，专业化是就其职业意义而非生物意义而言。让我们来看看它在疾病分类上的应用。

很多人倾向于认为诊断标签来自于病理学事实，是能与健康轻易分开的。这是一直以来的误解，虽然这种误解很有用。疾病一直存在，而且只存在于被感染的人体。[13]只有当蚊子从人体吸血并将疟疾寄生虫注入人体时，蚊子所携带的疟疾寄生虫才会发展为疟疾。即使如此，疟疾也不一定成为一种疾病。只有当这些寄生虫能突破受害者免疫系统所设立的各种通常有效的屏障时，疟疾才能发展为疾病。所有的疾病标签，毫无例外地，代表着人们紊乱的健康状态。没有疾病能脱离人体而单独地被理解。认为疾病是独立于人体这个载体的看法，实际上是对疾病的具体化——将过程变为事物。

疾病的具体化有着漫长的历史，大大影响了我们的语言和想象力。[14]作为科学家的临床医生在寻找可能有答案的问题，彼得·梅达沃(Peter Medawar)称之为"可解决的艺术"。另一方面，作为企业家的临床医生，需要寻找有需求的顾客。他们不得不在一定程度上接受科学的和企业的功能，这样，医生一直以来都以处理患者感受到的真实问题来维生，没有什么时间或动力进行哲学思考。

当他们对疾病没什么办法，只能说明疾病的性质及预测可能的病情发展进程时，他们的诊断标签就围绕这些描述性和预言性功能构建。当他们有能力改变病程时，他们就围绕不同的治疗方法来设计新标签。新的疾病名称，包括疾病的各种子类以及疾病子类的子类，用来更好地反映不断增多的治疗方法。

在科学家们不断增长的知识与因此而认识到的不断增加的无知〔如唐纳德·拉姆斯菲尔德（Donald Rumsfeld）所说的"我们知道我们所不知道的"〕之间的交界处，如果要有所成就，他们就不得不将事实上的连续边界划分为一个个可处理的部分。为了能开始一点一点地做他们能做的事情，他们简化了，也因此在一定程度上歪曲了他们所研究的现实。在实践上，这种还原主义方法对于开始解决很多健康问题是有效的。它奠定了专业化的基础。

另外一个重要的结果是，一旦一个新领域充分发展了，新进展往往出现在这个领域与其他领域接壤的外部边缘，而不是出现在它的中心。[15]这样就可能将以前分离的领域重新整合起来。领域的划分是一个循环不断的过程，一种划分方法，在一开始很有用，但最后却可能是对生产不利的，这样最后就会有新的划分放法。新的划分方法更有用，但后来它也会被新的、更具解释力和预测力的方法取代。这种划分方法的不断更新，是对其有效性、暂时真理性、与现实吻合度的不断检验。

多重标签以及不幸叠加

到 20 世纪 60 年代，在经济发达地区，很少有人因为传染病而早逝。传染病已不再是早逝的主要原因，取而代之的是受伤、自身免疫疾病、癌症，以及心脑血管功能衰退等（艾滋病还没出现，结核病还没复苏）。 虽然当时大多数人还是认为这类疾病是由寄生虫引起的，但实际上它们没有一个与疟疾或白喉这样的寄生性疾病类似，它们更像内部病变或衰退。[16]有了合适的武器，加上正确诊断的精确定位，医生可以在几天之内集中火力治好肺炎或脑膜炎，并且不会对病人造成伤害。与医生的主要武器是安慰剂的时候相比，医生无需对病人情况知道太多。 另一方面，内部病变或衰退是不能与被其伤害或缩短的患者生命分开的。 预防、确认或延缓疾病要求对患者进行终身观察和跟踪，[17]也需要病人的合理配合。 在某种方面，这又回到了非个性化医疗发展之前的个性化治疗。[18]

从人的中年开始，大多数疾病都不是单独出现的，多种疾病（并发症）同时出现成了常事，而不是例外。[19]并发的情况随着年龄的增长[20]、社会地位的降低[21]而加剧。 一部分原因是不幸是"多产"的，你的问题越多，你就越容易有问题。 对很多人来说，生活就是一个接一个的噩梦，是层层叠叠的不幸，既有社会的，也有医疗的。 而且，一步比一步跌得重，跌得远，跌得快，问题越来越多，最后坠入无路可逃的深渊。 社会阶层之间在发病率或死亡率方面存在差异是不令人奇怪的，而且，这种差异在人类生命发展的每一阶段都在增加。[22]在基本医疗服务或社会护理中，每一个经验丰富的工作者都认识一些被多种问题及越来越多的问题困扰的家庭。 随着时间的流逝，他们的希望越来越渺茫，最后他们的希望仅仅是活下去，或者从神秘的信仰中找到些许安慰。

这种叠加的过程对于医疗服务有非常重要的经济影响。 早期医疗干预的技术含量不高，但需要大量的时间及当地初级医疗人员深思熟虑的判断和社会经验。 与危险期干预所使用高技术、庞大的医疗队伍和精细的专家知识相比，使用早期干预的效益更高。[23]而专科医生所提供的晚期急性诊疗由于资源不足，不得不一次又一次地挪用初级全科医生用于预防疾病的医疗费用，以此支付危险期医疗费用，同时希望能避免民愤、新闻记者的嘲讽以及在下一次竞选中落选的政治家的怒气。
任何一个脚踏实、实事求是的人都无法以预防疾病的成本效益更高为理
由，不对重症疾病进行治疗。 因此，在许多全科医疗服务、社会服务
中，重症疾病的治疗成了现实中日常工作的主要内容，这一现象甚至比
在 NHS 中还严重。 当整体上各项服务所需资金都严重不足时，英国至
少在 20 世纪最后 30 年是这样的，对病情不严重的病人所进行的预防性
治疗被迫与专科医生英雄式后期抢救进行不平等竞争。 这种现象似乎
随着英国经济的一步步接近破产，很快又会重演。 在这种情况下，全
科医生和预防性治疗总是输家，除非基本医疗服务有清楚的医疗策略，
对预防性治疗给予计划性投资的保护，除非 NHS 利用自己的智慧，而
不是放弃责任，将其交给在国家补助市场上争夺顾客的承包人。

专科医生的或然性与全科医生的可能性

当我们从疾病的后期来看其根源时，疾病的具体化是不利于健康改
善的生产的。 疾病刚开始出现的时候是初级全科医生有可能扭转、推
迟或遏制疾病发展成需要专科医生治疗的重大疾病的最好机会。 疾病
后期诊断或尸检，是 19 世纪和 20 世纪初整个疾病分类和医疗思想系统
发展的基础，它所关心的是病得足够严重的人身上趋于收敛的或然性
（probabilities），这种病人被集中在教学医院，教学医院成为重病和晚
期病理学的博物馆，相关工作主要由专科医生负责。[24] 与之相反，基
本医疗服务中的医疗人员所关心的是早期诊疗，考虑的是如何分析未生
病人群身上趋于发散的可能性（possibilities）。 全科医生希望他们的病
人都不要进医院，最好是不要生任何病。 全科医生需要不同的思维体
系，其中包括重症管理体系，因为重症是永远不会消亡的。 全科医生
的重症管理体系包括的范围更广，应该包括疾病起因，因为起因早就存
在于病人生活之中，在那个时候，未来，不管光明还是黑暗都是不可预

知的。 全科医生负责发散的可能性，而专科医生则负责集中的或然性。

专科医生提供的数据往往被全科医生、媒体、公众等误解，因为他们没有考虑到上面提到的区别。 早在 20 世纪 50 年代，全世界都知道这样一个事实，即吸烟者比不吸烟者得肺癌的可能性大约高 20 倍。 但另一个事实是，在平均每天抽一包烟的吸烟者中，只有八分之一的人得肺癌（虽然他们得冠心病和慢性阻塞性肺部疾病的比例更高，并且死得更痛苦）。 所以每出现一次吸烟充当了生命杀手的真人真事，就有七个真人真事证明并非如此。 实际上，对于引起每种疾病的真实原因，都存在类似的数据和类似的问题。[25]

如果将你的眼睛蒙上，让你穿过一条繁忙的马路，那么你可能仍有大于 50% 的可能性安全到达马路对面。 但是，没有人会从这个常识性的观察中得出结论，蒙上眼睛穿越马路是安全的，因为我们知道影响被撞事件发生的因素有很多。 不幸的是，我们还没学会如何用同样的方式去思考或表述人体生物学更多、更广的方面。 一个主要原因是，我们习惯于将疾病当成事物而不是过程来讨论。 人们通常知道在他们周围什么可能发生，什么不太可能发生。 将风险或好处表述为百分比增加或减少（即相对风险），而不是将其表述为绝对风险的增减，这是夸大风险或益处的主要手段，[26]这只会让人们感到困惑，使他们对科学证据产生怀疑。[27]它还会让人们回归到宿命论、迷信或怀疑，特别是在健康负担更为沉重和复杂的贫穷人口当中更是如此。[28]

对于广大的群众或在社区提供基本医疗服务的全科医生而言，清楚的思维通常需要更宽泛的疾病分类，而不是那些专科医生用于诊疗具体病例的分类。 如果在处理可能导致疾病的最初阶段，我们尽量接近导致疾病的初始原因，而不是将健康问题按越来越窄的专业划分为越来越小的部分，那么我们也许可以将治疗方案综合、统一起来，让病人和我们自己更好理解，同时减少重复雇用工作人员，也可以使用更简单的资源。

虽然八分之七的吸烟者不会得肺癌，但是他们不太可能保持健康。一般说来，终身抽烟者比终身不抽烟者寿命少 10 年，他们可能死于各种绝症。 不管在哪一阶段，戒烟者比不戒烟者的平均剩余寿命要长些。 广义来说，这一点适用于其他不健康的行为方式。 从食物中摄取的能量总是大于体力活动消耗的能力会引起肥胖。 肥胖与早逝有直接因果关系，至少到中年后期之前是如此。[29]和抽烟一起，肥胖已经成为最明显的社会阶层的外在标志。[30]

腹部肥胖、[31]高血压、Ⅱ型糖尿病、高胆固醇以冠状动脉和其他主要早期血管疾病都可以被归在抗胰岛素性一类中（新陈代谢的综合病症）。[32]在它们引起需要医疗干预的重大器质性损伤之前，所有这些所谓的疾病，都是一大样本的连续分布中的点。 健康与疾病的界限在哪里呢？ 在理论上，我们需要在合适中的人群中进行临床试验，如果临床试验能有效表明药物干预对健康的改善大大多于其对健康的损伤，那么就可以在这里划下界限。[33]在实践中，这样的证据通常不存在，主要是因为很难找到大量的试验参与者与基本医疗服务中病人的情况类似。 试验的参与者通常更年轻，他们的健康问题和社会问题不那么复杂。 因此，健康到疾病的转折点，实际上主要由专科医生的专家意见以及医药公司虽不直接但非常强大的压力决定的。 医药公司会施加压力，通过某种检测，将越来越高比例的没有症状的人纳入患者的范围。

全科医生的必要性

1966 年，英国全科实践中出现了征募危机。 全科医生的工作，特别是在工业区，被看作是"例行人员的例行公事"。[34]全科医生如果能找到专科医生的职位就转成了专科医生。 如果找不到职位，就移民，主要是移民到加拿大、澳大利亚和新西兰。 在美国，全科医生消失得更快，因为专科医生的收入（现在也是）远远高于全科医生的收入。[35]NHS 管理者望过大西洋，意识到美国全科实践的崩溃创造了一个即使是美国都无法负担的职业体系。 在那个职业体系中，任何一个医生都将成为专科医生，或假装是专科医生。[36]除了最简单的疾病外，所有疾病都要得到医院专科医生的处理，没有人来处理根本不需要专科医疗的 90% 的疾病。

结果，英国全科实践出现了新的转折：全科医生宪章。[37]它最重要的特征是：全科医生收入大幅提高，涨至接近于低级专科医生收入的水平；国家拨款给全科医生建全科诊所，给其提供办公场地和雇用护士所需的大部分经费；国家资助其进行研究生进修。 研究生进修的组织工作有效地转交给新成立的皇家全科医生学会，国家保障其发展所需经费。 这些给全科医生一个继续存在的重要理由，承认了其重要性。 此外，这也使在英国医学学校的基本医疗院系得以成立，全科医生和专科医生之间的等级关系也不再那么悬殊。[38]1966 年的宪章成功地避免了英国医学毕业生移民至美国、澳大利亚和新西兰会带来的灾难。 它提高了全科工作的地位，从而第一次产生了全科医生大队伍，全科医生第一次成为一个好的选择，而不是未能成为专科医生后的次优选择。

作为医学专业之一的基本医疗服务专业起源于英国，它强调全科技术的进一步发展。 很快，基本医疗服务在荷兰、斯堪的纳维亚国家的发展速度就超过了英国，因为后来那些国家的政府资助更大，政治支持也更一致，但是英国 NHS 是基本医疗服务专业的源头。

从这个新的起点开始，英国全科实践在接下来的 20 年间快速发展，但它在工业区（后来在后工业区）比在富裕地区的发展速度要慢一些。 一个原因是非常大的工作负荷让医疗进步比较困难；另一个原因是工业就业与失业产生了很高的行政事务方面的工作量，而这些在富裕的城郊和集镇几乎是闻所未闻的；还有一个原因是独立承包者的身份将投资权给予了全科医生。 在资产价值上涨地区，医生有强烈的投资动机，会在雇员和建筑上投入更多。 而在资产贬值、人口减少因而导致全科收入减少的地区，则存在相反的动机，医生会尽量减少在贫困地区的投资。[39]

总的来说，全科实践朝着全新的方向发展。它不同于医院里的专业技术和生化知识发展，而是向人际和社会技能方向发展。这些技能，是准确选择社区内需要接受医疗的疾病或需要转诊到医院接受专科医生治疗所必需的。即使是今天，这些人际关系技能受到的认可也不如专业技能得到的认可多，但是如果没有这些技能，专业技能就得不到恰当运用。

基本医疗服务生产率

到 20 世纪 80 年代，政府重新开始关注社区全科医疗服务，将其当作比医院专科医疗更负担得起的一种选择。[40]上一章提到过我们在 Glyncorrwg 村的实践。很显然，Glyncorrwg 实践为后来发展成型的 2004 年全科医生协约提供了部分雏形。[41]1989 年保守党成员、国家卫生部长肯尼思·克拉克（Kenneth Clarke）的讲话，代表着基本医疗服务的全新发展纲要，此后每一届政府都遵循着这一纲要。[42]

在克拉克之前，没有一个卫生部长［包括安奈林·贝文（Aneurin Bevan）］认真对待过基本医疗服务的临床产品。政府几乎毫无例外地只关心用户是否满意，而不是切切实实地改进他们的健康状况、整个社区的健康状况，也就是作为通向医院专科医生的守门人的全科医生的效率。全科医生的任务要么是负责医院专科医生无法治疗的疾病，要么就是负责专科医生认为不值得他们关心的小病。在这种观点下，医院专科医生提供 NHS 的引擎，基本医疗服务提供离合器，而人群中的患者则提供极具变化性的路面。全科医生将医院专科医生与大众需要联系起来，同时起到屏障作用，让专科医生免于受到没有区别、没有优先次序的大众需求的全面冲击。在那个服务体系中，专科医生引擎通常经费不足，并且超负荷运转。[43]

　　与美国和大多数西欧国家不同的是，NHS 医院可以全心投入适合他们的工作之中，因为只有有全科医生转诊信的病人才能去看专科医生。 急诊部门[44]提供看专科医生的另一直接途径，但直到最近这一直被看作是基本医疗服务体系中一个需要补救的重大缺陷，而不是医院服务必不可少的特征，医院服务必然需要额外专业人员和医疗资源。除了一些被社会边缘化的人群，如无家可归的人和囚犯，在"改革"前，英国 NHS 系统中几乎每个人都有自己的全科医生。 全科医生相当于私人医生[45]，同时又是守门人。 身兼守门人职责的全科医生既要顾及政府的利益，控制医院医疗费用，同时又要顾及病人利益，避免由可能的治疗带来的不成比例的医疗风险。[46]

　　全科医生的守门人功能使 NHS 比西方其他医疗系统成本效益更高，这一点是其他制度无法比拟的。 在西方大多数北欧和西欧医疗系统中，病人可以直接去看专科医生，[47]或至少是"类专科医生"（specialoid）。[48]然而，政府将其注意力集中于他们所愿意看到的：基本医疗服务比医院医疗更便宜。 他们也看到基本医疗服务不敬业、组织差、人手不足、设备不良，像是一个原始的手工业。 由于全科医生是独立承包人，基本医疗服务的落后似乎可以归结于职业性贪婪，而不是政府的吝啬。 一旦认识到了全科医生的作用，补救方法似乎很明显——大幅增加基本医疗服务投入，以提高其服务质量，使其可与医院医疗服务相比。 全科医生为大约 5%—10%前来咨询的人开出转诊单，转至医院的专科医生，对于这部分病人来说，全科医生相当于指路标牌和选择者。 对于余下大约 90%前来咨询的人，全科医生自己处理，费用很低。然而，要准确地选择出需要转诊的病人需要高质量、经验丰富的全科技术，以及足够的咨询时间来实践这些技能。 这些需求增加了基本医疗服务的实际成本。 病人对守门功能的接受程度，取决于他们对基本医疗服务的信心：基本医疗服务相对于其所承担的职责来说是否合适和有效？门的开与关是否是从病人的利益出发，而不是仅仅是为了在经常经费不足的服务中替政府省钱？ 如果全科医生要有效发挥其临床功能，以证明其值得信任并保持这种信任，就必须增加对基本医疗服务的投资。[49]

　　全科医生的本科和在职研究生教育培训，在过去 20 年总体上来说相当不错，且在接下来几年会向更高的水平进一步发展。 其中一个很大的项目是在五年之内让全科医生全部接受研究生培训。 现在全科医生教育比同等专科医生的培训或教育组织得更好(有其独特的目标)。 1948 年，增加基本医疗服务投资，并使其朝新方向发展的一个明显措施，本可以使全科医生按照医院的组织方式组织起来——将所有资源全国统一起来，按国家医院中专科医生待遇条件，使全科医生成为拿工资的专业雇员。 在将来的某个时候，这种政策一定要重新回到政治日程中来。

　　同时，政府必须提高专科医疗服务的效率，并利用大多数社区全科医生拥有的技能，在一定程度上控制成本。 更重要的是，我们需要更有选择性、更准确的转诊，但新的劳动法和保守主义政策都将转诊所赖以存在的守门人功能进行分割。[50]以前，全科医生只是医院专科医生引擎的离合器。 和以前相比，今天毕业的医生和护士的技术更高、更好。 医院门诊病人中的很大一部分都是由还在受训的初级医疗职员处理的。 因此，如果有合适的场地、医护人员和办公人员，这部分病人可以在基本医疗服务部门中看病。

精简门诊部

　　1979 年，约翰·弗赖伊(John Fry)比较了英国、美国和苏联的医疗系统。 他指出，NHS 处于中间状态。 在一端是美国，美国的医疗系统几乎完全是没有社会化的、市场交易型的医疗服务，由大量专门的州机构和慈善机构支持；而另一端是苏联，苏联综合医院有类似专科医疗的严格的系统。[51]他特别指出，苏联的综合医院显然消除了对门诊部的需求，而门诊部在英国 NHS 中的不断膨胀似乎既难承受又无法停止。NHS 门诊部中很大一部分医疗工作由还在受训的年轻医生承担，这些医生中大约有一半会成为全科医生，但证据表明这些人在后来会在能力方面有比较大的下降，这可能会给病人安全带来可怕后果。[52] 如果能找到某种方法发展基本医疗服务，让全科医生能继续承担一些他们在医院受训时就学过的相对简单的临床职能，那就可能大幅降低成本，并且集中于常见病临床问题的全科医生也能在工作中得到更大的满足。 如果这样的话，人人都是赢家，没有输家。

欧洲其他国家急着用综合医院来取代全科医生好像是没有什么危险。 苏联模式也不再是一个有说服力的模式。 然后，2008 年，达齐勋爵（Lord Darzi）却作出了这样的提议。 达齐勋爵是非常有名的直肠外科医生和肿瘤专家，他被新工党政府推选来重新组建英格兰的基本医疗服务系统（他本人并没有任何基本医疗服务方面的经验）并将其与专科医疗系统整合。[53] 综合医院的计划、管理和人员招聘业务对所有公司竞标者开放，不管是商业性公司，还是专业人员的联合组织，其经费比传统提供者要充裕得多。 他们显然试图提供每天 24 小时服务，但其中至少有一部分时间里他们完全依靠各种专科医生的医疗技能，不需要任何全科医生。 这样一来，消费者一下就绕过基本医疗服务，而直接去找他们所选择的专科医生。

这种政策是否会在伦敦以外的地方实施还值得怀疑。 毕竟其运营费用很高而利润空间很小，至少在最开始的几年是这样的，因为要保持提供类似于公共服务的项目。 由于全球经济衰退，私人部门的投资者更怀疑医疗服务是否会赢利，尤其是能否从重病患者那儿获得利润。有几个公司已经退出了这个市场。[54] 即使继续执行这个计划，这些公司所依靠的策略也似乎与已有研究及基本医疗服务经验完全相反。 它们重复第二次世界大战后瑞典政府的策略性错误，忽略了在 NHS 外围、在健康与生病交界的地方的那些需要全科医生有效区分需要转诊的病人以及转诊会适得其反的人。 在传统观念看来，基本医疗服务中的全科医生似乎面临越来越多的问题，这不仅因为有来自公共服务私有化的压力，[55] 而且因为对全科医生的技能认识非常不够，即使在其他方面知识渊博的人对此认识也不足。 不能将综合医院空投至现有的基本医疗服务系统之上，并不意味着将医院的门诊医疗转移到基本医疗服务系统是错误的。 医科学生和医院初级员工离开医院去社区做基本医疗全科医生之后，之前医院所学的东西就被丢掉、浪费了。 这一点一直很明显。 现在英国的医学院和护理学校都有基本医疗服务专业，这些优势专业正在输送有能力将在医院门诊服务后的继续服务技能用于社区中心的人才。 只要他们从基本医疗服务中已有的、有经验的员工身上以及他们所产生的研究成果中学习，并且能够适当增加人手的话，全科服务在很多方面会比医院服务有优势。 对于或多或少可以过上正常生活的人来说，医院从来不是接受继续治疗的最佳地方。 全科医生在小范围的、相对稳定的社区为家庭提供服务，可以从各种渠道积累知识并建立友谊。 这样更容易将病人变成同事，变成健康问题的协同生产者，同时将退出、犯错、浪费、官僚作风减到最少。 在贫困城市地区，即使每年病人变动率大于 30%，有些尽职的全科医生事实上做到了跟踪患有常见慢性疾病的人，他们做得并不比过去的门诊部门差，甚至可能做得更好。 虽然由于排名和引起纠纷的竞争，政府和媒体不断鼓励消费者自行选择，但大多数人还是固执地坚持选择了当地的医生和护士，所以，全科医疗服务的机会依然存在。

将专科医生所承担的部分简单工作转移到基本医疗中来是明智的。 只要有合适的经费支持（这是一个重要的限制性条件，没有任何保障），人人都应该欢迎。 这样，工作完成质量至少可以达到医院门诊部那样的标准，甚至更好，因为病人中途放弃的情况会大量减少。 然而，仅仅做到这点，并不能提高全科医生的技能和态度。

全科医生真的必要吗？

杰弗里·马什（Geoffrey Marsh）医生是 20 世纪 70 年代最早探索基

本医疗服务中团队工作的人。 他相信未来的全科医生应该将大多数（如果不是全部的话）首次接触患者的工作交给从业护士，这样就可以将医生解放出来解决更集中的医疗问题，这些问题更适合于他们高成本的医疗技能。[56]这一建议曾经并且依然是可行的，还很诱人，因为当各类医疗工作者承担专门的职责和负责特定种类疾病的技术处理工作的时候，人际交流技巧就会不那么重要，他们的收入和地位通常也会提高。这对于习惯了工业中劳动分工的管理者尤具吸引力。 在工业的劳动分工中，效率的提高似乎常常取决于标准化任务，很少需要人为判断。[57]在这个范式下，基本医疗服务不是整个 NHS 的基础，而是其最远的边界，是健康与疾病的交界处。 顺理成章地，与更靠近系统中心的点相比，基本医疗服务的决策也就不那么重要，不需要那么多教育，不需要那么多思考和精确度。 从急诊部负责治疗分类的护士的角色就可以看出这一点。 治疗分类护士的责任是在进医院的病人看病之前，将其按照紧迫性或救活的可能性分类。 这一角色最近已经出现在一些大的行医团队中，其潜在的理念也同样如此。[58]

这一情况很少如此直接地表达过。 全科医生通常被恭维或自我恭维为行业的精英。 全科医生让人们对日常生活中无关紧要的医疗服务细节产生了温暖的熟悉感，在缺少专科医生的时候。 这一令人放心的形象存在于"家庭医生"一词中，给人带来过去社会稳定的温馨回忆。然而，当需要对人员和发展进行优先投资时，这一怀旧的情怀就烟消云散了，基本医疗服务又回到了原来的位置，排在等待物质资源队列的后面。 人人都知道，家庭医生的温馨形象不代表、也从未代表过大多数普通病人的真实体验，以及为他们服务的全科医生的经历。[59]

大约有四分之一的 NHS 医生是基本医疗系统中的全科医生。 2007年，他们雇用了大约整个护士队伍中二十分之一的从业护士，护士和医生平均比率大约是一比二。 大约有其四倍多的护士，包括家庭护士、助产士、卫生访视员和其他几类专门的公共卫生护士，他们在医院之外的社区工作。 他们中的大多数在病人家中工作。 最初，他们受雇于当地政府，后来，从 1974 年开始，受雇于 NHS 当局。[60]和全科医生一样，社区护士已经形成了稳定的队伍，在长期的工作中积累了经验、友谊和效率。 城市医疗服务经常比较分散，住在同一条街的家庭选择不同的全科医生，因此，更合理的方式是将全科医生与社区护士挂钩，而不是将社区护士与全科医生挂钩。 虽然许多人认为现在进行这种改变太晚了，但城市医疗服务也有集中化的趋势，越来越多的城市开始按照合理的分区政策进行人员的聘任，所以我们有可能回到区域化医疗服务供给，即使在城市也可以。[61]

我们知道，在英国各地，中央和地方政府政策都在尽可能地将医院住院部的工作转移到基本医疗服务中去。 这意味着，社区和从业护士队伍发展壮大的速度，必须超过急性病医院护士队伍的增长速度。 至少英格兰（我没有英国其他地区的数据）似乎做到了这一点。 在 1996—2006 年间，全职相当数量的（whole time equivalent，简写为 WTE）从业护士增长了 48%，社区护士增长 38%，而医院护士仅增长 29%。[62]而在同一时期，全职相当数量的全科医生增长仅为 2%。 新全科医生合同中有强大的经济奖励政策（通过质量与结果评价框架）。 在这种政策中，全科医生只要能证明他们识别出了需要持续治疗的、有慢性健康问题或风险的病人，并在给予他们治疗，监视其病情并且达到了预期的控制水平，就可以获得奖励。 而唯一能给出证明的方法是将这些工作的一部分交给非医疗人员，一开始是交给诊所护士，而现在则更多地交给健康护理助手。 这些助手一般接受了一些培训，但没有专门的资质，有时候只有中学文化。[63]这个领域的质量控制似乎到了很危险的状态。

将工作交给不那么合格的人员时，绝对需要对他们提供指导。 极少一小部分病人只患有一种疾病，而没有其他的健康问题，在这种比较简单的情况下，只有针对单一疾病持续护理的指导是可以的。 但是，当过了中年后，大多数病人所患疾病往往不止一种。 认为每种疾病的诊断和治疗是相互独立的，而将对单一疾病护理的指导合并在一起，以此指导患有多种疾病的病人的护理是不对的。 但实际上，我们恰恰是这样做的。 有的不负责的全科医生甚至可能将每年的健康审查交给不完全合格、甚至完全不合格的员工去做，这是因为关于健康顾问的角色及培训还没有明确的规定。 如果将部分工作交给助手去做，并让他们遵循指导去做的话，出现健康风险的危险可能很小，但每一次治疗提高健康水平的程度也可能很小。 如果我们看看科学证据，而不是只注意广告或某些有名的临床医生的话，我们会发现这一点。 有的名医作一次讲座就可获得成千上万美元，而他们的讲座无非是为资助他们的公司的药品做宣传。 没有医生必须听医药代表的话，但有 80％ 的医生会选择听，因而导致他们接受的研究生教育具有系统性偏差。[64]

我们能有多大把握断定可能产生的好处大于可能产生的坏处呢？这种质疑其实是很重要的。 最好的情况是，它取决于专业知识和判断与病人环境和优先权之间的相互作用，把这些因素综合考虑才能得出结论。 最坏的情况（也是更常见的）是，它取决于医药公司用于各种广告宣传的费用（大于他们用于研究的费用）是否成功达到目标。[65]随着广告费用的不断增加，它显然能够达到目标；那些公司不会故意浪费资金的。

显然，这种极其复杂的角色不能由诊所护士或健康助理承担，他们只是按部就班工作的机器上的齿轮而已。 当与病人的常规接触多由只接受过有限培训的、只会在指导方针范围内思考的员工进行时，医疗服务的产品更多地表现为过程，而不是结果。 指导方针是为医院临床实验顺畅的高速公路而设计的，而不是为社区内有车辙且到处是坑的小巷设计的。 这种非常复杂的决策，需要比以往更多的专业思考、更多更好的证据，以及病人更多的决策参与。 这对于确定优先次序来说尤为关键，特别是在患者是很年轻或年长的情况下。 走到生命末端的人非常清楚他们要死，他们比大多数人更有资格选择哪些该优先。 也许正由于诊所护士和健康助理所受教育不多，所以他们比医生看起来更友好、更易接近。 但如果只是让护士和助理完成他们的任务，而不鼓励他们思考并质疑自己的任务，那么他们是不可能学习如何帮助病人，让其成为自己健康问题的重要参与者。

基本医疗服务需要以新的模式运作。 传统的医疗经济观念是基于工业商品生产和标准服务提供的，而新模式与此截然不同。 当然，基本医疗服务也需要计划和管理，需要合理分配资源，以适应国家财富和一致认可的优先权。 但基本医疗服务的效率，主要取决于能否有想象力地充分利用人与人之间的互动。 这种互动是在劳动密集度更高的、受教育程度更高的工作人员之间发生的。 基本医疗的效率不可能依靠复制标准程序来提高，标准程序复制利用的是资本越来越密集的工业中规模不断缩小的、技能更少的劳动者。

信 任

公众调查不断证明，人们对医生和护士的信任程度要大于他们对其他职业人群的信任。 虽然在过去 30 年，媒体对医疗事故的评论毫不留情，但依然有 91% 的英国大众相信医生说的话，与此相比，对教师的信任率是 88%，对大学教授的信任率是 77%，法官 76%，政客 20%，新闻记者 16%（这是最近的政治丑闻发生前的数据）。[66]

要维护公众对他们工作的有效性及诚实的信任，在基本医疗服务中也需要把新知识应用到实际工作中，就像专科医生在医院中应用新知识一样。 要使全科医生和专科医生达到大致相当的水平，需要更多的物质资源、更多的在职培训、更庞大更具多样性的队伍，这就意味着在基本医疗服务部门和医院医疗投资之间的平衡上要有重大转变。 若全科医生还是独立承包人，其利润取决于他们能将多少钱留下来给自己和自己家庭，取决于要将多少钱用于他们的病人。 如果在所需规模上的公共投资还是从全科医生的口袋里取钱的话，这些投资的使用效率很可能要低于医院现在的使用效率。 如果不将全科医生纳入政府付酬的 NHS

职员这一体系，基本医疗服务的发展大概不会发生。

然而，即使基本医疗服务当作地区性公共服务来组织，而不是按地方经营性项目来组织，并且全科医生与医院专科医生一样拿工资，还是会有问题。 人们往往认为晚期疾病的英雄式治疗比预防治疗重要，从英格兰基本医疗信托（PCTs）和威尔士地方医疗局的委任可以清楚看出这点。 上层领导需要下决心给基本医疗工作者空间，让他们按照自己的方式而不是医院专科医疗的方式来衡量其工作质量。

好的基本医疗服务，并不是比医院各科室或综合医院专科医疗更便宜的选择。 我们要更有想象力一点，去寻找社区医疗服务的成功模式——不是全科医生的街角诊所，也不是公司超市，也不是经过改造的专科门诊部，而是按能充分利用医患之间信任关系组织起来的单位。当地社区都熟悉本地医疗队伍，他们之间形成的信任关系应该被充分利用，要让个人责任和持续医疗成为每一项医疗服务策略的核心。

被遗忘的基本医疗

在发现青霉素和链霉素之前，梅毒和肺结核是使人患丧失正常的健康条件和早年死亡的主要原因，它们对社会影响非常大。 如果全科医生只是像个店主那样工作，那么他们无法开展必要的团队工作来有效解决这些问题。 因此，在每个发达地区，都形成了诊所网络，专门负责疾病的早期发现与控制——胸科诊所和性病诊所。 英国各地政府都有责任通过公共卫生部门建立并维护这些诊所。 公共卫生部门在 1974 年前都由卫生管理部门的行政官员领导。[67]在链霉素出现前，肺结核治疗几乎完全无效。 但肺结核在单位或家庭中的传播，却可以通过教育病人得到控制，教育病人正确处理痰液，或将他们安置在疗养所隔离开来，通常隔离很多年直到他们死亡，这种控制策略确实有助于控制疾病传播。 注射含砷化合物对于治疗梅毒有效，但是会让病人感觉极不舒

服，并且治疗本身也非常危险，需要非常有能力的医生进行监护。 即
使到了 20 世纪 50 年代，抗生素的使用使得对这些疾病的治疗更有效，
但依然需要密切监护治疗，以保证其有效性并预防出现抗药反应。 在
治疗的每一步，诊所的职员不仅要记住治疗方法，还要记住疾病的起因
和发展态势。 他们需要考虑肺结核与性病盛行的社会条件，他们需要
教育病人，让他们知道感染的特性以及如何防止传染给他们的伴侣、家
人和朋友，他们还要说服病人接受治疗，接受治疗不是仅为了他们自己
好，也是为了他们的伴侣、孩子和整个社会。 他们不可能仅仅考虑病
人的需求，还要考虑病人所接触到的人的需求，同时还要表现足够的善
意让病人愿意再来诊所看病。 所有这些工作都必须在保密的状态下进
行，而保密的范围更多地是由工作人员的经验，而不是由管理者或专家
委员会决定。 要有效地工作，医疗人员们需要对其服务的社区有深刻
而敏锐的理解。 他们要摒弃评判性或处罚性的态度，要专注于伤害本
身，而不是进行指责或教导。[68]

　　所有这些特点与我们今天所需要的针对全部健康问题（而不仅仅是
传染病）的基本医疗服务非常相似。 我们要记住，除了细菌或病毒引
起的身体不适外，许多身体不适是有传染性的。 行为是可以传染的：
危险饮食、危险饮酒、危险吸毒、家庭暴力、忽视或虐待儿童，一个人
如果有这些行为之一都会对他人产生破坏性影响，并引发类似行为。

　　在我看来，这些诊所的一个重要特点，对于今天开展有效的预防性
治疗特别重要。 在每一次诊疗过后，医疗人员都会思考应该对没来及
时看病的病人做些什么。 我们不能在不知道病人不来看病的原因的情
况下，让患有肺结核或梅毒的病人离开视野。 如果可能的话，我们要
重新找回他们。 这不能通过强硬手段来实现。 当时的确存在相关法
律，规定医生可以强制病人就医，但我从未见其被使用过。 假若使用
该法律，我怀疑会适得其反。 每个不来就医的人都有人负责对其调
查，有时是电话交流，有时是家访，通常是由社区的专科护士来
进行。[69]

这类需要想象力和责任心的工作，根据患者和社区的个性化需求和能力进行调整，它与当今的医护工作完全相反。如今的医护工作是狭隘的、以任务为中心的工作。这些任务根据指导方针分配给全科医生，而全科医生又将大部分工作分配给他们的护士和健康助理。为供给者—消费者医疗服务模式辩护的人，会将在其之前的医疗服务模式当做家长作风而嗤之以鼻。使用"家长作风"一词的人需要多想想它究竟是什么意思，大多数父亲并非欺凌弱小的家长。基本医疗团队应该将其目标，设定为与病人建立起类似于温馨家庭和朋友网络中那样的关系——手足之情。所谓的家长作风可能是向这种更高的状态迈近过程中的一步。作为第一步，"母亲作风"可能可以更好描述在目前大多数情况下可行的一步。有的病人只想与完全独立于患者的专家在任何事情上都保持一种非私人关系，那么我们的医疗体制也必须以某种方式容纳这种病人。但这只是初级阶段的目标，我们必须有更高的目标。好的团队要学习如何去适应各种人，同时也需要知道其发展方向——扩大公民的职责与权利，而不是发展成用户至上主义。

基本医疗中的教育与研究

如果基本医疗服务中的全科医生得不到同等程度的发展，那么专家们在医疗药品和公共健康药品方面所做出的重大成果就得不到有效和高效的应用。基本医疗有两个主要任务：一是将专科分析所产生的神奇产品应用于临床综合治疗，适应有着独立生活的真实人群的通常比较独特的需求；另一个任务将公共卫生机构所设计的一般方法应用于小样本人群，一般方法通常来源于大样本、匿名人群的证据，而应用的时候则是针对小样本、地方性人群，这类人群有名有姓，有自己的故事以及当地社区历史。

这些全科医生承担的责任是重大的。一个60多岁女病人患有糖尿病、高血压、尼古丁依赖、慢性肺部阻塞性疾病，其丈夫间歇忧郁，一个孙子有唐氏综合症，而另一个则逃学并招惹了警察。将七种不同的指导方法加在一起并执行每种方法，直到病人不能忍受为止——我们不能再继续假装这样的治疗能够帮助病人了。这类复杂问题在基本医疗服务中占相当大比重（如果基本医疗失败的话，那么医院治疗中也会遇到很多这类问题），这些问题的解决依赖于临床和社会经验判断。[70]

即使注册人数少，而且有私人医生和跟踪治疗，医生们处理这类问题时也需要团队合作，需要更多成员和更广泛的技能。所有参与这类复杂病例的医疗人员都需要发挥判断能力，因为真实的病人不会只咨询医生，而恰恰相反，他们通常发现与自己的教育和文化程度相似的医护人员更容易接近。不管怎样，如果基本医疗医护人员对自己的工作及为什么做这样的工作没有想清楚，那么就不要强迫他们，甚至不能允许他们工作。这意味着，整个团队需要定期碰头，讨论突出的问题，并承担解决方案中的相关责任。学习和教学，应该从个人的、当地的经验开始，因为这是最有效率和效果的。这也意味着他们需要参与数据收集，提供证据说明在个体所在的人群中，该个体来自哪一部分，现在处于什么状态，将朝什么方向发展。这是一种持续的考察，是最基本的研究形式，是 NHS 每个单位最重要的功能：描述其所服务的人群、所提供的服务。所采用的描述方式，应该可以将该单位与其他服务于不同人群的单位进行比较。

每个基本医疗单位都需要进行教学，每个基本医疗单位都需要进行研究，因为教学与研究能使医疗人员保持清醒，保持好奇心，进行自我批判，减少他们向病人所描述的那些医疗风险，并使健康改善最大化。这些不应该仅仅是可选择或例外的功能。和指导方针中所提出的策略一样，教学和科研对于医疗效率来说也同样重要。教学不一定要很正式，也不必成为像注册全科医生这样的全国统筹安排的组织的一部分。它的形式可以很简单，如组织一些实践活动，以鼓励医疗人员教育病人，帮助病人更好地理解他们自身的问题，这样大家都能在应用医疗科学的不断发展中进行分享。 研究也不必以发表论文为目标，甚至不必试图在更大范围内进行应用。 研究仅仅以发现现在不知道、但可能很有用的东西为目的。 只有组织人进行专门的研究，人们才会非常了解你所在地区人群的问题或机会。 同样，没有人会知道你们单位实际做了什么工作，除非你自己检查自己的工作。 应政府要求收集数据以论证医疗工作收入是合理的，这是另外一种研究，它是另外一些错误的来源。 一个明显的例子是质量与结果评价框架的数据，这类数据所隐瞒的东西比所揭示的东西还多。

直到医疗教学和研究得以普及之前，所有的具体计划都将难免是尝试性的。 如芭芭拉·斯塔菲尔德（Barbara Starfield）所说，即使在应用遗传学、细胞生物化学、器官置换、纳米技术的迅速发展的新时代，仍然有两种结果：要么，基本医疗服务成为最大、最重要、最有影响力的研究领域；要么，这些重要进步所带来的潜在好处不能真正被大多数需要它们的人群所享受。[71]

新类型的医生

全科医生是目前医疗活动中最低级的，而专科医生是应用医学中能力最强的。 坚持让全科医生立刻全部承担比专科医生多得多的责任是不现实的。 我们必须从现有条件、现有的人出发。 无论在哪种情况下，他们已经远远超过了那些在医学上博识、但对医学应用环境一无所知的人。[72]

1995 年的世界比现在要简单得多，但当时的估计显示，一个普通内科医生一年 365 天每天需要阅读 19 篇文章才能跟上内科医学的发展，这还不包括外科、妇科、儿科、老年医学、精神病学或公共卫生。 显然，即使是专科医生也办不到。 即使是很有热情的临床教师也表示每周只花大约两个小时阅读专业杂志或书籍。[73]如果专科医生都觉得不可能掌握他们应该知道的东西，怎么能要求全科医生比专科医生懂得还多？

事实上，那些假设是错误的，大多数假设并没有经过深思熟虑。专业文献中只有非常少的一部分是为临床或组织决策而设计的。仅有的一些在杂志或书籍也不集中，不利于直接负责病人医护的医生或护士查阅，并且多数这类文献的写作方式不利于让医疗人员比较方便地与日常医疗简单、直接地联系起来。人们只看、只做对他们有用的事。而医学杂志上发表的东西对于临床全科医生来说几乎没用，所以很多全科医生就不去看。

现在从英国医学院毕业的、新进入基本医疗系统的人通常接受了非常高水平的教育，有很高的期望。并且，与他们在医院系统中的同事相比，他们在基本医疗服务中的临床决策方面的体验相对丰富，因为参与本科教学的全科医生已经可以对其日常服务工作进行修改，以符合学生的经验，这一点远比大型教学医院的管理者做得好。这些本科生以及新进入基本医疗系统的人，应该成为新型医疗的主要目标，我们对未来全科医生的要求应该在他们身上体现出来，要为他们设立更高的期望并让他们追求更有想象力的工作表现。

一般性原因至少与特殊效果同等重要

紧随吸烟其后，肥胖是发达工业和后工业社会所面临的公认的严重的健康问题（虽然道德腐败问题更严重，但它还未成为公认的问题）。科林·格思里（Colin Guthrie）医生是格拉斯哥的全科医生，他比大多数医生都更努力、更有想象力地试图控制肥胖问题。最后，他得出了一个结论：预防肥胖不是一个医学问题。他指出，每天多走 3 英里最后可以减掉 4 公斤，让工人患糖尿病的风险下降 58%。但在过去 10 年间，伦敦 60% 的房屋建设绿地是从运动场变过来的。[74]他的结论是，肥胖及 II 型糖尿病防治是环境问题，而不是医疗问题；病人懂得这一点，但医生并不懂这一点。[75]也许病人和医生都不会真正懂得这一点，除非他们联合起来要求并帮助建设一个更合理有序的社会。

基本医疗服务系统中的医生、社区护士、医疗顾问在一些边缘问题上都能发挥一些作用，但中心的问题是社会的巨大变迁。在以前基于体力劳动的家庭工业社会，人们靠双腿来来去去，靠背、胳膊和腿工作。而在现在的社会，体力劳动逐渐被机器取代，人们只需使用他们的指尖。这不应该成为人类社会的终极状态，我们依然还有选择。一旦在社区的全科医生认为他们的工作包括更多的责任，他们将成为促成此事提上地方和国家政治日程的最佳人选。

社会问题需要社会性的方法来解决。医学专业主义（以及遵循这个模型的其他医疗服务职业者）以及患者消费主义几乎都是从个人的选择出发，而不是从集体的选择、行为和解决方案出发的——因为似乎没有别的可行的方法。难道当人们不再需要像拉车的老牛那样工作以后，他们就必须站在机器旁，或坐在计算机屏幕前，或汽车里吗？这是必然的吗？节约劳动力的机器应该是帮人们省时间，让人们可以更好地生活。但事实上，它们却被用于减少劳动力，降低劳动成本，增加利润，因为所有的决策权都在劳动力雇主手上，而他们首要的事是创造利润。健康的生活包括充分利用人的体力和脑力，而雇主或服务于雇主的政府却从未追求过这个目标。从本质来看，利润并不来自于扩大生命，而来自于将其萎缩至越来越小的任务。提供骑自行车上下班安全通道的战后计划很快就被放弃了，因为很多人有了车。而人们忘了，在很多贫困地区，至少有三分之一的家庭至今都没有车。1974—1994之间，骑车上下班的人所占的比例从 25% 降至 1%。[76]倡导城市安全骑自行车的地方性活动，如肯·利文斯通（Ken Livingstone）担任伦敦市长时所做的良好开端，从未被推广成为全英国的政策。1979 年后，学校体育也退步了。学校、地方政府和 NHS 被鼓励将公共空地和操场卖给开发商。[77]体育和健身设施增多了，但几乎全部是盈利俱乐部，不是免费的公共设施。 即使有公共游泳池，也是收费的，但威尔士是例外，在那里，游泳池对儿童和领养老金和社会抚恤金的人是免费的。[78]

将时间用于支持或组织一些活动，使人们更容易地积极参与一些事情，而不是将时间用于看电视，这比让医生来竭力控制肥胖从而促进人们健康更有效。 医生在控制肥胖方面做出的许多努力都是无用的。 即使人们接受体重最终于取决于能量摄取与能量消耗之间的平衡这一观点，人们也往往从关注能量摄取——所消耗能量的性质与多少——开始，因为大多数医生是这么说的，这也是最容易研究的，[79]表面看起来，这也是最容易控制并且最不依赖于生活方式的，大多数人感到无力改变生活方式。 如果足够细心，你会发现很多病人正走在医学的前面，他们制定了积极锻炼的计划。 现在的问题是，如何让无数这种个体的进步变成普遍性的、在家里或者工作中对积极的体能活动的追求。

为什么社区全科医生不能帮助产生和引导这种变化呢？ 基本医疗服务工作人员拥有大量的姓名、地址、电话、电子邮箱等信息，他们知道哪些病人是真正的或潜在的有能力改变这一切的人，他们可以组织选举代表委员会，选择可能获得群众支持的项目。 因此，迅速动员市民是可能的。 如今，我们完全看不出各主要政党上台之后会有什么明显差异，过去对政治信条的忠诚已经失去了其大部分意义。 因此，在尊重职业中立传统的前提下，全科医生更容易动员所有社会联盟来实现市民们的目标。[80]

人们为获得公共设施而与人斗争，并为了维持它们的持续存在而斗争。 在这必要且持续的社区斗争中，基本医疗服务工作人员应该是领导者，而不应该是旁观者。 为当地社区服务的医生和护士已经拥有了巨大的公众权威和尊重。 如果他们能发挥想象力，充分利用这一切来促进公众健康水平的提升，那么当选的政治家是会听取他们的意见的，只要政治家们想连任的话。[81]

总结和结论

从 19 世纪初开始，医疗工作的专业化分工被两股力量驱动。 一股力量是科学，通过分析生理学和病理学过程，将医疗服务划分成不同的部分，形成各种分支和子分支。 另一股力量是文化，这种文化总是将公民责任分割开来，将一些重大社会决策交由市场去运作。 具有连续性的人类生活也就被分成了许多片段和许多独立的问题，每个问题交由不同的专业人士去处理。 人们以为，这样可以明显提高问题处理效率。 而事实上，大多数时候并非如此。

全科医生一直存在着，但全科医生一直都被认为是不重要的。 全科医生的数量标志着医疗服务行业的落后程度，而专科医生数量则标志着进步程度。 直至 20 世纪 60 年代（在很多地方更晚），这一情况才有所变化。 随着人们对真实世界中真实患者的问题的复杂性认识的提高，我们需要让全科医生拥有更全面、更精湛的技术，以配合在数量和种类上都必然增加的专科医生。

在 1948—1979 年间，NHS 比其他任何社会综合医疗系统的经济效益都高。 其主要原因是其（无意中）保留了社区全科医生，全科医生起到了专科服务的守门员的作用，是病人熟悉的可以信任的保护人，是病人生命故事的诠释者，他们能将分裂的专科医疗服务组合起来形成综合性的整体。 有效的专科医疗的持续发展，依赖于全科医生在整合功能方面的平行发展。 英格兰现有 NHS 管理中的主导文化还没认识到这一点，现存的文化源自于商业经验，遵循的是工业模式。 目前，这种模式导致了医疗工作人员道德腐化，病人无所适从。 如果商业文化和科学文化能分开，公共医疗服务恢复为独立发展的礼物经济，那么全科医生整合和综合功能的发展能比以往更快，效率更高。 只有医疗服务专业人员承担更多的社会和政治责任，在所服务社区起到带头作用，这一切才会发生。

注 释:

[1] 在发展中国家一些比较偏远的地区，比如原苏联地处中亚的部分和非洲的很多地方，一直到 20 世纪 70 年代其实都还有全科医生存在，他们处理外科和产科的紧急情况，也负责当时的全部范围内的医疗工作。 去找这样的医生并倾听他们的故事，是非常锻炼人的经历，因为他们的生活和工作条件都比较艰苦。 在已经完全工业化的国家里，我们不再需要让医生辛苦，我们因此不再需要那种医生。 长期以来，"全科医生"这个词显得有些过时了，因为英国人的习惯是把美国人所谓的医生办公室称作诊所。 如果把我们称为社区全科医生，可能更合适些。

[2] 这些贵族只占极小的一部分，他们只是在有些时候、但不总是被当作有识之士或者绅士。 在 1859 年，英国军队的一个外科专业人士从一个由维多利亚女皇为维多利亚十字勋章获得者组织的舞会的参会人员名单上除掉了，虽然这个人也曾获得维多利亚十字勋章。 排除他的理由是：医疗官员算不上绅士。 医疗人员最开始被接受为皇家客人是在 1891 年（Cantlie, N., *A History of the Army Medical Department*, Vol. 1, Edinburgh: Churchill Livingstone, 1974）。 在美国，医生的社会地位甚至更低。 当 Charles W. Elliot 在 1869 年就任哈佛大学校长的时候，随便在大街上找个人，只要他愿意，就可以到哈佛大学的医学院读书。 他推出了一系列改革措施，比如，把教育年限延长 4～9 个月，所有的学生只有通过书面考试才能获得学位。 当时的医学院院长认为这些改革措施会彻底毁掉这所学院。 "我必须告诉他"，院长在报道中说，"他根本不知道哈佛医学专业学生的素质。 他们中的大多数连写字都不会。"（Brown, E.L., *Physicians and Medical Care*, New York: Russel Sage Foundation, 1937, pp. 16—17）今天的医生很难理解，他们获得现在被认为理所当然的地位并不是发生在很久以前的事。

[3] 其中的两个正骨师是来自北威尔士的 Hugh Owen Thomas(1838—1891) 及其外甥 Robert Jones(1858—1933)，实际上是他们二人开创了讲英语国家的整形外科。 凭借他们在临床上的成功，他们迫使皇家外科学院接受他们进入医疗行业。

[4] 至少一直到 1948 年 NHS 建立初期，几乎所有的煤矿社区都有这样的人，他们主要处理脓肿、软组织损伤和背痛问题。 他们通常以实物形式得到报答，也会因为有效的治疗得到社会认可，虽然得不到什么夸耀。 他们被人们记住了，特别是在他们的建议比医生的建议效果更好时。

[5] 当我 1952 年进入这个行业的时候，全科医生和助产士[在政府注册，受过良好的训练，受雇于伦敦郡议会（London County Council）]之间的关系经常是比较紧张的，有的时候会有公开的敌对情绪。 助产士仍然被认为在抢业务。 在这项业务免费了以后，这两种人之间的关系很快就变成合作性的了。 在美国也是这样，有很多州的医疗行业想办法让助产士失去合法地位。 其结果就是使得很多实际上正常的分娩过程加进了医疗干预手段，因此导致了更高的孕妇死亡率（London, I., 'On maternal and infant mortality 1990—1960', *Social History of Medicine* 1991; 4:29—73）。

[6] Reiser, S. J., *Medicine and the Reign of Technology*, London/New York: Cambridge University Press, 1978.

[7] 这些本来是给穷人的设施被中产阶级病人"滥用"后，中产阶级好像并没有占到什么便宜。 Robert Bridges 博士(后来成了诗人)在 1879 年的时候是伦敦市 St Bartholomew's 医院的急救医生，他在一小时十分钟的时间里亲自给 120 个患者看了病，也就是说，平均每 35 秒钟就给一位患者看完病。 与此同时，在另外一家伦敦的医院里，3 个急救医生每个上午要处理 500 名患者(Rivington, W., *The Medical Profession*, Dublin, 1879)。

[8] 在城市以外的地方以及英国的工业区，情况并不像这样。 直到全科外科医生在 1948 年被从乡间诊所赶出来，被顾问专科医生取代以后，才变得这样。 在比较小的城镇中，全科医生坐在马车上开展业务，他们一般在当地的乡间诊所有个职位，所有的日常手术都由他们来做。 乡间诊所的经费主要来自于慈善捐款和处方药费。 全科医生们保持着"类专科医生"(specialoid)的角色，这与美国长期以来的特征比较类似，美国在专科医生和全科医生之间的划分的彻底程度，直到最近才达到英国很多年前就达到的水平。 比如，1974 年美国心脏病学院的一份报告指出，在波士顿、迈阿密和纽约，平均每 1 万人就有超过 1 名心脏病医生，他们中的 70% 是在自己的办公室工作，而不是在医院工作，一半的人没有经过专家委员会认证(*Lancet* 1974; i: 617)。 这些专科医生的冒充者并不承担后续医院治疗的责任，也没有更高的资历。 在 20 世纪的最后三分之一的时间里，美国的医疗服务作为一个巨大的公司业务发展起来，逐渐把他们赶出了这个行业。 Paul Starr 对整个过程有非常好的描述(Starr, P., *The Social Transformation of American Medicine*, New York: Basic Books, 1983)。

[9] Stevens, R., *Medical Practice in Modern England*, New Haven: Yale University Press, 1966.

[10] 这被法国 1959 年的 *Loi Debré* 法案大大地强化了，它把本科期末考试成绩排前 20% 的学生送去当专科医生，剩下的则由他们自己在医疗队伍的各个层次中找到位置。基本医疗人员现在因此仍被法律归为享有最低层次的责任和民众尊敬的一类。

[11] 这个观点被 Frank Honigsbaum 不加批判地放到他的一本书中，书中的结论被历史学家们广泛接受(Honigsbaum, F., The Division in British Medicine: *A History of the Separation of General Practice from Hospital Care* 1991—1968, New York: St. Martin's Press, 1979)。 在一次 CIBA 基金会的会议上，Honigsbaum 介绍了他书中的观点，当时的主持人是 George Godber 爵士。 在听完报告之后，他的第一句话是"在我一生中从未听到过这么垃圾的发言。"George 爵士是公认的英国历史上最有开拓精神和最有影响力的医疗卫生主管官员。 他非常清楚英国的全科实践的快速发展，这是一个新的、以群众为基础的特色领域，那时正在实施中。 Honigsbaum 永远也不会理解这点。

[12] 这个定义是由一份政府红皮书界定的，它规定了全科医生合同的具体条款。 除了在 1967 年进行了一次重大修订以外，政府红皮书从 1948 年到 1988 年几乎就没有改变。 那次修订的主要目的是鼓励集体行医、更高质量的建筑物和更好的行政和护理人员。

[13] Campbell, E. J. M., Scadding, J. G., Robert, R. S., 'The concept of disease', *British Medical Journal* 1979; ii: 757—62.

[14] 伴随着瑞典博物学家林奈(Linnaeus)对动物和植物的分类的提出，它的具体化的表现开始出现于 18 世纪，以可以识别出来的现代形式出现。 这种概念与实物的脱节在

19 世纪末期的时候达到了顶峰，那时的细菌学快速发展，出现了新的疾病模型，细菌被当做掠夺性寄生物，占领人类的身体并以人的身体组织为代价得以繁荣。 这一理论被医疗实践工作以及整个医疗服务行业强化并大众化普及了。 医学爱好者需要以某种方式简化真实病人的难以处理的、复杂的健康问题。 他们需要简化的语言，用它来解释和思考问题，他们也需要以一种聪明的方式证明他们工作的价值和收费的道理。 这既带来了积极的影响，也带来了负面的后果。 医学专业的学生和护士们知道了疾病的寓言故事，在故事中，疾病就像单独的物种一样，悄悄地在生命的丛林中蔓延，寻找食物；在故事中，病人是可以用兽医的客观性研究的人类，是有趣的疾病的普通的载体。 药理学家们寻找能够射杀疾病的神奇的子弹，以击中疾病而不是病人。 他们认为即使每种疾病都是不同的，所有病人都是大体一样的。 这两种观点都比以往所有的医学哲学所产生的效果要好。 1910 年研究出了用来治疗梅毒的肺凡纳明，1935 年研究出了治疗链球菌感染的硫胺类药剂，1943 年研究出了治疗葡萄状球菌和其他感染的青霉素，而且，在接下来的几十年中，治疗传染性疾病的突破差不多每年都会出现。 这些都是实实在在的医学突破，并不是媒体的夸张。 如果你看看 20 世纪 30 年代孕妇死亡率的图，就会发现，1935 年硫胺类抗生素出现以后孕妇死亡率出现了断崖式下降。 第二次世界大战之后出现的青霉素让小叶肺炎和梅毒的死亡率也出现了大幅下降。

　　[15] Marinker，M.，'On the boundary'，*Journal of the Royal College of General Practitioners* 1973；23：83—94.

　　[16] Hart，J. T.，'Hidden agendas of earlier diagnosis'，in Zander，L. (ed)，*Change：The Challenge for the Future*，Royal College of General Practitioners Annual Symposium 1983，London：RCGP，1984，pp. 54—63.

　　[17] Riddle，M. C.，'A strategy for chronic disease'，*Lancet* 1980；ii：734—6.

　　[18] Greenfield，S.，Kaplan，S. H.，Ware，J. E.，Yano，E. M.，Frank，. J. H.，'Patients' participation in medical care'，*Journal of General Internal Medicine* 1988；3：448—57.

　　[19] 共病现象的增加，一部分是由于人为的原因造成的，人们给同一种健康问题冠以不同的名称。 越来越大比例的健康问题被判定并归类为疾病，而其实它们只不过是更一般的衰老问题的各种具体的表现而已。 究竟能找出多少种疾病，主要取决于人们多努力地找。 医疗专业人员对患者问题的认识是单一的、简单的，也可能是多重的、复杂的，这取决于他们是怎么想的，也取决于当前贴的是什么疾病标签，还取决于有哪些可以用于诊断的资源——其中最重要的是会诊时间。 有人回顾了 1995 年所有关于病态的文献。 以不同人群为研究对象的不同研究得出的结论有所不同，被认为涉及两种或者更多疾病的情况所占的比例从 1% 到 50% 不等（Van den Bos，G. A. M.，'The burden of chronic disease in terms of disability, use of health care and healthy life expectancies'，*European Journal of Public Health* 1995；5：29—34）。 很显然，这些差别主要体现在感知上，而不是体现在真实的病情的差别上。 在一个典型的例子中，医生对 12 000 名患者为期 6 个月的治疗。 在那些对慢性病的跟踪会诊中，会有 43% 的病例增加至少一个新的健康问题。 在这些新增加的问题中，23% 的问题需要新的药品来治疗，7% 的问题需要转诊给专科医生处理（Beale，N.，Searle，M.，Woodman，J.，'Use made by parients of chronic disease surveillance consultation in general practice'，*British Journal of General Practice* 1992；42：51—3）。

[20] 一项针对住院的美国老年患者的研究发现，在有心脏衰竭的病人中，有38%的人患有糖尿病，33%的人有慢性肺病，30%的人患有房颤，18%的人曾经中风。 这种病人极少参加新药物的临床实验，但他们实际上确是最可能使用这些药物的人（Heiat, A., Gross, C. P., Krumholz, A. M., 'Representation of the elderly, women and minorities in heart failure clinical trials', Archives of Internal Medicine 2002; 162: 1682—8）。

[21] 一项以格拉斯哥乳腺癌患者的研究表明，不同女性在获取医疗服务的质量和可及性方面没有呈现出与社会阶层之间的联系，但是，收入最低的那些病人患有其他重要疾病的比例要高出很多，治疗的结果也更差（Macleod, U., Ross, S., Twelves, C., George, W. D., Gillis, C., Watt, G. C. M., 'Primary and secondary care management of women with early breast cancer from affluent and deprived areas: retrospective review of hospital and general practice records', British Medical Journal 2000; 320:1442—5）。

[22] Smith,. G. D., Hart, C., Blane, D., Hole, D., 'Adverse socioeconomic conditions in childhood and cause specific adult mortality: prospective observational study', British Medical Journal 1998; 316:1631—5.

[23] Mold, J. W., Stein, J. F., 'The cascade effect in the clinical care of patients', New England Journal of Medicine 1986; 314:512—4.

[24] Foucault, M., The Birth of the Clinic: An Archaeology of Medical Perception, London: Tavistock Publications, 1973.

[25] 在大部分新闻报道中，新发现的饮酒或咖啡、吃肉或鱼、长胖或变瘦等带来的健康风险，是以现象之间的联系为基础得出的结论，并不是基于因果关系的证据。 例如，我们想让孩子在大约3个月大小的时候获得100%的免疫，但是大多数的脑瘫病例是只有在这个时间之后才能够被诊断出来（因为中枢神经系统要在年龄达到一岁以后才能够完全形成）。 我们因此会发现注射疫苗和其后不久出现脑瘫病症之间有紧密的联系。 很多父母将这种关系理解为因果关系。 类似的这种担心在没能很好地保护孩子避免受到囊尾蚴等传染的20%的父母心里出现，囊尾蚴本身只是偶尔导致永久性脑损伤的原因。 我们几乎每周都会看到类似的报道，而人们并不深入地讨论现象联系与因果关系之间的区别，也不去讨论所提出的原因是不是有可信的生物学假设的支持。 这个问题一部分是因为编辑凭感觉做事，也因为研究人员如果不能把公众的注意力吸引到他们的工作上来就无法获得研究经费。

[26] Kenneth Calman 提供了一个生动的例子（Calman, K. C., 'Cancer: science and society and the communication of risk', British Medical Journal 1996; 313:799—802)他比较了服用低剂量的口服避孕药、不服用和怀孕三种情况导致死亡的绝对和相对风险之间的差别：

	导致死亡的数量（每年每百万女性）	
	绝对风险	相对风险
不服避孕药	0.5	1.0
服用低剂量	3.0	6.0
怀孕	6.0	12.0

一年时间内，仅仅因为怀孕，会使两百万未怀孕且不服避孕药的女性中的死亡人数从

1 上升到 12。 服用低剂量的避孕药会使每年的死亡人数从 1 上升为 3。 因此，怀孕和服药都增加了相对风险，但两种情况下的绝对风险都非常小。 由于口服避孕药可以非常有效地防止怀孕，而怀孕会导致死亡风险高出 4 倍（与服药相比），口服避孕药一般是更安全的选择，比不服用避孕药或者使用避孕套或子宫帽都安全，因为它的避孕失败的比例要低很多。

[27] McConnachie, A., Hunt, K., Emslie, K., Hart, C., Watt, G., ' "Unwarranted survivals" and "anomalous death" from coronary heart disease: prospective study of general population', *British Medical Journal* 2001; 323:1487—91.

[28] Richards, H. M., Reid, M. E., Watt, G. C. M., 'Socioeconomic variation in responses to chest pain: qualitative study', *British Medical Journal* 2002; 324:1308—10.

[29] 当体重超出正常体重（对保持健康来说最优的体重是使 BMI 指数在 20—25 之间，此时的体重不等于平均体重）达 10 公斤或者更多的时候，15—34 岁的人死亡率会比平均水平高 46%，35—49 岁的人死亡率比平均水平高 30%，50—65 岁的人死亡率比平均水平高 18%，65 岁以上的人死亡率则没有明显区别。 年龄大的人要控制体重的理由很多，但是早期死亡并不是其中的一个。 BMI 指数是表示体重的一种方法，它等于体重除以身高的平方。

[30] 不管有哪些其他因素会影响这个过程，肥胖难免跟超量摄入能量有关。 一个成年人在坐在椅子上或者躺在床上的情况下每日需要的热量为 1 600 卡路里，如果一个身材高大的人做挖煤或者伐木这种体力活的话，每日需要的能量大概有 3 800 卡路里。 在完全工业化的国家里，因为体力劳动消耗的能量已经大幅下降了。 这个变化很明显地发生在社会上工作的男性身上，稍微不那么明显地、但也可能同样地发生在做家务活的女性身上，其原因在于无论是社会上的工作还是家务工作很多都由机器代替人来完成。 与此同时，能量消耗超过能量摄入造成的真正的饥饿彻底消失了，这是因为劳动的生产效率比以前提高了很多，人们不需要消耗很多能量。 在完全工业化的国家里，穷人的饮食仍然不够好，但这主要表现在食物的质量不够好，品质不够丰富，而不是卡路里的摄入量。 在英国和北美，肥胖已经成了社会阶层的外在化指标。 至少到目前为止，英国的各个阶层在肥胖方面的差别比美国要稍好些。 苏格兰公共卫生观察机构（*Scottish Public Health Observatory*）报告了英国的肥胖（BMI 大于 30）情况。 在最富的五分之一的成年男性中，肥胖率为 19.6%，最穷的五分之一的成年男性的肥胖率则为 25.5%。 肥胖率在女性各个社会阶层之间的差别更大：在最富的五分之一的成年女性中，肥胖率为 21%，最穷的五分之一的成年女性的肥胖率则为 32.1%（www. scotpho. org. uk/home/Clinicalriskfactors/Obesity/obesitydata/obesity_deprivation. asp, 2009 年 2 月 13 日）。

[31] 这是个简单的概念，应用得还不够充分：腹部肥胖的人是指腹围大于臀围的人。 这个简单的指标比 BMI 有更好的预测能力。

[32] Reaven, G. M., 'Role of insulin resistance in human disease', Banting lecture 1988, *Diabetes* 1988; 37:1595—1607, and Eckel, R. H., Grundy, S. M., Mer, P. Z., 'The metabolic syndrome', *Lancet* 2005; 365:1415—28.

[33] Cochrane, A. L., 'Science and syndromes', *Postgraduate Medical Journal* 1965; 41:440—2.

[34] 这个词来自于一封由 Cllifford Albutt 爵士写给《泰晤士报》的信（Albutt, T.

C.，'The Act and the future of medicine'，*The Times*，3 January 1912)，它被用来预测劳合·乔治的《保险法案》实施以后会出现的局面：好的临床医学会在全科医生中消失。实际上，好的临床医学在工业区的诊所里极少开始过，而这个法案是使好的临床医学工作在 36 年后可能会出现的重要措施。 不过，Albutt 的悲观论调在 40 年后似乎被 Joseph Collings 的调查完全验证了，他调查了 1948 年 NHS 诞生以来全科实践的情况(Collings，J.S.，'General practice in England today'，*Lancet* 1950；i：555—85)。 有趣的是，大约同一个时期的美国的类似的研究也得出了类似的结论(Peterson，O.L.，Andrews，L.P.，Spain，R.S.，Greenberg，B.G.， 'An analytical study of North Carolina general practice，1953—1954'，*Journal of Medical Education* 1956；31(12)：part 2，p.1)。 加拿大也是如此(Clute，K.F.，*The General Practitioner*，Toronto：University of Toronto Press，1963)。

[35] 即使在今天，在有能力的全科医生主导基本医疗服务的必要性被正统的舆论理解之后这么久了，美国只有 10% 的医学院毕业生从事基本医疗工作。 其余的 90% 则被培训成专科医生。 即使用最宽泛的定义作为标准，美国现在从业的医生中只有大约 30% 是在某种形式的基本医疗部门工作。 而英国和其他欧盟国家的医生中大约 50% 是在从事基本医疗服务工作(按照类似的定义)。

[36] John Fry 是最早在工作中系统搜集数据的英国全科医生之一，他创造了一个词用来表示美国那些自我宣称有专业技能却没有很好的医院工作基础的医生。 他将这些人成为"类专科医生"(specialoids)，参见 Fry，J.，*Medicine in Three Societies：A Comparison of Medical Care in the USSR，the US and UK*，Aylesbury：MTP，1969。 这些人直到 20 世纪 80 年代才从手术外科领域消失。 在那之前，美国的手术死亡率整体上高于 NHS。 当然，美国一些优秀的治疗中心的手术死亡率要低些，但不是每个人都可以承受那里的服务价格。

[37] British Medical Association，*Charter for the Family Doctor Service*，London：BMA，1965.

[38] John Horder 在他的一篇经典的文章中提出了这一观点，到现在那篇文章还是值得一读的：Horder，J.P.， 'Physicians and family doctors：a new relationship'，*Journal of the Royal College of General Practitioners* 1977；27：391—7(同时发表在 *Journal of the Royal College of Physicians of London* 上)。

[39] 全科医生宪章规定，每名全科医生以两个全日制人员的工资为上限，报销 70% 的员工工资，其余的 30% 由全科医生自己出钱。 地基的成本则可以 100% 报销，而且全科医生可以保留后续资产的折旧的总价值。 一直到 2007—2008 年的经济萧条之前，在房地产价格上涨迅速的地区，数额巨大的收益都被全科医生在退休的时候拿到了。 在大多数工业地区和所有的后工业地区，房地产价格却是下跌的，在这些地方就缺乏投资建筑的激励。 Bosanquet 和 Leese(Leese，B.，Bosanquet，N.， 'Family doctors：their choice of practice strategy'，*British Medical Journal* 1986；293：667—70)发现在五个改善性投资指标(执业护士的雇用、更好的地基、培训、ECG、后期跟踪诊所)中，32% 的诊所(投资金额高的诊所)的分数占所有正分数的总和的 71%。 几乎所有的高投资水平的诊所都是在经济发达地区。 这两位作者还研究了一个北方煤矿地区在 1986 年到 1992 年的情况。 他们发现富裕的扩张街区比贫穷没落的街区有更多的诊所投资于地基和人员，也提供了更多的医疗服务。 富裕街区的诊所里的工作人员的成本更高，他们的收入也因此更高。 不

过，平均来看，经济落后街区的诊所的投资增长的绝对数额更大些，这从整体上降低了医疗服务标准的两极分化程度（Leese，B.，Bosanquet，N.，'Family doctors and change in practice stratege since 1986'，*British Medical Journal* 1995；310：705—8）。通过以上研究，我们无法得出单一的结论。但这些研究暗示：让作为独立签约商的全科医生出钱进行投资的效率比政府直接投资于群众需要的项目的效率要低，虽然这并不是我的结论，也不是作者的结论。

[40] 根据保守党卫生部长 Gerard Vaughan 的数据，在 1985 年，纳税人所承担的每次会诊的费用如下：

在医院的门诊部　　　　　　　　50.00 英镑
在全科医生医疗中心　　　　　　5.00 英镑

很容易看出来，找全科医生看病的成本比找医院里专科医生看病的成本低 10 倍，虽然专科医生地位更高。而找零售药店的药剂师看病给政府带来的成本几乎是 0。

[41] Rivett，G.，*From Cradle to Grave：Fifty Year of the NHS*，London：King's Fund，1998，p.411.

[42] Charke，K.，'Working for patients：medical education，research and health'，Speech by Secretary of State to medical profession，10 July 1989，official press release.

[43] 医院的急诊（A&E）部门提供了另外一个后备的紧急系统，向无法获得基本医疗服务或者对它没有信心的患者提供零散的临时治疗服务。在日益衰落的城市中心，这是 NHS 医疗服务系统的主要缺陷，在 20 世纪 80 年代引起了很大的担忧，那个时候它被当做基本医疗服务极小的一个敏感的评价指标。现在，自己选择去急诊部看病的现象越来越多，越来越严重，也出现了越来越多样化的无需预约的诊所和电话咨询中心，这与保守党政府和新工党政府喜欢的消费主义政策是一致的。这些变化有损医疗服务的连续性，也降低了医疗服务的效率，因为医生们面对的不再是自己熟悉的患者。当我在南威尔士山谷工作的时候，大多数全科医生都亲手缝合小的伤口。就像其他离医院很远的地方一样，直接到医院急诊部看病的情况在 Glyncorrwg 少得可以忽略不计，因此，我们的工作量就是一个可靠的指标，可以告诉我们当地的基本医疗服务的业务量有多少。

[44] 在医院的成立之初，它们的急诊部门就一直主要为穷人服务。社会经济因素与急诊入院率有很强的关联，但是与全科医生转诊至急诊部的比率没有什么关系（Reid，F. D. A.，Cook，D. G.，Majeed，A.，'Explaining variation in hospital admission rates between general practices：cross sectional study'，*British Medical Journal* 1999；319：98—103）。在那些基本医疗系统不够完善或者可及性比较差的国家，急诊部门因此过度臃肿。例如，在 2004 年，洛杉矶的人口中有 30% 的人没有医疗保险，这些人利用公共医院系统中保留下来的急诊服务。这个系统本身是陷入经费困难，据预测 2003—2005 年间将面临超过 7 亿美金的亏损。由于盈利性私人医院的快速扩张，美国西海岸公立医院的规模不得不缩小，它的医疗设施只占医院设施总量的 6%，但是它所服务的、没有医疗保险的患者却占这类患者总量的 55%，这些没有保险的人占整个医院住院人数的 35%，占门诊病人的 55%（Berliner，H.S.，'The crisis of the Los Angeles Country Public Hospital system：a harbinger for the nation'，*International Journal of Health Service* 2004；34：313—22.）。

[45] 尽管 NHS 没有设置法律上或者经济上的障碍来限制某些人使用其提供的服务，但在经济落后和基本医疗服务工作负荷高的地方，实际上有很多行政的障碍。 在英国，进监狱的人中大约有一半的人没有自己的全科医生，这些人往往有毒瘾或精神病，或者两者都有。 无家可归的人的情况与此类似，而这一群体的人数越来越多。 此外，有学习障碍的人、街头性工作者、寻求救济的人、收容所里的人、有慢性精神疾病的人和吉卜赛旅行者的情况也是如此。 如果上述这些人可以获得友善的服务，大多数的这种病人都将变成有复杂需要的、大量使用医疗服务的人，因此，作为自我雇用的签约商，很多全科医生都尽量回避他们。 一些不那么在意商业利益的全科医生，认为这些人比其他社会人群更需要，也更会受益于医疗服务，最后的结果就是这些全科医生接受的这种病人出奇地多，在有些情况下，会多得使其没有精力开展普通的医疗工作。 当前的解决办法是在城市中这些人聚集的地方设立一些专门的诊所。 最近，寻求救济的人和非法移民则被排除在 NHS 服务对象之外(Taylor, K., 'Asylum seekers, refuges, and the politics of access to health care: a UK perspective', *British Journal of General Practice* 2009; 59:765—72)。在英格兰的大约三分之二的基本医疗基金机构所在的地区，专门的诊所已经建立起来了，至少让无家可归的人有了着落。 但它们提供的服务还非常不完全。 患者登记对于有效的事前计划和结果评价是非常关键的，但是很多这种特殊的诊所仍然有意地阻止登记，因为 NHS 或者当地政府在筹资方面设置了不讲道理的限制。

[46] Loudon, I., 'The principle of referral: the gatekeeping role of the GP', *British Journal of General Practice* 2008; 58:128—30.

[47] 很多其他的欧洲国家受到 NHS 守门人政策在控制成本方面的效果的影响，也在后来采用了这一政策。 一项对比有和没有守门转诊系统的国家的研究表明，有守门人责任的全科医生在所有的方面都更能有效地发挥作用(Boerma, W. G., van der Zee, J., Fleming, D. M., 'Service profiles of general practitioners in Europe', *British Journal of General Practice* 1997; 47:481—6)。

[48] 关于"类专科医生"这词的定义和起源，请参加上面的第 8 条和第 36 条注释。亦见 Taylor, T. R., 'Pity the poor gatekeeper: a transatlantic perspective on cost containment in clinical practice', *British Medical Journal* 1989; 299:1323—5。

[49] 美国的经历证明了该投资的合理性。 在美国，每 1 万人口中，基本医疗医生的数量增加了 1 人，死亡率在 11 年间下降了 1.44 人/万人。 最大的效果体现在黑人的死亡率上——黑人有最多的医疗服务需要(Shi, L., Macinko, J., Starfield, B., Politzer, R., Xu, J., 'Primary care, race and mortality in US States', *Social Science & Medicine* 2005; 61:65—75)。

[50] 参见 Gillam, S., 'Rising hospital admissions: can the tide be stemmed?', *British Medical Journal* 2010; 340: 275—6。 医疗评估和认证机构 CHKS 发现，从 2007 年至 2009 年，NHS 医院住院率每年上升 6%，而此前的三年的年增长率为 4.6%，该系统发出了医疗服务"濒临破产"的警告。 在剑桥公共卫生研究院(Cambridge Institute of Public Health)工作的 Steve Gillan 指出，尽管自从银行业危机以来人们预测 NHS 的资金会有 84 亿英镑的缺口，全科医生的职能理应受到重视。 "但是，大量获取医疗服务的新途径已经削弱了全科医生的守门人职能，而且，在流程上、而不是在结构上建立综合医院弱化了医疗服务的连续性，也让病人更难接触到在社区里能够处理并发症的医生们。"

[51] Fry，J.，*Medicine in Three Societies：A Comparison of Medical Care in the USSR，USA and UK*，Aylesbury：MTP，1969.

[52] Hayes，T. M.，Harries，J.，'Randomized controlled trial of routine hostipal clinic care versus routine general practice care for type II diabetes'，*British Medical Journal* 1984；289；728—30.

[53] 参见 Darzi，A.，*High Quality Care for All：NHS Next Stage Review Final Report*，London：Department of Health，2008. 综合医院的想法好像对专科医生很有吸引力，也受到 *Lancer* 杂志的编辑的热情支持，尽管这个杂志长期反对新工党和保守党在 NHS 领域的政策："对于医生来说，他们的要求好像受到了关注，他们要求政策制定要由医学界主导。现在轮到整个行业利用这个绝佳的机会让政策为患者服务了。"（Horton，R.，'The Darzi vision：quality，engagement and professionalism'，*Lancet* 2008；372；1—2）在伦敦和其他城市建成几家综合性医院之后，它们大多数由盈利性公司组织和管理，有些是由把企业竞争者赶出了自己的地盘的全科医生公会组织和管理。Darzi 于 2009 年辞职，回归了他的临床工作，继续当结直肠手术师和肿瘤专家。当他的事业刚刚开始的时候，他似乎相信患者需要的就是能够直接找到专科医生看病，就像在法国和一些其他欧盟国家一样。而且像很多媒体记者和政治家们已经做的那样，在能够承担得起的情况下，避开 NHS。在 2007 年 12 月 29 日与 *The Guandian* 的访谈中，Darzi 解释说，NHS 的本质问题不是缺少资金或者经验，而是它把不同组成部分连接起来的方式。寻求治疗的患者必须在迷宫里绕来绕去——而且未必能停留在最有能力提供治疗的医生的门前：

> 举个例子，有个住在伦敦的患者，他在晚上腹痛发作。他需要忍一整晚的疼痛，第二天去看全科医生，全科医生告诉患者要去看会诊医师……接下来就是很费时和不断反复的过程：去找会诊医师，去医院做超声波检查，去跟会诊医师讨论检查结果，去医院做手术前的评估，再去医院做手术，然后回到全科医生那里处理伤口。如果乐购超市向你提供这样的服务，你不会愿意去那。如果你像那样订机票，你就会被搞晕。

在 Darzi 辞职的时候，他好像认识到把有急性腹痛的人都直接送到外科手术专家那里的后果了。Ian Gibson 是国会议员，2009 年 6 月 8 日，他在国会讨论的时候举了一个很好的例子，说明了直接找专科医生看病会带来哪些问题。一个有腹痛的人要求做超声波检查。他的父亲刚刚死于胃癌。他本人的胃可能没什么问题，他之前有没有被发现的严重的高血压，但他的血压是 224/124，他也有糖尿病，可能也有心绞痛和早期肾衰竭。他每天吸 40 根烟，情绪低落，饮酒过度。他自己想要的是超声波检查，但是，他实际上需要的是由一名全科医生来照料他。

[54] 到 2008 年 9 月为止，平均每个月有超过 3 600 名 NHS 病人在政府的强烈鼓励之下在私人医院而不是 NHS 医院做安排好的手术，但是手术费用却由 NHS 来付。这些手术占英格兰的 NHS 总的工作量的比例还不到 1%（Kmietowicz，Z.，'Patients take 7.6m a month out of NHS as they choose and book private sector treatment'，*British Medical Journal* 2008；337；1372—3）。作为对公众的不安的回应，那时的卫生部长 Alan Johnson 宣布将把私人部门在 NHS 中介入的程度降低三分之二。布莱尔首相打算在五年的时间里把 60 亿英镑的 NHS 业务减少到大约 25 亿英镑。卫生部长承认将近有 9 300 万英镑已经

用于购买私人部门的服务，如果要取消之前签署的合同，还需要再花数千万英镑（Timmins，N.，'Return to the true path？'，*British Medical Journal* 2007；335：1066—7）。 在公众表示更多的不满而商业性提供者对获取的利润失望之后，在 2009 年 10 月份，另外一位卫生部长 Andy Burnham 宣布回归新工党最初的承诺，让现有的 NHS 机构成为所有医疗服务项目的优先提供者。 而到 2010 年 3 月我写这本书的时候，政府的政策还是如此。 这种从实际上对商业性供应商的偏好的回归很快就被 NHS 伙伴网络（NHS Partners Network）谴责为"完全不负责任"，NHS 伙伴网络是商业性供应商的协会组织（Timmins，N.，'NHS will now be "preferred provider" of care，says Burnham'，*British Medical Journal* 2009；339：827）。 不管部长们怎么说，无论是新工党执政还是保守党执政，英国的政府可能还是会继续试着把责任从政府转移到私人提供商身上，但是，只要 NHS 医院继续存在，人们可能还会继续用脚投票。 对 NHS、对工作人员士气以及生产效率的最严重和持久的损害，不在于把 NHS 的工作转给私人提供商的比例有多大，而在于主导 NHS 管理层从而影响到各项活动的商业文化，这种文化会妨碍合理的临床决策。

[55] 一些专家好像认为全科医生可能会继续提供服务，但是在 NHS 之外。 "如果……（医疗专业人士和政治家之间的矛盾只能部分地或者零碎地化解，那么）……医疗服务的私人化很可能是一个解决问题的办法，让那些有能力直接付款的人保持最大程度的自由从业，同时让那些没有这种能力的人保持最大程度的产业化"（Iliffe，S.，'From general practice to primary care：the industrialisation of family medicine in Britain'，*Journal of Public Health Policy* 2002；23：33—43）。

[56] 参见 Marsh，G. N.，Kaim-Caudle，P.，*Team Care in General Practice*，London：Croom Helm，1976。 他给出了有说服力的证据，证明了他组织的团队医疗服务对一个经济落后的 Teesside 社区有有利的选择性影响（参见 Marsh，G.，'Clinical medicine and the health divide'，*Journal of the Royal College of General Practitioners* 1988；38：5—9，及 Marsh，G. N.，Channing，D. M.，'Comparison in use of health services between a deprived and an endowed community'，*Archives of Disease in Childhood* 1987；62：392—6）。

[57] 医疗服务的标准化，至少作为管理者和政策制定者心中的一种想法，已经超过了警戒界限，显然已经超出了英国的患者和基本医疗服务人员的经历。 在圣弗朗西斯科，加州大学的工作人员实施了一项随机实验，用电话自动回答在控制糖尿病方面需要建议的人（Handley，M. A.，Shumway，M.，Schillinger，D.，'Cost-effectiveness of automated telephone self-management support with nurse care management among patients with diabetes'，*Annals of Family Medicine* 2008；6：512—8）。 在 2012 年 3 月我写这本书的时候，电话自动应答在解决从买火车票到解除电脑死机等各种问题的时候，让大多数人在大多数时间里有严重的不满和敌意。 大多数人仍然喜欢听到人的声音，喜欢有人倾听他说话，喜欢有人用同样的语言与其交流，喜欢跟好像有共同经历的人交谈。 然而，在没有必要让人的声音出现、用很多时间回答简单的问题的时候，人们还是会感激来自机器的帮助。 这些回答问题的机器可以说好几种语言，可以传递由公认的专家提供的信息。这项研究证明了，在一个显然已经不反对机器的社会里，电话自动应答确实能够带来一点好处。 如果成本与收益情况能够得到证实，我们需要沿着这条道路继续前进。 英国并没有表现出对这种趋势的抵抗（Croft，P.，Porcheret，M.，'Standardised consultations in primary care：are beneficial for some conditions，but should their extent be limited？'，

British Medical Journal 2009；338：668—9）。　抵制机器化，让人类的面孔重现，是需要勇气和想象力的。

［58］Chris Ham 教授是一位对医疗政策有影响力的专家，他为英国的 NHS 指明了市场化的方向，但也因为某些质疑的观点而出名。　他在 1996 年提出全科医生可以通过增加每个全科医生的患者数量提高效益（Ham, C., 'The NHS could benefit from fewer GPs and more nurses', *General Practitioner*, 9 August 1996）。　在那个时期，实际上所有人都还认为全科医生要照顾的患者太多了，不是太少了。　平均来看，每个全科医生名下的各种年龄段的患者有 1 800 人，而英国医疗协会建议的最优数量是 1 500 人。　Ham 写道，"未来的模式"可能是"全科医生作为家庭医疗的专家"。　根据紧迫性和救活的可能性决定哪些人优先治疗的治疗类选法可以交给有资质的护士实施，医生只有在需要的时候才被请来。　他认为，这样的话，NHS 的运行就只需要现有数量一半的全科医生。　他，以及成千上万个像他一样的人，把他们自己当成 NHS 患者群之外的人。　他们好像忘了第三章所描述的判断，无论是谁负有这个责任，在初次遇到的时候都应该做出这些判断。

［59］30 多年以前，Marshall Marinker 承认城市里的大多数家庭都是由不同的全科医生提供服务，也承认大多数全科医生并不了解他们所服务的家庭，还承认很多患者受益于到不认识的全科医生那里看病，或者受益于从不知姓名的人那里获取医疗服务（Marinker, M., 'The myth of family medicine', *World Medicine* 16 June 1976：17—19）。　从实际意义上看，家庭医疗在现实中是存在的，但很少见。　举个家庭医疗的例子——如果把整个家庭的书面记录都放在一起，其中一个家庭成员的问题就很容易放在整个家庭的背景下考察。　基本医疗是一个更大得多也更客观的类别，它并不对领导关系、动机或者组织方式进行任何的假设。

［60］一直到 1966 年，这些护士在工作上一直是完全独立于全科医生的。　在 NHS 建立之前，城市里全科医生与护士之间的关系一般是很差的，有的时候还是敌对的，因为靠治疗费生存的全科医生把护士当成潜在的竞争者。　对于助产士来说，尤其是如此，助产士被当成生意的争夺者。　而游医则被视为挑战他们权威的竞争者。　在农村，上述关系表现得要好很多。　可能存在的严重分化今天仍在持续，这种分化存在于作为执业护士和医疗助理的雇主的全科医生和 NHS 当局雇用的护理人员之间。　和以往一样，管理者们倾向于忽略或者遗忘这些分化，但这些分化可以导致严重的低效率和不愉快。　如果只有一个单独的公共雇主，这些分化可能就会被消除了。

［61］就像基本医疗服务的其他进步性的变化一样，这也受到了新工党政府的反对（Health, I., 'The perversion of choice', *British Medical Journal* 2009；339：1005）。　卫生部长 Andy Burnham 公开谴责那些努力于招揽病人而划分界限的全科医生，他们这样做的目的是为了服务位于特定地理位置上的社区。　在一次关于政策的演讲中，他宣布政府的意图就是提高患者在基本医疗服务中的选择权，就像他们已经拥有的在转诊到专科医生时候的选择权一样。　因此，患者可以在任何愿意接受他们的全科医生那里注册登记，不管这些全科医生离他们住的地方有多远。　这样就让一些全科医生在全国范围内开展业务变得可能，他们把那些因此增加的工作量（和收入）交助理来处理。　保守党的影子部长说，尽管受到欢迎，这一步还是来得太迟了，因此看来，这项政策还会继续执行下去。

［62］Drennan, V., Davis, K., *Trends over Ten Years in the Primary Care and Community Nurse Workforce in England*, London：University of London, St Georges, 2008.

[63] 根据 2006 年 7 月出版的一篇卫生部的评论（*Regulation of the Non-Medical Healthcare Professions*），医疗助理（HCA）尚没有受到政府的管制，不需要注册，也没有全国性最低进入标准。 据我所知，目前仍是如此。 根据皇家护理学院的信息，尽管医疗助理的数量一直在快速上升，卫生部并不清楚究竟有多少在 NHS 里工作。 根据 2002 年曼彻斯特大学的数据，那个地区的基本医疗服务中测量工作的 33% 是由医疗助理完成的，预防或者治疗工作中 28% 是由他们完成的。

[64] 美国医学专业学生通过他们倡导拒收医药公司礼品的 "Pharmfree" 活动，纽约医生通过他们的 "没有免费午餐"（宣传语："向医药公司销售代表说不"）活动让医疗工作者获得了更多的自尊（Moynihan, R., 'Who pays for the pizza? Redefining the relationships between doctors and drug companies. 1: Entanglement', *British Medical Journal* 2003; 326:1189—92; '2: Disentanglement', *British Medical Journal* 2003; 326: 1193—6）。 全科医生们可以通过阅读专业刊物使自己保持博识，而不是把宝贵的时间投进专业的洗脑机。 但是，至少在英国，他们的专业组织并没有树立一个好的榜样。 实际上，所有的研究生的教育活动还是在尽量从商业赞助商那里获取支持，赞助商总有办法把这些费用赚回来的。 佛蒙特州在 2009 年规定，有药品或者医疗器械公司向医生或者其他医疗服务工作者或机构赠送礼品的行为是非法的（*New England Journal of Medicine* 2009; 361:8—9）。 看来，这个世界还是有希望的。

[65] 在 2002 年，列于财富排行榜上的 10 家美国医药公司的总的全球销售额为 2 170 亿美元（1 066 亿英镑）。 在这个总金额中，14% 被用于研究和开发，31% 被用于市场推广和管理。 现在，大概一半的药品是同种药物的变体（Goldacre, B., 'Bad science: evil ways of drug companies', *Guardian*, 8 August 2007）。 我没有英国的相应数据。 所有的医药公司都非常清楚他们有比较差的公众形象，而且尽量隐藏他们的研究预算中本质上属于市场开发的活动（消费者行为研究、包装、展示和产品设计等与药效无关的活动）。

[66] MORI poll reported in *bmaNews*, 12 March 2005.

[67] 从 1948 年到 1974 年，胸科诊所和性病诊所一直由地区政府负责管理，它们因此还不是 NHS 的一部分。 在公共医疗服务功能从地区政府转移出来并吸收进 NHS 的时候，肺结核似乎很大程度上被战胜了，梅毒也接近消失了。 好像这段历史现在已经被遗忘了。

[68] 通过性病诊所控制 HIV 显然提供了这方面一个更新的例子。 但是，由于在我退休之前我所在的社区没有 HIV 和艾滋病病例，我们没有处理它们的经验。

[69] 在 Glyncorwg 中心，在 20 世纪 80 年代之前，我们管理着每周开放一个晚上的跟踪服务诊所，主要面对的是高血压患者和糖尿病患者；也管理着每月开放一次的精神分裂诊所。 对于我们的工作人员来说，这些是比较大的负担。 所有的人都要回家，因此，多花 10 分钟考虑为什么没人来，我们该对他们做些什么，以及谁应该落实行动，对于每个人来说，都不是可以忽略不计的。 这类预防性跟踪服务是需求引导的医疗服务和预防医疗之间最明显的区别。 这些措施非常有效，特别是对于那些需要每月注射安定药的精神分裂症患者来说。 如果他们不按时过来，会有一个医生登门，这个医生一般是与患者熟识的人，他可以获取患者信任并能够说服他们继续接受治疗。 在我们的地区，那个时候的精神病医师不愿意让他们的社区护理人员帮助我们，甚至不愿意讨论共同工作的

政策。

［70］定义全面性的判断的常规方式是把它描述为一种整体论的方法。 这种方式在有某种天分的各类医疗工作者之中非常流行，但我没发现它有什么用。 整体论的中心思想是：任何演进中的整体都大于它的各个部分之和；没有一个东西能够在把它与所处的环境隔离的情况下被完全理解。 尽管这显然是对的，但是它不过一个陈词滥调。 作为一种准哲学思想，整体论起源于 Jan Smuts 1926 年出版的著作《整体论与进化》（*Holism and Evolution*）中。 Smuts 的一生将三种荣誉集于一身——反抗英国的非洲布尔人的游击队领袖，政治元老和南非联盟的多任首相、大英帝国的积极倡导者，以及哲学家。 在一个白人至上的国家里，这种至高无上的地位从来没被质疑过，虽然非洲后裔的人口比欧洲后裔的人口多，比例超过 8∶1。 他获得这些成就，需要一种适合用来审视现实的哲学思想，而不是去改变现实的努力。 整体论也是这样，它是一个圆滑的词，对必要的冲突避而不谈。

［71］Starfield，B.，'Primary and specialty care interfaces: the imperative of disease continuity'，*British Journal of General Practice* 2003；53；723—9.

［72］质量与结果评价框架（QOF）的故事证明了高级别的人士一直低估基本医疗服务中低等级工作人员的工作的程度。 预测出来的费用是以假设医生的工作很少能达到 80%以上的目标为基础，而大多数达到目标的程度远远低于这个数字。 实际上，即使在第一年（2004—2005 年），医生的大多数工作达成目标的程度都超过了 90%，因此他们应该得到相应的报酬，虽然这个报酬的总额超过了预算经费的总额。 政府和新闻媒体从来都没有承认他们低估了全科医生以及他们的工作人员所做的工作，也低估了他们适应新需求的能力。 质量与结果评价框架是个巨大的成就，它把几乎所有领域的基本医疗服务的所有方面的必要工作都变成法典，不仅涉及临床活动，还涉及组织机构、记录、与患者和居民之间的关系、教育工作等所有方面，甚至涉及为患者及其所在的机构建议未来的安排。它的缺点在于，它在一定程度上鼓励了官僚作风、博弈和过度管理，也妨碍了想象力和创造精神的发挥。

［73］Davidoff，F.，Haynes，R. B.，Sackett，D.，Smith，R.，'Evidence Based Medicine. A new journal to help doctors identify the information they need'，*British Medical Journal* 1995；310；1085—6.

［74］Guthrie，C.，'Prevention and cure of type 2 diabetes. Let's move upstream from obesogenic environments please'，*British Medical Journal* 2002；325；965.

［75］Guthrie，C.，Letter to *British Medical Journal* 2001；323；63—4.

［76］*Road Traffic and Health*，London：BMA；1997.

［77］这包括 1997 年上台的新工党政府，它承诺要逆转这种政策。 自从 1997 年以来，至少多于 187 所学校和当地的运动场被卖了（James Chapman，*Daily Mail* website，30 March 2008）。

［78］威尔士议会政策可能已经在相对短的时间内产生了令人奇怪的巨大的影响。 英国市场研究局在过去的 15 年中每 6 个月对 4 000 个年龄在 11—18 岁之间的人进行调查。调查结果显示，英格兰人中每周游泳人数的比例迅速下降，从 1993 年的 25%下降到 2008 年的 12%。 这个比例还呈现出随着年龄上升而下降的特点，11—15 岁人群的这个比例为

14%，而 16—18 岁人群的这个比例为 9%。 参加游泳的人的比例最高值出现在威尔士，在那里，年龄在 11—15 岁之间的人每周有 25% 的人游泳，伦敦、约克郡、亨伯赛德和北英格兰等地的这个比例只有 10%。

[79] Jerry Morris 关于冠状心脏病物理休眠的开创性研究甚至经过了几十年才开始影响医疗实践（Morris, J. N., Chave, S. P. W., Adam, C., Sirey, C., Epstein, L., Sheehan, D.J., 'Vigorous exercise in leisure time and the incidence of coronary heart disease', Lancet 1973; i:333—9）。 一部分原因是人们实际上是生活在现实条件下的。在实验条件以外的效果如何，是一个极其难的研究主题，几乎不可能像节食研究那样产生可靠的数据，让人们得出确定无疑的结论。

[80] 在 Glyncorrwg，在我们的医疗工作人员的帮助下，人们积极争取到了三公里的自行车车道、三个养鱼池和在全世界山地自行车爱好者心中排名第九的山地自行车中心。 我们的社区还有自己的足球场和橄榄球队，他们在自己的公共球场上打球，即使我们的社区中总共只有大概 500 个家庭，而且，几乎所有的商店和很多房屋都用板子遮上了。

[81] 根据我在高度民主社会的经验，只需组织一次群众活动就够了，大家到当地政府去游说政客们，让他们相信每种威胁都可会变成现实，从而使他们同意做出明显有必要和重要的物质方面的改变。 这一次活动之后，就基本不需要再威胁他们了。

五

所　有　权

　　生产系统的所有者可以是医疗专业企业家（个人的或集体的），可以是高级经理和股票持有者，也可以是合作集体或国家（有不同程度的公共问责或参与）。除了一些特别的个体从业者外，所有这些系统中都有办公人员、护理人员、土地、建筑、设备等等——他们组成一个团队以保证能够有效开展工作。对于参与者来说，所有权一般是一个非常核心的问题。不同的参与者对所有权有不同的看法和定义。

　　患者的一种角色定位是消费者（对于这种定位的患者来说，提供服务的机构的所有权问题无关紧要，要紧的是他们提供的商品）；另一种定位是健康改善的共同生产者（对于这种定位的患者来说，所有权问题很重要，因为这决定了他们的专业合作伙伴在生产过程中的动机）。由于患者日益被迫接受自己的角色定位，因而他们对于医疗服务及其从属部分的所有权的看法变得和其他参与者的看法同等重要。

　　所有权不仅涉及建筑、设备和医疗中有效工作的其他条件，也涉及工作本身。亚当·斯密认识到人们在为自己的利益工作时比帮助他人时更有成效。他以此来解释逐利动机，不过他本人并不欣赏这种动机，他将称作"自爱"（self-love）。逐利动机解释了为什么资本主义取代封建农业，它成为商品生产的基础和法律体制后，生产率提高了。它也解释了为什么农奴制比奴隶制的生产率更高。不管他们向地主交的捐税、赋税、租有多繁重，佃农比奴隶工作更有积极性，因为他们至少在一定程度上是为自己工作。随着手工业过渡到看管机器的生产方式，人类劳动与机器劳动的结合大大提高了生产率，但同时手工业及其价值减少，这是因为与机器相比，手工业的生产率降低。 在工业劳动中，人类自身变成了工具，随着市场需求及机器设备的进步，人们或被雇用，或被抛弃。 想象中的对工作的所有权与对参与工作的物质条件的所有权一样重要，但两者又很不同。

医疗服务中的财产起源

特殊治疗的知识基础几乎都是在过去 150 年间建立的。 从疾病中恢复健康，除了需要特殊治疗外，还需要一些与保持健康所需要的共同的因素。 这些因素早在几千年前人们就知道了：洁净的空气、食物、水、居所、污水处理和安全。 创造社会条件，让每个人都可以获得这些，应该是任何理性的全球经济的首要目标。 主动为患者提供所需，应该是医疗系统的第一步。[1] 在工业资本主义时代之前，对于绝大多数人来说，照料无法自己照顾自己的重病患者起初都是由家庭来承担的，并且几乎全部是由母亲、女儿和祖母来承担，没有市场的参与。如果大家庭或邻居不能提供帮助，那么世界上主要宗教的一个重要任务就是提供相应的帮助。 这种帮助几乎都是护理。 如果没有人照顾重病患者，他们就会死亡。 然而，如果不看医生，几乎没有人死亡，很多人没有看医生却活下来的可能性可能还大一些。 在信奉天主教的欧洲，直到今天教会还保留着这个传统。 在英格兰，这一传统在 16 世纪被破坏了。 当时，亨利八世解散了所有的修道院——这是我们进入全国性的资本主义社会组织的第一步。

1690 年，威廉·配第开始将国民健康作为一个整体从经济学角度进行思考。 他是第一个这样做的英国人，是英格兰公共卫生健康的先锋，也是 1643 年英国革命的智慧产物。[2] 最有独创性的是，他将整个人口当作国家的可测定的经济财产，而不是主要是负债。 在仅够维生的农业经济中，没有专业化的劳动分工。 在工业化的资本主义经济中，劳动分工明确、专业化强。 从农业经济到工业经济的转移，是以牺牲家务劳动为代价的，包括护理任务。 如果没有雇主或互助组织或国家的援助，那么健康人要保持健康，病人要恢复健康都变得比较难。从 18 世纪后期开始，这样的援助零零星星开始出现，并随着工业的进步在 19 世纪得到进一步普及。 它主要通过现金津贴补充或支持当时还是主要由家庭提供的护理，这样的话，如果一个家庭中养家糊口的人生病了，还可以生存下去，直到他恢复健康。 医疗干预的目的更多地是为了控制津贴分配以及为事故提供急救治疗，而不是为了干预病程。

当时多数人看不起病。 为了谋生，作为个体企业家的医生必须想办法将临床医学引入这一非正式支持系统。 很久以后，专业护理也面临同样的问题——不是要创造一个自己的新社会结构，而是想办法进入旧社会结构。 旧的社会结构已经通过国家权力机关和地方习俗的结合而成长起来。 直到 20 世纪初，临床干预产生的健康净收益都很少或没有，因此，医生是一个相对弱的社会力量——比许多医学历史学家直到最近认为的都要弱得多。 英国现代医学成长所在的医疗体制实际上主要受（如果不是完全的话）国家利益、雇主利益、工人的期望和需要三者综合的引导。 作为为能付得起医疗费的患者服务的个体企业家，医生的领导作用非常小，远远小于欧洲大陆国家的医生。

机构医疗中的财产起源

19 世纪前半叶，政府的兴趣集中在社会工程上。 由于几乎所有公共用地都私有化，国内的农业为制造工业服务，人口集中在工业城市，因而社会工程很有必要。 实现社会工程的手段是建劳动救济所。 劳动救济所的概念是在 1844 年济贫法修正案中发明的，主要由埃德温·查德威克（Edwin Chadwick）设计和推动实施。 今天，他被当作英国公共卫生的创始人，但在 19 世纪 40 年代，据说他是英格兰最遭人憎恨的人。[3] 劳动救济所里不加区别地安置着贫困的病人、残疾人、老人或精神病人，以及有劳动能力但找不到工作的人。劳动救济所的设计和管理有意模仿监狱，男女分开，父子分开，工作是繁重而重复的手工活，比如打碎石头或踩踏板。随后的圈地法案将农民赶出公共用地，迫使他们要么在不断变小的农业劳动力队伍中找到工作，他们就要么迁移到工业城镇，要么进劳动救济所。劳动救济所为附近的穷人提供基本的护理、接生和医疗服务，虽然这种服务基本上是象征性的。劳动救济所的主要功能是将剩余劳动力从乡村赶到贫民窟。

19 世纪后期建立的大型精神病医院基本上也采取了类似的模式，其主要功能是实行人员安置和社会隔离。1948 年，NHS 继承的大多数医院在其建造时和一直以来的功能就是劳动救济所或大型疯人院。NHS 建立之后，劳动救济所式的服务态度一直持续了至少十年。将县医院和精神病院的监禁功能转化为护理和医疗功能，需要领导力和特殊制度的开拓，而这些总是差强人意，并且总是姗姗来迟。

这些国有和国营的服务机构为医疗工作者提供了重要的就业机会，但工作岗位的竞争非常激烈。在专业和社会地位得到提升以后，先是医生、然后是护士尽其所能地将他们的专家地位与糟糕的现实分开。济贫法监察委员会（Poor Law Boards of Guardians）（他们雇用医生为生病的穷人提供至少名义上的关心）所提供的国家机构医疗服务[4]、工人的互助会（社团）提供的医疗服务，以及通过医药卫生官员在地方的卫生法执行所提供的服务，这三者的共同点是它们以所有或几乎所有的普通百姓为服务对象。它们与上层阶层的医疗完全分开。特别是，它们要面对那些私人医疗机构不喜欢的人或职能，而这些功能对社会来说是必要的。医生需要尽量多吸引富裕的病人，因为医生们能帮助的贫困病人的数量取决于从富人那里得到的津贴，这种津贴的多少根据富人的住宅的估算价值收取。因此，穷人的医疗只是象征性的，这样的状况一直持续到企业的雇主们发现没有医疗服务就无法维持或发展稳定的产业劳动力。

　　医疗行业的意识形态基础是在大型的教学医院中发展起来的，先是在伦敦，然后是格拉斯哥、爱丁堡、都柏林，后来在其他大工业城市。这些医院先是由贵族阶层资助的，后来由工业家资助。他们资助的目的并不是为了自己（医院太危险了），而是为了他们的仆人和雇员。这些医院在有空位的时候，还为城市中那些能进医院、敢进医院的患有急性病或受伤的穷人服务。当时的人们认为治疗急性病和受伤容易取得治疗效果，医院不治疗慢性疾病。进医院要付的最重要的代价（除了交叉感染的风险高之外），就是病人要做教学和实验对象。教学医院是疾病博物馆，学生在这里可以熟悉各种活生生的疾病及人体尸骸。

　　教学医院的有钱有势的资助者可以从他们的投资中得到什么呢？他们对文明与社会稳定的个人贡献会得到承认，这对于他们在社会上的地位很重要；他们可以用一种光彩的方式处理生病的仆人；与医生建立联系，医生很可能由于在医院患者身上进行的锻炼与试验而变得不那么无知，他们的医术也许会有助于他们今后在资助者家中治疗其家人。

　　医生从中得到了什么呢？直接收入是一点也没有的。他们是"荣誉顾问"，是不收费的。医院资助人只要为建筑、取暖、护理、清洁、少数管理职员、厨师和食物付费，而不必为医生付费。这些无偿的"荣誉人士"也为自己赢得了许多。他们成为了行业的统治者，负责教学，并通过他们的皇家学院，负责规定专业性的形式与内容。他们在富人中的名声建立在他们治疗穷人的经验之上。他们的私人患者来自于医院资助者的社会关系网络，或者是由在郊区或乡村做全科医生的以前的学生推荐到他们那里的。谁拥有教学医院呢？在名义上，所有权归富有的捐助者及以他们的名字命名的不断积累的信托基金；实际上，所有权归高级顾问外科医生和内科医生，后来还包括护士长。虽然如此，实质上没有一个医疗专业人员会与贵族资助人产生分歧。他们不仅共同拥有教学医院，而且还几乎掌控着整个医学思想。唯一的例外是以实验和研究为代表的一股微弱却强有力的理性的革新思想，它一直因为对绅士文化怀有敌意而受到轻视。 直到 20 世纪 50 年代，全职的科学研究者还是尽可能久地并有效地被排斥在权力之外，在英格兰尤其如此，远甚其他发达经济（不像苏格兰）。 今天仍存在的医学专业地位是在 20 世纪末发展起来的，远远早于医学科学开始主导实践的时间。

在英国各地能找到资助人的地方，集镇小医院形成了有点类似教学医院的特点。 当地那些接受了足够培训、影响力足够大、能够为他们的职员找到岗位的全科医生，获得了与教学医院中的顾问医生基本相同的条件。 他们从少数付得起钱的患者那儿收取费用，而剩下的床位则住着几乎是免费接受治疗的患者。 如果得不到足够的医疗费或捐款，就不建医院。 这些医院和教学医院一起被称作"志愿性医院"（Voluntary Hospitals），是每个地区稳定的、有一定声誉的医疗行业的珍贵财产。

从 20 世纪 30 年代开始，第三类医院开始出现。 这类医院既不是基于济贫法，也不是来自志愿性的资助。 这就是郡医院，它由地方政府郡议会负责管理，国家给予部分资助。 在郡议会有这个政治意愿的地方，就建立自己的医院，雇用领薪金的职员。 在当时，这些医院中很多都很出色，有时比很多教学医院还好，因为他们不仅接收急性病患者，还接收慢性病患者。[5]

公共卫生附属于临床医学

针对个人的临床医学一直以来都是医学的核心，因为这是大多数医生维生的途径。 为了维持健康——或起码为了保持希望或预测病程的发展——而进行的医学干预经常可以卖给富人或需求强烈而愿意付钱的人。 顶级医生并不是像约翰·西蒙（John Simon）爵士、威廉·法尔（William Farr）这些为国家服务的公共卫生组织者，而是皇室、宫廷、贵族，以及业界领袖的私人医生。 在对作为人体生物学的社会应用的医学的任何合理的设想中，公共卫生，即整个国家的健康，都应该是比个人临床医学或外科学更大、更高层次的类别，理应由其设定所有临床专业的目标。 然而，在任何一个充分发展的工业经济中，在每个医学院，两者排列次序正好相反，虽然程度在慢慢减轻。 公共卫生是临床医学的下属性质的伙伴，临床医学很难接受让公共卫生确定其实践范围和目标的想法。 只有国家才能拥有公共卫生，但临床医生拥有临床医学技能。 这成为他们强烈保护的财产。

尽管如此，各种医疗工作者一直觉得，如果他们能根据人们的需要（根据医疗专业人员的判断）为所有人服务，而不是根据一些人的需求和财富为部分人服务，他们会感觉更舒服一些。 医学院学生学到的第一件事是，人体结构是相同的，出问题的方式是相似的。 无论有时医学专业文化在实践中多么忽视人类一致性，人类一致性的理念一直贯穿在他们的培训之中。 在历史上，医疗服务（不管是真实的还是想象中的）不可能完全从属于市场。

因此，医生愿意接受所有权的双重含义。 他们愿意认可国家对医院和诊所的所有权以及国家对医护人员的雇用，如果这是唯一能让他们工作的办法的话。 但是他们不会轻易放弃对他们工作的所有权和控制权。 他们想对他们自己的工作、自己的临床决定负责。 这一点，对于所有医疗工作者是一样的，无论他们有什么样职位或技能。 虽然作为有组织的职业，医生几乎一直反对国家提供资金并从而控制医疗服务的最初举措，但他们一旦对国家提供资金有了好的体验，大多数人似乎就成了其拥护者。 NHS 中很少有医生愿意回到私有或市场中去（虽然少数愿意回去的人呼声很高）。 作为有组织的职业，医生比其他健康服务联盟更积极地维护 NHS 公共服务。 他们在促进原本不得人心的公共卫生事业发展方面展现了比政府更大的勇气。[6]这表明，如果政府不将他们的雇用权交给以盈利为目的的承包人的话，大部分在医院或其他大型机构工作的、有爱心的医护专业人员更愿意将自己当成是个人责任所有者，而不是个人财产的所有者，如果这可以是一种政治选择的话。

基本医疗中的财产起源

很早以前，医院的专科医生就不得承认两个基本事实。而直到 20 世纪 70 年代这两个事实才被英国的全科医生普遍接受，并且直到今天它们也没有被完全接受。第一个事实是，医生已经不能单独地、有效地工作。他们需要其他的同事，哪怕只是将他们从一年 365 天、一天 24 小时对病人的责任中，将他们从他们所在的地区，将他们的妻子（以前很少有女医生）从电话旁解放出来一下。人们首先认识到了护士对于提供有效的医疗的必要性，然后认识到了办公人员，后来又认识到许多基本医疗辅助人员的必要性。就像在医院一样，现在在基本医疗中，越来越多的任务需要团队合作来保证其可行性和有效性。即使是最小的基本医疗单位，也需要有专门的组织和管理，而医生没有学过这种专门的管理技能，他们对此也不感兴趣。

好的全科实践不是只需要好的记忆力、口袋里的听诊器和一辆好车。然而，做自己的老板、由社会付工资而不需对任何人负责这样的幻想，现在依然比较更有影响力。政府一点也不急着去干涉劳合·乔治在1912 年发现的美好方案，这一方案使全科医生成为社会服务的独立承包人，对自己诊所的恶劣条件负责。从物质方面来说，全科医生拥有基本医疗的所有权的想法因此一直存在着，在专科医生接受了医院的公共所有权几个世纪后依然如此。

如同英国比其他国家更早完全工业化一样，它也是第一个几乎全部人口都享有由合格医生提供的某种医疗服务的国家。[7]有一小部分成功的全科医生完全能靠有支付能力的患者所付的费用维持生活。到 19 世纪 80 年代，大约有三分之一的人有支付医疗费用的能力。中产阶层所居住地区的医生，基本上是根据对病人家里住宅的估算价值按比例收取费用。 没有固定的收费金额；医生认为病人付得起多少钱就收多少钱——这不是出于慈善目的，而是由于现实。 最富有的地区因而对医疗行业最有吸引力，这让医生愿意先在医院里在比较长的时间内做没有收入的低级员工，他们的目的是要获得更多更广的临床经验，从而增加自己的实力，这是因为医院工作压力比较小，他们有机会应用自己的医术。 富裕些的病人会付更多的钱，这样医生就能在病人身上花更多的时间，充分应用当代医学知识。 这些地区提供了发展先进的个人临床医学和外科学的机会。[8]对于医生来说，富裕的病人就是公共服务生产点的最终决定者（支持"向上靠齐，而不要向下靠齐"的永恒的理由）。 他们的病人是宝贵的、可以买卖的财产。 当全科医生负责人退休时，他卖掉他行医的信誉，即他的病人对他的忠诚。 患者的忠诚是可买卖的财产。[9]

为上层社会服务的医疗服务从未成为英国公费医疗的典型，在西欧和北欧也是如此。 NHS 基本医疗服务起源于工人的医疗服务的预付收费制度，而不是集镇或蓝领郊区的上层社会的收费医疗制度。 由于英国在 19 世纪末已经完全工业化，从这些预付收费制度中发展出基本医疗服务的一般模型，每人每年交纳一笔固定费用——人头税，就可以享受无限的免费医疗。 一开始，人头税是由工人通过他们自己的组织交，后来由政府接管并出资。[10]

免费基本医疗服务

在来自富有病人的收入不足以维持医生家庭生活的地方，医生就找其他的工作，要么是为国家工作，受济贫法监察委员会雇用，承担报酬极低的工作；要么是为同济会服务，同济会由工人组织，每人缴纳一定的费用后就可以享受预付费医疗服务。[11]为了与工会（1799 年和 1800年的结社法宣布工会不合法，直到 1825 年工会才成为合法组织）区别开来，同济会被称作互助社团。 由于这些组织在 1793 年后被迫在政府进行登记，所以他们后来的发展进步能被记录下来。 到 1891 年，几乎一半的英国成年男性和大多数有工作的工人，都是这种社团的成员。[12]

有的社团成为大型的国家机构。 到 1855 年，共济社（Odd Fellows）有 20 万个成员，"林木工人古社团"（Ancient Order of Foresters）有 10 万个成员。 到 1872 年，这两个社团的规模扩大了不止一倍。 虽然它们规模庞大，但是成员还是可以通过地方分会来组织和控制。 在地方分会，大家互相认识，可以看到大家的钱是如何花的。 地方分会提供丧葬费和失业、生病、受伤补助，以及提供一些预先付费医疗和护理费用，受益对象通常包括会员及其家属。 这些社团的运行费用比较低，因为几乎所有的管理工作都由选举出来的志愿者委员会承担，并且所有的利润都累积起来作为将来的福利储备。 他们付给医生的费用只比济贫法的好一点点。

矿工的医疗救助方案

矿区村庄，以前通常在偏远地区，不得不自己为自己建立社会事业机构，借鉴平等主义的社会理论，反对基督教圣经的阐释，这些阐释起源于 1643 年英国革命的清教徒运动及随后的内战，也源自于酒精依赖带来的痛苦家庭经历，以及后来的（大约从 1898 年开始）社会主义思想。[13]这三种思想经常是融合在一起的。 马克思主义思想直到约 1910 年才开始产生影响，但其简化形式迅速在南威尔士煤矿区成为一股强大的力量。 山谷社会主义（valleys socialism）有很强的工会组织主义色彩，这来源自于这样一个事实：南威尔士矿工联盟的地方分会与煤矿主联盟会议室之间的交锋是南威尔士最重要的社会和政治决策的战场。 双方之间的斗争经常引导着政府政策。 当时的地方政府远比现在的强大。 每次地方政务会选举都是矿工与煤矿主之间最高权力的争夺战。

矿工的医疗救助方案是最先进的互助系统。他们用签合同或付月薪的方式雇用医生为注册病人提供不受限制的免费医疗。当时医疗专业市场人员过多，竞争非常激烈，医疗人员就按当时的劳动力的一般工资水平计酬。当时，英格兰和苏格兰都是采用固定收费方案，但威尔士的矿工医疗救助方案最终是按收入来收费的（通常是每赚一英镑就交3—4便士），费用由煤矿办公室直接从工资中按比例扣除。事实上，这是一种地方收入税。[14]雇主们通常比较喜欢这种方案，它对经常发生冲突的雇主与工人之间的关系起了稳定作用，同时也是将医生吸引到偏远社区的一个方法，雇主自己家里也需要医生。[15]按镑收费方案（poundage system）成了一个极其重要的特色，它使得在别的地方不可能发展的综合服务在矿区有可能发展起来。

在各种医疗救助方案中，医生的职责包括：判断患者是否适合工作；能否享受福利，由于"不道德行为"（主要是酗酒和性病）而病则不能享受福利；治疗工伤；给来看病的人提供医药和诊断结论。看病是免费且不受限制的。严重损伤和外科急诊如骨折或绞窄性疝由全科医生处理。全科医生在取得资格后就应该有基本的外科技术。[16]

互助会和矿工的医疗救助组织是大本营，容纳着正直、持重、不同宗教、恭顺与团结的平衡。恭顺与团结的平衡，取决于宗教、自助以及从19世纪40年代人民宪章运动遗传下来的斗争传统这互相冲突的三种力量的地方性影响，在不同社区，三者的相对势力大小不一样。社会主义和马克思主义思想，即使是其通俗化的形式，在威尔士也没有什么影响。直到1910年威尔士联盟（Cambrian Combine）煤矿纠纷后，社会主义和马克思主义思想才迅速传播开来。[17]另一方面，不那么极端的自助倡导者欣然转向当地雇主和上层社会，接受他们所给的一切，或许是现金，或许是影响力。在大多数地方，这种机会主义占主导，危机时期除外。在很多早期的救助方案中，雇主可以雇用或开除医生，雇主们期望在他们与工人的纠纷中经常从医生那儿获得忠实的支持。

1897 年劳工赔偿法规定雇主要对工伤的一些严重后果负责，这之后，雇主对医生的影响就成了一个重大问题。 为了防止雇主对医生的影响，大多数方案最终完全由工人来控制。 雇主们并不普遍认为医生的地位和问责是根本性的重要问题。 在那些工人斗争激烈的地方，雇主会妥协并由出纳室执行每镑收费计划，即使这样搅乱了有组织的医疗行业，并减弱了其在赔偿纠纷中对医生在法庭上出具的"专家"证据的影响。[18]

由于矿工医生经常要处理骨折和其他损伤，他们鼓励各种资助者——主要是当地政府和互助社团，但也有地方雇主和慈善捐赠者——他们捐建了一些小型乡村医院，这些乡村医院通常配置 10 至 15 张病床以及一个小手术室。 这些医院的名义上的所有权，及用于外科手术的使用权的控制，经常是争夺的对象。 地方大人物很大方地使用自己的名字，提高自己的声誉，但他们在捐钱方面就没有那么大方了。 在南威尔士的煤矿区以及北威尔士的板岩区很快就出现了很多乡村医院，这些医院靠地方政府的地方税和地方公共捐款维持。 代表这些医院的公众面孔和管理者往往实质上由上层社会垄断，而这些人的现金捐款可能远少于矿区社区通过按镑收费方案集体募集到的数额。[19]

在 1911 年以前，由于得不到国家的支持，互助会将极度贫困的人排除在外，但在所有重工业区，互助会将大部分有工作的工人包括进来了。 在威尔士煤矿区，医疗救助会将煤矿工人的家属也算入进来。 所有地方议会工作人员、小企业主、店主、老师和其他围绕煤矿业的一些职业——事实上，是整个社区，都通过缴纳年费或每周费用，参与到医疗计划中来。[20]

在南威尔士煤矿区，整个矿区的活动都围绕着煤矿、铁、钢或马口铁的生产，这一特点使得其矿工医疗救助方案发展得最全面的。[21]小小的山谷城镇在文化上自给自足，代议制和参与性民主高度发展。[22]按镑收费方案不仅为维护基本医疗提供了足够的资金和管理，并且还有富余资金，被用于员工和建筑投资。 社区尽其所能地利用其人力资

源，来满足社区的社会需要。 在创造更好的医疗条件方面，他们所雇
用的医生与社区利益一致，创造好的条件主要体现在建设用于外科治疗
的乡村医院以及隔离传染性发热的病人。[23] 医生也有自己的财产和利
益，这也是冲突的根源所在。 全科医生医院的发展、控制、工作人员
的雇用以及所有权很快就成为三股界线清楚的力量的争夺焦点，这三股
力量分别是医生、矿工和上层社会。

矿工方案与免费医疗模型

虽然大多数南威尔士的医生认为，他们对当地医院的所有权和控制
权与他们对其工作内容的所有和控制不可分割，但也有些重要的例外情
况。 社会化的服务最终意味着社会出资，社会出资意味着社会问责，
而这一来就意味着社会管制或社会所有。 如果你真为人民服务，那么
你必须对人民负责，这就意味着需要实行付费服务制度（由医生工作所
创造出的附加值，因此就可以用于扩大医疗服务的范围，使其超出全科
医生的服务范围），而不是企业所有权（全科医生可以主要扩大他们自己
的工作范围，增加自己的工资，而将对医疗的投资，特别是招收额外
的、有专门技能的工作人员放在次要地位）。 在当时的山区医疗行业
内，有些人强烈倡导付薪医疗服务，其中最有名的是 Rhondda 地区的
亨利·诺顿·戴维斯（Henry Norton Davies）医生，今天人们基本上已经
不记得他们了。 他认为，如果有效地管理按镑收费，那么就可以给医
生提供好于一般水平的工资，医生就不再需要从私人行医中获得额外收
入，他们就可以根据患者的需要专注于工作。 他认为，通过按镑收费
筹资的付薪服务制度能够扩大医疗服务的范围，将更多的医学和外科业
务专业纳入其中，而这是当时的全科诊疗不可想象的——这正是现代综
合转诊制度的起源。

有几个矿工救助方案证明了这一点。 在 Tredegar 地区，到 1920 年

为止，医疗救助会接纳了全镇 95% 的人口，雇用了五个全科医生、一个外科医生、两个药剂师、一个理疗师、一个牙科医生、一个家庭护士，并为转诊到 Newport 市的大医院的患者提供免费铁路运输。 在 Rhymney 地区，矿工救助方案用 700 英镑年薪雇用了雷德伍德医生（Dr. Redwood），同时给他提供免费房屋、一个配药师、一个乡村医院和护士，这种条件比他大多数"独立"的当地同事要好。[24]

这些例子表明，由地方医疗非专业人士代表所控制的付薪服务，是一个切实可行的选择，并且在社会和临床上可能比开医疗诊所更有创新性。[25]即使是在 1926 年至 1941 年间，由于大量失业导致南威尔士煤田被荒废，矿工医疗救助方案依然挺过来了。 当时，采取了一系列措施维持方案的存在和运行，如：将失业人员的医疗收费降至每周 3 便士；雇用失业人员来收费；减少雇用合同医生的成本，因为按每镑收费的话，他们的收入也和交费的病人一样减少了。 领固定薪水的医生则逃避了这一"惩罚"。 假如为民众服务的国家能发挥想象力进行领导的话，付薪服务本可以将英国的医疗实践提升为国家的骄傲，而不是像在 NHS 刚起步时在大多数英国工业区一样那么糟糕，那是简直是一种耻辱，[26]这种糟糕的情况在很多地区一直持续到 20 世纪 80 年代。[27]那时，80% 以上的建筑、设备、非医职人员等方面的投资都由政府负责。 除了极少情况外，工业区的全科医生在工作上投入大量精力，但他们尽量保持在员工、设备和建筑方面少投入。[28]

大多数全科医生罔顾事实，顽固地坚持他们认为是不言而喻的东西。 他们认为应该由他们来决定什么对患者最为有利，决定的内容包括：任务的确定、服务范围、员工的性质，土地、建筑、设备的计划与所有权，以及如何在由保险或医疗救助方案预先付费的患者和更赚钱的私人病人之间分配这些资源的使用权。 在这方面，他们得到了英国医学会（British Medical Association，BMA）的大力支持。 英国医学会的核心原则就是完全拒绝外行人的控制，医生的所有规章制度都必须由医生实施，哪怕是很难实施。

矿工和医生之间争端的核心问题，是对每镑收费资金的控制。[29]
矿工们直截了当地提出了他们的问题，但英国医学会宣称矿工们有更深
层次的动机——地方选举的矿工医疗计划委员会试图控制医生的临床决
定。 由于公共资金必然意味着某种形式的公共问责，这也成为了反对
任何国家医疗投资的理由。 虽然英国医学会不时会在理论上提出一些
有进步的提议，但直到 1966 年，任何国家直接投资于基本医疗的员
工、设备、建筑的努力都遭到了英国医学会的抵制。 英国医学会后来
之所以作出了让步，只是因为工业区的大多数 NHS 全科诊疗糟糕得面
临没有患者光临的崩溃局面。[30]

由于大多数关于矿工医疗救助方案和医生之间争端的文献都来自于
《英国医学杂志》（BMJ），我们没有什么关于矿工如何看待这个问题的
证据。 然而，我也从未发现过任何例子，不管是书面的还是口头相传
的轶事，来证明矿工或其他任何工人群体在临床医疗领域内质疑医生的
意见。 相反，矿工们似乎普遍持恭敬的态度，而当时医疗知识真实水
平并不值得如此恭敬。 医生的权威就是这样的，比较保险的方法是不
要当面质疑他们，即使他们的专业技能明显是被用于掩盖经济上的自身
利益。[31]虽然在危机时期写给《英国医学杂志》的信经常显示矿工的
医生对患者比对雇主或煤矿主更有同情心，然而这些同情者与那些倡导
国家服务的少数激进的顶级医生没有联系。 当时也没有任何党派对建
立这种联系有兴趣。

对于煤矿雇主来说，与有组织的工人之间的关系比与没有组织的医
生之间的关系更重要。 医生的职位可以轻易从人员过剩的医生行业中
找人取代。 因此，一般来说雇主愿意配合医疗救助方案，虽然它们由
工人控制。 这一来大大壮大了新兴的工会和社会主义政治文化。 由于
意识到要让医生达到最佳工作状态的话，需要他们全心投入，因此，
1905 年，Ebbw Vale 镇的工人医疗救助会要求其领薪医生停止在当地
进行私人诊疗。 那时医生已经加入了英国医学会，在英国医学会的支
持下，医生们不理会这样的要求。 《英国医学杂志》拒绝刊登任何领

薪工作岗位的招聘广告，英国医学会威胁如果哪个医生未按被英国医学会认可的条件接受矿工救助会的工资，就将他们除名。英国医学会把被救助会解雇的医生的收入维持在一定水平上，用这种方式扭转了局面。救助会作出让步，将私人诊疗的比例限定为10%。但英国医学会现在已经转而成了攻势，它担心付薪方案会首先拓展到整个威尔士煤田，然后进一步扩张到英国其他工业区。

英国医学会要求所有每镑收费都直接付给合同医生，将投资的权利重新交到医生手中。这样，付薪服务的最大的益处也被消除了。救助会则雇用非英国医学会成员来取代其现有的医疗力量，从而进行报复。这一来出现了新的原则性问题：个体全科医生企业主间的团结与受雇工人间的团结有什么区别呢？这两者之间毫无疑问是有区别的，但这个问题比一般人认为的要复杂些。

从1905年至1913年，Ebbw Wale地区的医生和救助会展开了争取煤矿社区忠诚度的斗争，一方是与居民有私人关系的医生，一方是与居民有集体关系的公会——这两种力量都相当强大。这些医生在他们所服务的社区中生活，并且在病人生命的关键时刻扮演着重要角色。这些医生继续在这片地区行医，并且公开向他们的病人呼吁，让他们依照按镑收费方案，将钱交给自己的医生。这一举动成功地使10%的Ebbw Wale救助会成员离开了救助会。此后，类似的故事又发生在《英国医学杂志》和其他矿工计划上，争端一直继续着，没有哪方取得明显的胜利。直到1913年，劳合·乔治《国民保险法案》动摇了他们的基本根基。[32]在煤田的许多其他地方，也爆发了与此类似但较小的争端。在南威尔士，这是公众讨论的重大话题。当时英国经济在全球还是占统治地位，而南威尔士是其最活跃的地方，也是劳合·乔治自己的政治大本营。在设计法案的时候，他心里肯定想好有解决争端的办法了。

从历史角度来回顾，这一争端中最重要的问题是为民众服务的医疗投资应该是由社会控制，服务于社会目标，医生的工资要么是被纳入社会资金的费用，要么是由医生来控制的，作为医生的个人收入，进一步的投资从医生口袋里出。 所有的经验都证明，不管钱是怎么来的，一旦它进入专业人员的口袋中，那么要将其再用于社会性目标，就必须与购置个人马车、汽车、假期、孩子的特权教育等竞争，最终的结果是很少或没有投资会被留给公共利益。 靠人头费收入的独立合同的作法被证明能有效地控制基本医疗成本，但它把导致糟糕服务的责任推给了医生，而不是政府。 同样地，其深层问题还是个人财产和个人责任的个人所有权问题。

错过机会：劳合·乔治的保险法

1870 年在威尔士，全部土地的 60% 属于约 570 个人，他们是贵族和绅士阶层。 拥有大量土地的贵族还可以收取煤矿使用费从而牟利，而这些煤矿是在其地产中无意发现的，他们在煤矿的生产中没有花一分钱，没有流一滴汗。 对这种不公平现象的仇视为自由主义在威尔士的统治地位的确立奠定了基础，其彻底程度就和 20 世纪 20 年代开始、1935 年结束的工党取代自由党一样。[33]

由矿工、钢铁工人、工业雇主、佃农、板岩采石工组成的联盟与在社会上引人注目、但无所事事的拥有大量土地的贵族对峙。 这一联盟由劳合·乔治领导，他是一个小镇上的律师。 这一斗争始于 1643 年的革命后第一次世界大战。 1906 年选举后，新型的工业和帝国保守党开始取代贵族的统治地位，将大工业家从自由党吸引过来，因为那时自由党的工人阶层选民转向了 1903 年出现的工党。 从 19 世纪 80 年代社会主义复兴后，社会主义思想开始与自由主义竞争并获得了胜利，斗争对象从靠近社会上层的、主张渐近式社会主义改革的费边主义者（Fabian），到靠近社会底层的好斗的工会主义者。[34] 在认识到自由主义支配地位的社会基础正在瓦解之后，劳合·乔治着手社会改革，让自由主义政府在永久垮掉之前多执政了几年，给其工党继任者提供了 20世纪最后一段执政时间，结束了拥有大量土地的贵族阶层的独立政治力量时代。作为财政大臣，劳合·乔治于 1909 年通过遗产税打击了贵族地主的经济特权，于 1911 年通过议会法打击了他们在上议院的政治权力。最后，他通过 1911 年国民保险法建立了国家养老金、失业和健康保险的基础。所有这一切都奠定了一个新的基础，让民众接受少数人实施的统治，同时将对工业势力和财产的干扰降至最低限度。

作为对新生的社会主义的回应，劳合·乔治转向了德国。俾斯麦在宣布社会民主党非法的同时，窃取了其最受欢迎的互助社会政策，这一政策的方针与英国的互助会和矿工医疗方案相似，只不过是由国家资助。[35]劳合·乔治想在英国建立同样的系统，主要目的是帮助靠工资为生的人度过受伤或急性病的短暂时期，并给他们提供退休金。在那时，人们 65 岁退休后就余生不长了。[36]从 1840 年开始，济贫法已经有惩罚的取向，它蓄意掠夺要求济贫法保护的人的房屋和财产，以此作为获得最低限度救济的前提，其目的是将农村劳动力驱赶到矿区和工厂。[37]由于他本人就是小镇律师出身，他很清楚，对于靠工资为生的人来说，疾病是导致整个家庭不可逆贫困的主要原因。因此，他设计了保险法，主要用于防止这一切的发生，保险法规定如果劳动雇用者不能工作的时候不超过 3 个月，可以领取每周 10 先令(0.50 镑)的基本收入，如果超过 13 周，则每周只能领 5 先令(0.25 镑)。超过这个时间，他们就会重新陷入贫困，从而受制于济贫法。这些福利来自于每周的强制性捐款，工人付 4 便士，雇主付 3 便士，国家付 2 便士(向选民宣传的是"4 便士换 9 便士")。[38]虽然国民保险法包括了基本的医疗，但医生的主要作用是证明受益人确实不能工作，这一功能甚至比在矿工救助方案中更突出。同样，这成为基本医疗服务中医疗工作的主要特色，所有的一切都必须围绕这进行。

虽然劳合·乔治是从德国的俾斯麦那里学到的这些策略，但在英国土壤中建立这些社会传统的根基已经有了，这一切是由有组织的工人，尤其是煤矿完成的。 劳合·乔治只是将已经存在的社会机制推广到了全国，并推及到各个行业内领周薪的工人。 这解决了一些问题，但同时又带了新的问题。 这一政策在很大程度上消灭了新兴工会的控制，不管是对福利系统的控制，还是对地方医疗投资的控制。 它结束了地方参与式民主的实验，而这类实验很有可能对医生和国家的权威带来限制。 另一方面，它破坏了当地的社会控制，而这些控制在以前起到了限制福利滥用的作用。 国家保险变得像国家税收——太大、太遥远、太不可分享的一种财产，因而不可能拥有以前地方以及地方组织的互助会所拥有的那种尊重。 运作这个系统的人，在他们的社区很不受尊敬，但不再被他们自己的同类看作是窃贼。 所有权和责任都交给了国家。

在接下来的 36 年，在工业区服务的全科医生只要有时间就尽量提供医疗服务。 劳合·乔治保险在矿区之外只覆盖雇佣劳动力，不覆盖他们的家人，也不覆盖正在壮大的较低等级的管理层中产阶层、专业人员或小业主。 只有在遇到这样患者的时候，全科医生们才提供一些私人诊疗，这种私人诊疗服务在工业区很少。 富裕的区域吸引了很多医生，在那些地方，必要的工作要少得多。 如果说基本医疗发展了的话，那就是拙劣地仿照了医院中的专业化分工。

1948 年 NHS 开始建立时，即使是这种进步的幻想也破灭了。 由于英国医学会坚持要求完全拥有公共服务的基本医疗服务部分，将其作为他们的财产，否则就拒绝承担基本医疗的责任，因此，基本医疗服务的实施经历了长时间的拖延。 到 20 世纪 60 年代中期，全科服务面临消亡的危险。 国家挽救了它，官员们担心如果没有基本医疗服务这一基础，NHS 的医院诊疗服务会变得让人负担不起，而这一担心毫无疑问是对的。 基于对崩溃的担心，双方坐到了谈判桌边，出现了英国全科诊疗史上第一次国家大笔投资，1966 年的全科医生宪章的第 4 章有相关描述。 到了 20 世纪 70 年代，可以真正说，在这个领域，英国引领了全世界（虽然时间不长）。

显然，要在公共服务领域很好地工作，并不需要拥有其所有权。从 20 世纪 60 年代末开始，全科医生中越来越多的人在国家特许行医制度下做承包人，这比以前做诊所的企业主挣扎过日子的时候，更能让他们发挥想象力地工作。如果他们能完全从经营业务中解放出来，能集中工作，并且接受相关的教育，像 1912 年 Tredegar 和 Rhymney 地区的领薪医生那样，那么他们也许能工作得更好。这种社区工作技能的提高，创造了一种新型的全科医生社会责任感和自尊。然而，要自愿地从自营转向受雇，需要有对雇主的信心。如果 NHS 的高级管理层都不相信 NHS 能够继续作为一种统一的服务，在与商业文化完全不同的公共服务文化中运作，那么如何能让其雇员对 NHS 有信心呢？

所有权不仅关乎财产，也关乎尊严

关于个人的工作和责任的所有权，而不是财产的所有权，安德鲁·沃尔（Andrew Wall）在 1993 年写下了下面的话。当时的新情况是，NHS 强制实行购买者与提供者的分离，这是医疗服务的商业化供给的基础。

购买者与提供者的分离，现在看来是西方世界公共服务的福音，但其实根本不是不证自明的。想要有灵活性，能适应环境，任何组织都需要具有学习的能力。在工作的最基本层面，不管是哪个层次的人对于如何更好地完成工作都有自己的想法。购买者与提供者的分离引入了一种本身不自然的东西，因为它强行将做事的人和计划这个事的人分开……人类和组织之所以有积极性，是因为他们感到对于未来，自己有重要的决定权。如果剥夺他们的这种权利，他们就会变得没精打采、没有想象力，最终会蓄意阻挠，以试图获得一种有权作主的感觉。[39]

在另一处，他又加了一个重要的观点：

> ……（这种分离）是没有根据的，因为人们（如果他们要从经验中学习的话）需要承担自己行为的后果。[40]

这些话真应该被印成海报，贴在每个办公室的墙上，让每个管理者记住。 虽然这些是针对 NHS 写的，但沃尔的结论适应于任何有组织的、不能完全被机器取代的生产活动。 这些话直达马克思最重要、最根本的观念，生产活动所带来的心智分离，让人类需要的满足成为了利润追求的副产品。 这种分离，即马克思所说的异化，毫无疑问提高了物质商品和服务商品的生产力，且将其提高到了当时不可想象的高度。现在，至少保留了一点点父爱的社会化模式也被除掉了，这种分离将创造力和自尊降到了前所未有的低水平。 它将监狱塞满了被异化的年轻人。 它毒害着人们的思想，让他们害怕其邻居，又让他们自己瞧不起自己。 它鼓励任何自我主义的表达，包括个人绝望，将其作为赚钱的机会。 在这个意义上——也仅仅在这个意义上——所有负责生产过程的人都希望并且需要保留或找回对工作的所有权和控制权，从而重新获得地位、自尊和尊严。

没有人愿意放弃控制权，正是在这个意义上，没有人愿意放弃对工作的所有权。 在 18、19 世纪，英格兰、苏格兰、威尔士和爱尔兰的农民失去土地后，就流向矿区和工厂，其原因和现在各个新兴工业经济体中的农民流动的原因是一样的。 由于无法在与他人共享或自己拥有的土地上维持基本的生活，他们没有别的选择。 自由贸易破坏了仅够他们维生的农业经济，在工业生产中找到一份雇用工作是他们唯一的出路。

没有人想要老板，但几乎每个人都被迫接受了老板，因为资本主义只提供了少数几个合适的维生选择。 只要人们知道并且懂得他们要生产的产品，如何进行生产应该是他们自己的事情（只要机器允许），因为参加生产的人最了解如何用不同的、更好的方法有效完成工作。 只有当人们能运用他们自己的想象力的时候，在他们自己及社区的眼中，他们才有尊严和地位。 现在医生害怕失去对工作的控制权，就像 18 世纪的手摇纺织机的织机工那样，那时机器突然将织布工从有技术的手艺人贬为没有技艺的劳工。

在 1912 年 BMS 与劳合·乔治争端最激烈的时候，克利福德·奥尔伯特(Clifford Albutt)爵士，一位杰出的内科医生，将全科医生承包的工作描述为"由马虎的人进行的马虎的医疗"。 对于大多数工业区的全科医生来说，直到 1980 年，这样的描述都是公正的。 20 世纪 60 年代，最有创新性的全科诊疗集中出现在富裕的市场、大学城及其周边富裕的郊区等地方。 偶尔在工业区或市中心贫民居出现的创新，靠的是非常有社会责任心、力图打败这种马虎传统的积极倡导者为创造更好的事物而进行的一代代的斗争，而这种斗争通常是不可持续的。

然而，从奥尔伯特到今天依然坚持独立承包者地位的全科医生，都在四个方面犯了根本性的错误。

第一，他们认为作为个人责任的工作程序的所有权等同于作为商业（或者他们更愿意用的一个词"专业"）资产的医疗服务的所有权。 以前没有，现在也没有证据表明，作为财产，对任何层次的医疗服务的专业人士的所有权能够保证其质量。 在另一方面，我们自己的经验提供了大量证据表明，作为责任，工作程序的专业人士的所有权对于工作动力及有效果的、高效率的、有想象力的临床决策是至关重要的。 这两种所有权——财产所有权或工作程序的责任的所有权——要理解为完全不同的，并且根本上是相反的，如果我们追求的目标是为全部人口服务的话。 作为财产，所有权在最好的情况下是与进步无关。 在最坏的情况下，它是进步最大的障碍。

第二，他们忽视了收费服务产生的结果。 收费服务会巩固市场交易性质的、购买者与提供者构成的医疗模式，抑制公共卫生责任的提高，抑制将患者作为健康协同生产者的医疗合作模式的发展，压制患者和专业人员对医疗服务的质疑态度。 虽然按人头收费的方法创造了稳定的注册人口，让医疗人员可以向所有人提供有计划、容易审核的预防性医疗服务，但事实上很少有 NHS 的全科医生按这种方式来思考问题，一直到后来政府设计合同出现之前都是如此。 而按照政府设计的合同，完成预期任务的全科医生会获得奖励，未完成任务的全科医生会收到惩罚。 计件付费的方法，当然好过对优秀的工作没有任何奖励的方法，但它对于进行超越其概念框架的创新，或培养工作人员的批判性思维或主动性，没有任何作用。

第三，他们忽视了专业追求及公众对医疗服务系统的理解所产生的正面结果，不管这种理解是多么粗浅。 这个医疗服务系统不是通过国民保险法将更多的人纳入，就是通过 NHS 将所有的人纳入其中。 英国和美国的社会态度（公众和专业人员）的最大区别就在于，英国选民决意保留一个这样的系统，这个系统曾经消除了不可预见的灾难性疾病所产生的最严重的经济后果，他们亲历了这一切。 美国有三分之二的公民有权利享受除急诊服务之外的医疗服务，他们担心一旦另外三分之一的公民也和他们一样享受相同的待遇，他们能享受的服务会减少。 这种担心是外界施加给他们的。 保险公司的说客买通了足够多的参议员和众议员、足够多的广播和新闻媒体，以创造并保持民众对这种医疗服务系统的恐惧。 美国公民从未体验过这样的系统，除非他们在加拿大、英国或其他欧盟国家生活过。[41]将每个人都纳入一个单一的医疗服务系统，对于医生和患者来说，都是一个非常积极的全国性的学习经历。

最后，他们的被外行控制的想法是错误的。 他们忽视了另外一种可能的情况。 当涉及医疗政策而不是个体临床决策时，外行人往往比医生看得更远、更广、更有深度。 如果有足够的外行人加入，健康医疗会比由医学界垄断的医疗服务更富想象力、眼界更广。 公众对医学和护理科学的尊重，将会比他们所担心的要坚定得多。 现在还没有任何有影响力的政党提出这样的见解，但这种潜在的、还未被开发的民主力量依然存在。 现在认同这一点的医生也许已经足够多了，可以在一个更大胆、忠于社会化传统政府中应用。

基本医疗会成为大买卖吗？

我在 2010 年写这本书的时候，这些问题有了全新的背景。 1997
年，新工党领袖以绝对优势赢得了选举，他们在宣言中承诺："我们的
根本目标很简单但非常重要：将 NHS 恢复成为患者参与合作的公共服
务，而不是由竞争驱动的商业服务。"[42]那次选举的胜利有一个暗含
的承诺，那就是结束不受管制的资本主义和公共服务私有化的撒切尔时
代。 另外一个明确的保证，是中止肯尼思·克拉克（Kenneth Clarke）
试图将商业盈利与 NHS 公共服务相结合的举措。

在新工党执政的第一年，卫生部长弗兰克·多布森（Frank Dobson）
尽了最大努力来履行这个承诺，虽然他接受了布莱尔首相对保守党私人
融资计划（Private Finance Initiative）的迷恋，并宣称从此不会再有这种
好事情。[43]多布森因此被降级，让他颜面尽失地作为新工党对手与
肯·利文斯通（Ken Livingstone）进行伦敦市长的竞选，此后他被排挤到
了议会的后排席位。 那时，他成为了新工党 NHS 政策的无情批判者，
以尽力挽回之前亲手造成的损失。 在他之后的卫生部长，将 NHS 推到
了更严重的分裂的消费主义，促使私有部门中的企业作为医疗服务提供
者的大量出现，并且事实上促进了国际货币基金组织、世界银行、由游
说和公关企业运营的无数智囊团所鼓吹的整个"改革"计划。 保守党
所能提出的唯一批判，是对其政策的采纳得不够彻底，或还不够快，虽
然新工党事实上已经比任何保守政府可能做到的都做得更快、更深入。

这一"改革"计划试图将所有公共服务的提供转化为商业竞争模
式，将购买者与服务者分离，将所有活动都变为可以记账的交易活动。
这样的交易活动需要巨大的官僚机构，产生了以前不可想象的交易成
本。 交易活动由精于商品生产和分配的人员进行管理，他们十分欢迎

跨国公司的加入。在医疗专业人员的抵制和公众疑虑所许可的范围内，这一"改革"过程尽可能快、尽可能深入地推进，只是当有越来越多的证据表明在这一领域的投资并没有一开始想象的那么有利可图时，才对计划进行了一点调整。由于政府还面临着将银行家从他们的赌债中拯救出来的巨大成本，政府继续进行"改革"的压力将更大，其目的不仅仅为了省钱，还为了尽可能摆脱提供医疗服务的责任。[44]

　　商业化政策的有效性依赖于一个巨大的假设，那就是，公众不再关心谁拥有 NHS。所有的主要政党都认为大众是新的大众，他们只关心自己消费什么，而不关心由谁来提供或为什么提供。对于保守党，这点一直是非常自然的。现在所有中立派政党以及大多数健康经济学家也是这样认为的。至于医生的想法，对于"改革"倡导者来说重要吗？鼓吹"改革"的人，认为消费者必须认识到提供者只会考虑到自己的利益，而医生也不例外，尽管 NHS 让医生有机会超越这一点，并且也有越来越多的人接受了这一点。如果我们想逃避社会责任，为什么还要让自己看起来重视它呢？政客们发现，如果在设计问题的时候措词合适的话，越来越多的人在民意测验中会表现出这种愤世嫉俗的想法，这是因为消费主义已经渗透到了社会的方方面面。

　　现在，政府似乎已经下定决心要在全社会鼓励自我主义。1948 年以来，刚进入全科诊疗的英国年轻医生面临的是难以预测的未来，而在美国，很早之前就是这样。[45]年轻医生开始时背负着学生时代欠下的债务，很少有人能找到做独立承包人的工作，大多数要为有声望的全科医生工作，很多按商业模式经营的全科医生合伙人已经非常赚钱。在质量与结果评价框架（Quality and Outcome Framework，QOF）合同的前三年，有声望的全科医生负责人的平均总收入增加了58%（从 2003 年的73 000 英镑增加到 2006 年的 114 000 英镑）。在同一时期，这些有声望的全科医生负责人给他们的领薪助手所付平均报酬只增长了 3%。[46]随着工作量的增加，雇用年轻全科医生当领薪助手比增加新的合作伙伴要赚钱得多，而将工作交给护士、从业护士或卫生保健员则更赚钱。

这一过程一方面产生了非常富裕、但却剥削同事的全科医生，另一方面使越来越多的年轻医生们最终认识到医学行业并不比其他行业好，因为目标同样是盈利，而不是服务本身。[47]虽然有些医生可以变得非常富有，但从英国医学会委员会投票情况来看，绝大多数的英国医生都认为商业性的医疗服务市场是没有前途的。

如"改革"法案所打算的那样，英格兰（不包括苏格兰、威尔士、北爱尔兰）的基本医疗服务已经对大的跨国公司开放。这些大的跨国公司在提供大规模商业医疗方面已有丰富的经验，主要在美国和南非为有保险的病人提供服务。政府和 NHS 管理层已经做出了让步，让这些公司进入基本医疗领域，特别是进入健康问题多、医疗服务需求量大、临床医学资源薄弱等问题集中的工业区或后工业区。当有医疗人员退休而产生了空缺职位时，这些跨国公司会与有名望的当地全科医生和即将成为全科医生的人竞争新的服务合同，跨国公司几乎总会成功赢得合同。

实践中的自由贸易：两个案例分析

自由主义的自由贸易的倡导者喜欢谈论公平竞争环境，然而除了在经济理论中，现在很少有公平竞争的环境。下面这个案例非常重要，因为它不顾以前劳工党的传统以及劳工党选民的期望，在英格兰最具有挑战性的区域为新劳工党的基本医疗政策设定了一条新路。虽然有各种力量想使它沉默下去，但是它赢得了足够多的公众注意力，使得政府里的部长们或认真负责的议员都注意到了它的出现。

贝丝·巴雷特（Bess Barret）医生是以前北德比郡（North Derbyshire）煤田一名优秀的、有创新精神的全科医生，她一直希望能开发出类似于 Glyncorrwg 在南威尔士所提供的那种服务。[48]2005 年机会来了。Langwith 以前是一个矿区山村，在那里，居民的健康问题严

重，却没有一个全科医生。 她申请组织并领导一支由一名经理、一名
护士、一名药剂师以及一名司机组成的小队伍。 巴雷特医生是全科医
生培训师，她在糖尿病和皮肤病方面有专长，在地方计划和管理方面也
有丰富的经验。 她在自己的诊所中建立了患者联系小组，是地方基本
医疗信托机构（PCT）的患者参与活动的领导者。 药剂师是具有认证的
开处方的医生，与谢菲尔德大学有联系。 这支队伍中有三个成员是当
地学校的理事，所有成员对当地情况都很了解。 他们提议与社会服务
机构及地方工作中心紧密合作，并与这些地方建立长期的联系。 他们
建议由他们承担风险来建新的房屋，并在建成后坚持每天从早上 8 点半
到下午 6 点都对外开放，土地由当地行政区议会免费提供。 行政区议
会已经挨家挨户进行过民意调查，人们对建立新中心表示出巨大的支
持，选举出来的委员会成员一致支持巴雷特医生的计划。

　　这一计划唯一的弱点是队伍比较小，地方比较集中。 从 1966 年以
来，有一种偏好，认为基本医疗单位越大越好，服务的人越多越好。
但与之相反的是，大量证据表明，如果病人可以选择的话，几乎各个地
方的多数病人都会选择相对较小的单位。 在德比郡东北的基本医疗信
托基金，最小的两个诊所在病人满意度的各种测量指标中总是得分最
高，这与这一领域中所有研究结果是一致的。 认识到业务上的孤立可
能会带来风险，巴雷特医生在与附近一个大点的诊所建立了日常的业务
联系，参与对工作及完成任务情况的评估。

　　在新劳工党的政治家着手进行 NHS 市场化改革之前，几乎没有全
科医生愿意承担这么艰苦且收入低的医疗工作。 巴雷特医生的任命应
该只是个形式问题，她的计划以大纲的形式在 2005 年 8 月提交给基本
医疗信托基金首席执行官马克·麦克沙恩（Martin McShane）议员，供
相关人员讨论和发表意见。 但直到 10 月份，都没得到任何评价或意
见，而当时基本医疗信托基金开始了这个空缺业务的招标。 巴雷特
团队于 12 月份提交了带有完整报价的标书。 同一月，基本医疗信
托基金宣布选择联合健康欧洲（UnitedHealth Europe，简称 UHE）作

为其"优选的提供商"。 巴雷特医生的计划甚至都没出现在候选名单上。

根据《信息自由法案》(Freedom of Information Act)，我们知道了做出这一决定过程中的一些细节。 在候选名单上有六个竞标者，其中五个属于盈利性公司，只有一个是现有的 NHS 诊所。 虽然基本医疗信托基金将 UHE 描述为"一个年轻的英国公司"，但实际上，UHE 是美国最大的医疗保健公司的欧洲分公司，其资产达 413.74 亿美元。 其执行副总裁，R. 钱宁·惠勒(R. Channing Wheeler)曾被任命为英国卫生部的商务总监，主管 NHS 医疗服务的采购。 他正在接受美国证券交易委员会(Securities and Exchange Commission)调查，涉及据称 1998—2002 年间 40.9 万股非法倒填日期的股票期权，面临公共部门工会持股会提出的要求补偿 550 万美元损失的民事诉讼。[49]UHE 没有任何在英国提供 NHS 基本医疗服务的经验，也没为其临床队伍招聘到一个医生。 尽管如此，UHE 大概因其在美国"提供医疗服务的出色记录"而得分最高。 虽然 UHE 没有采取任何行动来弄清当地的民意，且其竞标遭到了地方民选政务会的一致反对，但它在"与公众及患者联系紧密"这一项也得了最高分。 显然，这些项目也是由其在美国的商业化医疗服务和公共关系的经历来填充的。 在一次公共会议上被问到是什么让 UHE 成为拥有绝对优势的胜利者时，工党党员麦克沙恩议员说是该公司的策略远见。

具有讽刺意味的是，联合健康欧洲作为联合健康美国(United Health America)的子公司，任命理查德·史密斯(Richard Smith)医生为董事，而他一度是 1948 年贝文理念的热切拥护者，并且在他编辑《英国医学杂志》很多年来都有效地抵制了 NHS 的商业化。[50]不过，UHE 最终没有成功，巴雷特医生的案件进入了诉讼程序。 最高法院的法官裁定不能优先选择 UHE，因为他们没有调查他们想要为之服务的公众意见。[51]基本医疗信托基金不服，提出上诉，另一个上诉法官裁决第一次提出申诉的地方政务会委员应该将这一案件提交到当地患者论坛(Patients Forum)，而不是提交到最高法院进行司法审查。 他评价说，基本医疗信托基金确实忽视了地方的意见，包括民选的政务会委员们的意见。 他认为，基本医疗信托基金所说的选择商业性提供商并不代表着基本医疗服务的重大改变这一点，表面看起来好像是对的，但他认为基本医疗信托基金只是在程序上犯了错而已。[52]于是，对于基本医疗信托基金来说，很明显是要选择另外一家跨国公司竞标者，并且很快就这么做了。

政府从中汲取了教训。 这之后不久政府实施了对英格兰30个最贫困地区的基本医疗服务供给的招标，这些地区中很多是以前的矿区。招标面向商业性供应商和传统全科医生医疗提供者。 我们猜想政府不希望它的政策再次被如此毫无颜面地曝光，[53]如果政府确实是这么想的话，那么官员们就没达到目的。 2008年，在伦敦东区异常贫穷的两个地区，两个进步的、有名望的当地全科医生合伙机构与一个公司竞标者一同进入了决选名单，竞标对象是由于医疗人员退休带来的空缺。参与竞标的公司是阿托斯医疗(Atos Healthcare)，它是一个价值40亿英镑的跨国公司的子公司。 当地的竞标者之一曾经在工党选举广播中被当作该党所欣赏的优秀医疗服务提供者的典范，另一个竞标者附属于伦敦一个大的教学医院，以其发表的研究而享有国际声誉。 所有竞标者需要花费35 000英镑准备标书，因为标书不仅要求有详细报价的商业计划，还需要有长期以来由会计、律师、信息技术专家和各种大公司中常有的其他商业顾问等提供的证据。[54]据说在挑选过程中，经验是非常重要的考察项目。 显然，这种经验并不是指在类似的区域为NHS患者提供医疗服务的经验，而是做大生意赚钱的经验。 最后，两个当地的竞标者都被排除了，而阿托斯则以每个患者低于最低的全科医生竞标者6%的价格以及拥有更多市场和管理资源的优势赢得了合同。[55]做出这个决定几个月后，阿托斯在招聘与留任医疗人员方面遇到了困难，试图(目前为止还未成功)通过重新谈判将价格提高到一个现实的水平上。

还有许多其他的例子。[56]一般说来，这样的事情不会在乡村或富裕的郊区发生，在那些地方，NHS 基本医疗服务的供给多年来运行得很好，如果强制对其改革，势必要失去选民。 但是，如果年轻的医生要进入这个行业工作，就只有用很高的价格购买合作经营资产（包括信誉）的股份，或者，靠他们年长同行的同情，成为其领薪助手。 由于政府同时还启动了大学收费制度，医生们在获得资格时平均多了 22 000 多英镑的债务，[57]领薪工作在富裕地区也和在贫困地区一样常见，只不过其雇主是同事而不是公司。

这种领薪服务，不管是在为贫困人口服务的大公司中，还是在雇用年轻同事的、富裕的、资历老的全科医生诊所中，都与以前在南威尔士煤田开拓的、在 20 世纪被英国医学会打败的领薪服务截然不同，它也完全不是英国医学会现在所需要或想要的，英国医学会充当代表所有医生的工会。 如果英国医学会想要招聘下一代医生，必须考虑三种方式：一是医生被公司剥削，为经理和股东赚钱；二是医生被资历老的医生剥削；三是医生由政府发薪。 英国医学会也许会继续帮助富裕的医生保持富有，但作为一个面对大众的工会，帮助富裕医生的做法只能让步于大多数人的需要，而且要比英国公共服务业工会联盟 UNISON 的力度更大。 UNISON 与英国医学会性质相同，是包括除医生、高级护士和技术人员之外的所有 NHS 员工的工会。 这种让步的彻底程度和发展速度，取决于会员们是否开始认真地对待工会。 进步的工会从来没有自动出现过，它必须依靠其会员的积极参与和建设，会员们要付出时间，而且经常是终身的投入。 英国医学会是一个本质上民主的组织，公开承诺反对工业化和商业化的候选者更容易当选。 因此，快速的改革当然是可能的，并且很可能很快就会发生。

另外一个状况，是被市场解决方案冲昏了头脑的政府没有想到的。那就是，商业性公司在这个领域进行投资的难度被证明比想象的要难得多，所获得的盈利也要少得多。 即使是在 2008 年经济危机发生之前也是如此，而现在这一危机很可能耗尽政府在 NHS 发展方面的资金。 如果可以选择的话，医生们不愿意在商业性公司工作，所以在各地要稳定地招聘到工作积极性高的医生非常难。 成功竞标的公司所提到的每个患者的成本，事后被证明是无法维持下去的。 哪怕是想用短期亏本来吸引顾客也是行不通的，因为这些公司虽然会做生意，但是他们对英国的基本医疗服务一无所知。 全科医生们从不要求使用商业性供应商的诊断测试和分段式手术（独立诊断与治疗中心，Independent Diagnostic and Treatment Centres），这些是政府强行引入进来，让其与英格兰的NHS医院形成竞争的。 因此，这些机构利用率非常低。 在有的地方，基本医疗信托基金甚至付给全科医生钱，让他们将患者转诊到这些机构去。 这些机构签了合同，即使其设施利用不充分也会得到足够的报酬。 为了吸引第一批投资者进入医疗服务的新市场，政府承诺，如果五年后这些机构不盈利，NHS会回购它们的设备。[58]一开始，议会的大臣们支支吾吾，再加上保护商业机密的理由，将这些机构的所有这种保证隐瞒起来。 上百万镑的钱付给了许多商业供应商，可事实他们并没有做什么工作，花钱建设的设施没派上用场。[59]以前很热切的投资者现在却在退出这场竞赛，他们担心最后要与公共服务机构进行公平竞争，其风险要自己承担。

由很多盈利性公司组成的供应商群体，被当成进行理性计划的障碍，以及未来的潜在竞争者，但他们不太可能取代整个系统。 将风险从公共部门转移到私有部门的承诺是不现实的，这首先由构思"改革"的保守党政府提出，后来受到新工党政府和参与2010年大选的所有主要竞争者的青睐。 同样滑稽的是，他们还做出了给予参与竞争的供应商提供公平竞争环境的许诺。 从一开始到后来，这个准市场不断快速地转向支持商业化的供给，并从公共部门负责的模式中退出。

与此同时，威尔士、苏格兰、北爱尔兰的地方政府已经放弃这条道路了。 他们将继续寻找自己的解决方案，迟早会走向直接服务于NHS的医生领薪服务制度，回到中央计划、统一的服务模式。

NHS 医院的所有权

1948 年奈·贝文(Nye Bevan)革命的核心策略性决策是要将所有医院国有化。[60]这完全是他个人的倡议,与第二次世界大战后劳工党政府中几乎所有人的想法和期望都相反。 当时,人们都认为是应该由地方政府来建设和管理 NHS 医院。[61]能理解国有化的查尔斯·韦伯斯特(Charles Webster)是 NHS 官员和杰出的历史学家,乔治·戈德伯(George Godber)是医疗服务系统的首席设计师,他们深深懂得,国有化是让 NHS 成功的核心特征。 通过创造一个单一的、统一的工作队伍,并制定统一的标准和集中协商的工资,贝文在全英国范围内创造了建设文明事业的共同参与感,以及对全国性共同理念的忠诚感。 由于在医院工作的专科医生事实上垄断了教学和研究,并且在医学进步中做出了有目共睹的前沿工作,全科医生不得不跟随其后,并且很快学会了如何在新的服务中蓬勃发展。 这一战略性决策也大大减少了医院里有名望的医生的敌对情绪,他们之前对由地方政府雇用的医疗人员抱有极其不信任的态度。[62]

1997 年新工党当选后,医疗服务工作呈现割裂化状态,员工士气消沉。 政府在 NHS 增加了三倍的投入后,其生产率却不见有相应的提高,甚至一点提高都没有。 这一切糟糕的情况,都发生在 20 世纪 80 年代在整个英国范围内逐步发生的医院去国有化之后。[63]持有不同意见的苏格兰、威尔士、北爱尔兰地方政府现在要从中找到适合自己的发展道路。 有的医院开发出了与"改革"前与 NHS 机构互补的功能,但现在这些已经标准化、数量大、利润率最高的功能(主要是常规选择性外科手术)流失到了与他们竞争的商业机构那里,而他们只能处理那些最复杂、最难、利润最少的工作。 医院都被改成了独立经营的信托机构,不但互相竞争,还要与商业性机构进行竞争,以吸引患者。 信托机构由 NHS 最高决策层指派的理事领导，这些理事用商业和会计的新语言来思考和说话，他们关心的是多个相互独立的生产过程的有效率生产，而不是关心如何生产出全面、均衡的健康。 在商业意义上表现良好的信托机构有资格成为基金信托（Foundation Trust），基金信托不再受 NHS 控制。 它们可以将其拥有的公有（通常是在中心地区）土地卖给开发商，在更边缘的地区重新建医院，将两者之间的差价收归己有。他们可以在金融市场借款，也可以进行投资，在不受工会影响的条件下协商工资和工作条件，他们可以自己决定高级经理的薪水或外聘商业顾问。 他们可以将他们喜欢的任何临床功能交给独立承包者。 总之，他们像经营任何其他商业活动一样管理医院。 但是到目前为止，这个基金信托没有其持股人，也不是必须将利润投放回商业活动中来。[64]只要达到了利润目标，而不是临床目标，他们就合格了。 虽然立法应该确保医疗质量作为医疗机构的首要目标，但事实证明这样的保证毫无作用。 Mid Staffordshire Trust 是一家大型医院，在 2003 年的评估中，其服务质量是 3 星，在 2004 年降为 0 星，2005 年为 1 星。 2007 年，一个外部监测机构指出这家医院死亡率特别高。 即便如此，在其质量评估等级逐年下降的情况下，2008 年 2 月它还是得到了基金信托的地位。一个月后，由卫生保健委员会（Healthcare Commission）这一政府监察委员会开始对其高死亡率进行调查。 第二年，它的主席和首席执行官都辞职了。 一个月以后，调查结果公布了，卫生保健委员会的主席总结说："这是一个关于可怕的医疗标准及混乱的病人护理系统的故事。"

戴维·科林-托姆（David Colin-Thomé）医生是全国基本医疗临床协会主任（National Clinical director for Primary Care）也是调查报告的作者之一。 他特别强调一个事实，那就是，虽然许多病人的投诉及所有的病人意见调查说明该医院是失败的，特别是在急救护理方面，然而，没有任何有组织的 NHS 团体、员工或指定的公众代表表达过对这些"可怕的"医疗结果的担忧。[65]如果他们不关心这些，他们关心什么呢？ 他们关心的是医院的债务清偿能力，因为，与其他 NHS 英格兰的医院一样，它首先关心的是经济上的生存，要获取利润。 其次，它关心的是达到政府所要求的过程性产出目标。 这个公立医院因做生意而出名，因此获得了基金信托的地位，它在出事一个月之前一直都不受政府约束。

在去国有化时代，有一个最明显的特点是，NHS 员工普遍丧失对工作的拥有感或控制感。 只有少数愿意并且能够从当前医疗服务领域中的激励性奖金制度中获利的人，在医疗服务领域用奖金来激励的做法与投机银行家的做法差不多。 那些仍在努力保持连续性、不仅仅考虑眼前的任务而且要考虑将来发展的员工们，感觉到他们的努力是徒劳无功的。 每个人都有事做，但他们做事的首要目的，成了让医院在商业竞争中生存下去，不再是追求优质的医疗技术水平，不再致力于向不稳定的人群提供良好的医疗服务。 事实上，所有权已经从临床医生那儿转到了商业管理者那儿。 至于人们的所有权（实际上，这一点从未得到尊重），现在已经被重新定义为消费者选择。

NHS 整体的所有权

医生们一直在争取医疗服务的所有权，他们先是和当地有组织的工人争，然后与政府争。 但自从撒切尔 1979 年上台以来，NHS 的产业化和商业化暗示着医疗服务的所有权最后既不会落在医生手中，也不会落在工人手中，更不会不落在政府手中，只会被大的跨国公司们瓜分。这些跨国公司运营的目的是为其股东争取最大的利润，而不是履行为患者健康作贡献的职责，也不承担那些既无计划、也无法计划的向穷人提供的非盈利性的公共健康服务和急诊服务。[66]

所有主要政党的思想都基本一致，他们认为：作为消费者，患者也许不会再关心 NHS 的所有权。 医疗专业人士中也有提倡这种观点的，但是不多。 其中表达这种观点最强烈的是癌症专家卡罗尔·西科拉

(Karol Sikora)医生。　他特别关心新治疗方法的快速批准，在媒体中经常谈到这点。　2007 年，他说了这样的话：

> 众所周知，NHS 效率低下，而且低得无可救药。作为计划经济在欧洲的最后一个堡垒，它关注政治上的正确性、多重且复杂的目标，以及专业人员内部关于工作实践的争辩，它有着一个巨大的过于官僚化的管理系统……如同配送一份美味的比萨一样，癌症的治疗是一种全球性的商业活动……[67]

这一观点在多年前就赢得了主要政治家的支持。　新工党对此毫无争议，而保守党所提出来的唯一不同意见是 NHS 转化为商业性供给者的步子迈得太慢。　毫无疑问，治疗癌症很可能类似于吃比萨这一暗含的假设看起来很有吸引力，当然，前提是你对癌症知之甚少。　卡罗尔・西科拉医生十分了解癌症，他似乎乐于将他的知识通俗化。[68]他所提到的严重的官僚问题，在很大程度上是由 NHS 资金用于商业性机构的快速增长所引起的。[69]

公共服务的所有权，不知不觉地转给了商业性提供者，这是一个全球性的变化，渗透到了每一个接受国际投资的国家。　世界银行、国际货币基金组织（IMF）和世界贸易组织（WTO）在其中扮演了主要的角色。　他们的政策通过关贸总协定以国际法的形式得以实施，而关贸总协定是由政府间不定时的谈判决定的，事实上并没有经过议会讨论，根本没有与议会中各个党派代表讨论过，没有任何媒体的报道，也没有与公众进行讨论。　虽然它们在 1946 年创立时是联合国的机构，但这三个机构至今一直受美国操控。　它们代表着跨国银行和大公司的利益，不断扩展市场，占领以前属于集体所有、对所选代表负责的领域。　1945年在英国，选民们以绝对优势的选票选择建立非市场化的国家医疗服务系统。　当这个选择被推翻，将 NHS 推回市场时，从来没有人征求过他们的意见。　虽然不同国家的政府向选民们提供的理由不尽相同，但各个地方的目标似乎是一样的：扩大跨国公司（它们的主要基地在美国）的盈利性投资的范围，将作为公共服务计划者和提供者的国家医疗服务系统的传统角色，转化为医疗服务市场上的大宗采购者。[70]美国政府，在任何国际法庭前都否认自己或自己公民的责任，单边退出所有限制武器拥有或使用的国际条约，利用对这些国际经济机构的实际控制权，用自己的商业伦理来取代公共服务的传统。

20 世纪 90 年代初，当时很多外行的公众还不知道发生了什么事情，但英国的医生在英国医学会、皇家学院（Royal Colleges，主要是伦敦皇家医学院）、NHS 支持者同盟（NHS Support Federation），以及 NHS 高级顾问医生协会（NHS Consultants Association）的领导下，投身于捍卫 NHS 的公共活动中。英国医学会用一个"你信任政府还是你的医生？"的口号争取到了公众的好感。在肯尼思·克拉克猜测到了当时对手的底线情况下，他们毫不让步。当时工党虽然是反对党，但不愿与医生们联合行动，[71]民意一边倒地支持英国医学会，许多有影响力的记者也支持英国医学会。面对即将到来的胜利，英国医学会和皇家医学院似乎并不知道下一步该怎么办。[72]虽然医疗服务行业已经从 1948 年反对 NHS 转变成 20 世纪 80 年代对 NHS 的拥护，但对于那一代的领导人来说，在大众的支持下，与病人和其他 NHS 工会一起协同工作似乎依然难以想象。1994 年 11 月，英国医学会和皇家学院召开了一个高峰会议，议题是医疗服务的核心价值。这次会议宣布了和解的条件。大会主发言人是莫里斯·肖克（Maurice Shock）爵士，他是牛津大学林肯学院前院长，是该学院的重要支柱（但不是医生）。《英国医学杂志》是这样报道他的讲话的：

> 英国的医生们还没有做好应对来自右翼的闪电战的准备，在 20 世纪 80 年代末这种闪电战让他们无所适从……他们似乎还以为处在格莱斯顿（Gladstone）的最小化政府时期，那时的政府出于适宜的自我约束之下，没有过多的干预……（但是现在）我们有了消费者权

益,而不是人权。社会契约已经让步于销售合同。最重要的是,选民们被灌输了太多的政治承诺……关于提高生活水平和社会服务水平……医生们不能逆反时代的潮流,必须认识到这是一个有约束的资本主义。在此环境中,消费者成为被讨好和被保护的对象。资本主义鼓励消费者唯我独尊,说服消费者使用其权利……医生们必须愿意参与到资源配置的决策中来,在与消费者沟通时要有权威性,要切合实际……如果医生按这种方式将自己组织起来的话,政府将不得不与医生合作,因为闪电战可以打败对手,但不可以赢得对手。[73]

对于熟悉和了解20世纪欧洲历史的人来说,莫里斯爵士所选择的暗喻暴露了他的无知,至少对于20世纪欧洲历史的参与者来说是这样的。[74]在莫里斯爵士看来,除资本主义外,现在没有什么有望成功的选择。 在某种程度上,即使医生们已经被资本主义社会当成多余的人被边缘化,医生这个职业不得不重新定位于服从于少数统治者的听话的仆人角色。[75]

另外一个策略,显然在一定程度上已经取得了良好的效果。 如果医生曾经坚定立场,明确表示他们时刻准备与皇家护士协会(Royal College of Nursing,简称 RCN)、 UNISON 和其他 NHS 工会共同行动,他们很可能已经赢得了大量的公众支持,并非常有可能使政府在一次大选中失败。 工党那时可能已经恢复正常,重新对发展民主的社会主义产生兴趣,而不是为全球的亿万富翁准备红地毯。 事实上,面对执意要领导民众、而不是听从民意的强悍的政府,比其更强的对手的撤退——英国医学会、皇家护士协会、NHS 工会,加上占多数的民意——成了溃败。 莫里斯·肖克爵士建议的卑躬屈节的投降及与商业化政府的联盟,准确地表现了这一点,将公众当作特别难伺候的消费者来对付。 自那以后,闪电战所向无敌,巩固了对英国知识分子和媒体的控制。

莫里斯·肖克爵士和那些选择他作为代言人的人忽略了一个简单的

事实，那就是所有的医疗工作者，从医生和护士到病房勤杂工和清洁工，都需要有对自己行动的所有权；公众需要某种形式的对 NHS 公共服务的集体所有权；病人需要有诊断决策和医疗计划决策的合作所有权，病人不想做消费者，而是要做参与者。 按工业或商业模式经营的经理们，认识不到这些形式的所有权。 如果把职工当成可操控的机器中的齿轮，如果鼓励病人将自己的唯一责任界定为是付费或交税，然后在一系列供应商那里像逛商店一样搜寻自己所需要的东西，那么安德鲁·沃尔提出的个人所有权（以及由此产生的责任）标准是无法达到的。

那种形式的所有权，被当做个人和公民责任的所有权，与将 NHS 系统的一部分作为私人财产或小生意的所有权是不相容的。 如果专科医生们拥有他们所在的医院，或表现得好像他们确实拥有医院一样，那么这就将其他员工和病人从所有权中排除了。 如果全科医生拥有基本医疗服务机构，那么其他基本医疗员工和病人就从所有者名单中排除了。 医生需要成长，并且确保他们的确在快速成长。 如果 NHS 要作为由政府以集体名义拥有的公共服务保存下来，我们都必须接受这一点。 其实，在很早以前，除医生之外的所有医疗人员都接受了这一点。 如果英国医学会加入其他工会组织，或其他工会组织加入英国医学会（在我写这本书时他们只是在口头上这样说），所有人在那个共同平台上并肩战斗，他们应该可以得到广泛的公众支持。 那样的话，任何政府都无法将商业化进程继续下去。

总结和结论

不管是作为个人财产还是集体财产，英国的医生从未在显著的程度上拥有过医院的所有权。 在 NHS 出现前，几乎所有的医院都是由国家或地方政府或各类慈善机构出资和建设的。 1948 年后，几乎所有的医院都是国家所有，由国家出资建设。 因此，将其当作私人财产归医生所有这种想法几乎是难以想象的。

另一方面，主流的医学文化鼓励医生将他们所在的医院当成他们自己的，将其他员工当成他们的仆人。从 1948 年到 20 世纪 80 年代初，这种事实上的所有权几乎是不可置疑的事实，有效的地方问责的缺乏进一步促使了这一状况的形成。

基本医疗服务则沿着不同的路线发展。在政府承担基本医疗服务的责任之前，医疗所有权一直是作为个体经营企业主的医生与社区代表争夺的对象。社区代表是另一类潜在的医疗服务人员的雇主，这一点在南威尔士这样的重工业区尤为明显。1911 年国民保险法出台前，煤矿社区创造了本地问责与民主控制的模式。国民保险法使得医生成为向国家负责的独立承包商，从而结束了这些模式。

在 1912 年国民保险法刚出台时以及 1948 年 NHS 诞生时，关于所有权的理念在医生与国家的争端中扮演了重要角色。在这两种情况下，为富人看病的医生可以将他们在医学院所学到的东西应用于临床医学，他们担心如果丧失了所有权和控制，工作会变糟。虽然这样的担心有一定的道理，但是政府出资使得所有人都可以免费享受医疗，在 1948 年与 1983 年 NHS "改革" 开始之间的这段时间内，医生们事实上没有失去任何临床决策的独立权。虽然作为财产的所有权减少了，但是国家出资事实上将职业所有权扩大到了社会责任感，提供了许多以前无法想象的发展基本医疗服务的新的可能性。

按商业化和生产线模式改组 NHS，带给医疗专业人员对工作失去控制的感觉，就像 18 世纪后期使用手摇纺织机的织机工和后来其他商业生产者那样。医疗人员正在变成产业工人，他们的价值不在于他们带来的健康收益，而在于在充满竞争的市场上为了确保盈利和经济生存而进行生产的生产力。这样的发展正在破坏着医院专科医生和社区全科医生以及其他医疗专业人员的工作稳定性。

最优的创造力和生产力需要所有感，这种所有感指的是工作人员的个人责任感，他们有利用个人判断及从经验中学习的空间，没有管理者监视他们，这是工业模式和小企业模式所不能提供的。 在工业模式里，医生成了雇员；在小企业模式中，医生成了公共服务的私人所有者。 医疗专业人员不能、也不应该拥有社会组织医疗系统的任何部分。 但是，他们能够、也必须在对公众负责的系统中，追求重新获得对工作的责任心和控制权。 如果要成功，他们就必须学会与他们的同事、他们的病人、他们服务的社区联合起来，将 NHS 重新建设成为独立于商业世界之外的，服务于全民的礼物经济。

注　释：

[1] 世界上大约有 40％的人口没有厕所。 世界上 90％的污水被直接排放到土壤、海洋或淡水中（George, R., *The Big Necessity：The Unmentionable World of Human Waste and Why it Matters*, New York：Holt Paperbacks. 2009）。

[2] 配第是现代经济学和公共卫生之父，是一个天才，应该有更多的人知道他。 在 George Rosen 的《公共卫生史》（*History of Public Health*, New York：MD Publications, 1958；expanded edition：Baltimore, MD：Johns Hopkins University Press, 1993）一书中对他的工作进行了详细的描述。 但是对其工作描述得最好的是 A. V. Anikin 的书《一门年轻学科：前马克思主义的政治经济学》（*A Science in its Youth：Pre-Marxian Political Economy*. Moscow：Progress Publishers, 1975）。

[3] Ringen, K., "Edwin Chadwick, the market ideology, and sanitary reform：on the nature of the 19th century public health movement", *International Journal of Health Services* 1979；9：107—20。

[4] 根据伊丽莎白的《济贫法》建立了监察委员会，其成员来自于地方的地主和绅士。 他们用某种方式负责照顾穷人，这种情况一直持续到 1948 年。

[5] 最有名的例子是米德尔塞克斯郡政务会（Middlesex County Council），这个郡在伦敦郊区建了许多优秀的医院。 很多人希望这些医院能成为 NHS 的模型，但贝文意识到在英国不同地区政治成熟度是非常不同的。 地方政府的控制可能会妨碍真正国有化的 NHS。 他很清楚他要付出的代价：对医院管理的地方民主控制被推迟了，不过，他认为只会推迟几年，但事实上却被无限期推迟了。

[6] 一个著名的例子是，皇家内科医师学会（Royal College of Physicians）和英国医学会一直顶着来自商业利益的强烈反对，呼吁进行立法反对尼古丁和酒精促销，他们这一行动远远领先于政府的行动。

[7] 到 19 世纪中叶，在英国的第一个大规模工业化中心曼彻斯特，大约有三分之二的死者在死前接受过一定的医疗。 这一点大体上表明医疗服务在人的生存或至少是有尊严的死方面的重要程度。 这一证据来自 John Leigh 医生，他就职于曼彻斯特工会和出生

和死亡登记处(Registrar of Births and Deaths)的内科医生(*Parliamentary Papers*，*Report from the Select Committee on Medical Relief*，Shannon：Irish University Press，1854. Quoted by Bloor，D.U.，'The union doctor'，*Journal of the Royal College of General Practitioners* 1980；30；358—64)。

[8]接受正规训练少的医生愿意在贫困地区服务，不计较患者的支付能力。　但是，他们几乎没有时间或其他资源让他们像在最进步的教学医院中那样实践医学知识。　萧伯纳是圣潘克拉斯监察委员会(St. Pancras Board of Guardians)的委员，他比大多数人更了解贫困人口的医疗现状，在《医生的困境》(*The Doctors' Dilemma*，London：John Constable，1907)一书的前言中，他对这一状况有段经典的描述：

> (为贫困人口服务的医生)保留自尊的唯一方法是忘记他所学的医学，坚持提供没有成本的帮助。与他的病人相比，他只是更有学识一点，对病床更习惯。最后，他获得了在贫困家庭环境下提供护理的技能。就像那些接受过良好家政服务培训的女性一样，接受培训时，她们的工作环境中有电梯、真空吸尘器、电气照明、蒸汽加热、有将厨房变成实验室和动力车间的机器设备等；当她们被派到现实中做普通仆人时，她们学会用新的方式来做事，当连引火柴都是需要努力节约的奢侈品时，她们会学一些邋遢的习惯，在家中找一些临时替代品。

[9]1948年NHS法案规定，在全科医疗服务中买卖声誉在英国是违法的，并对已开业的全科医生进行一定补偿。　政府希望通过这个法案，让老医生选择新医生作为他们的伙伴，而不是作为他们的资本。　这一法律被严格执行。　如果要退休的医生以提高房屋售价的方式，变相让新进入行的医生在业务量大的地区为已有的声誉付费，那么很可能会被医疗实践委员会(Medical Practices Committee)抓住。　1966年全科医生宪章规定政府为基本医疗机构的建筑物提供建设资金，但将所有权交给全科医生。　在很多城市，出现了巨大的资本增值，老医生因此在其已经很丰厚的养老金之外，额外又大赚一笔，而新医生则需要付上千英镑以获得合伙权。　2004年，英国新工党政府废除了医疗实践委员会(医疗实践委员会控制全科医生的分布，鼓励全科医生去医生短缺的地方，阻止他们去医生富余的地区)，从而彻底破坏了1948年法案的这一部分。　布莱尔政府恢复了进行声誉买卖的合法地位。　这一行为的一个直接后果，就是跨国公司更容易进入医疗行业，接手针对大量人口的医疗服务，将来自当地全科医生的抵制减至最低的程度。　一个不那么明显、但很可能也是刻意追求的一个结果是，巩固了全科医生作为独立承包人、公共服务的准私人所有者的地位。

[10]由于当时其他欧洲国家没有完全工业化，因此没有一个国家有这么简单的系统。　特别是德国，德国被认为是由社会组织的基本医疗服务的先锋，它的医疗系统更多地起源于全科医生的传统——全科医生按服务项目收费并由个人保险分摊部分费用，并不是完全基于税收系统的免费医疗服务。　英国和德国的全科医生都有强烈的对基本医疗服务的领地占有感，但是一方是统一的人头费，另一方是按服务收费，这导致了完全不同的医疗服务文化。　由于这一原因及其他一些原因，法国和德国在基本医疗方面还是自由贸易的模式，而荷兰、斯堪的纳维亚国家和地中海国家则更接近英国模式。

[11]19世纪末、20世纪初，医生的最低职业收入意味着可以穿西装，打领带，拥有一辆自行车或双轮轻便马车(一战后，有一辆汽车)，有妻子、一两个住家佣人、数量不等

但通常比较多的孩子，为孩子提供私人教育，通常男孩优先。 在科学的发展使人们开始相信医生之前，医生的地位一直比较低。 20 世纪 30 年代，一位在塔尔伯特港（Port Talbot）一家有名诊所工作的医生被叫到当地的宅邸看病时，他只能从下人入口进入。 当皇家医生霍德·勋爵（Lord Horder）从伦敦坐火车来确定这位全科医生的诊断时，他被允许从大门进。 NHS 事实上消灭了贫困的医生，但很多医生还是喜欢想象如何获得更多的尊重和感激。

[12] 1896 年《柳叶刀》（Lancet）杂志派一名记者到英国调查为产业工人及其家庭服务的医生的工作条件，最后发表了一篇经典文章《互助会的战斗》（The Battle of the Clubs）。 在南安普敦（Southampton），《柳叶刀》的记者发现，有四分之一的人口参加了互助会方案，从这些人身上，医生每人每年可以获得四先令，而这些人看病和治疗次数不受限制。 南安普敦监察委员会将 2 000 名穷人的医疗服务以每人每年 5 英镑的价格包给医生。 1893 年，这 2 000 名穷人以每次 2.5 便士（当时的货币）的价格看了 500 次病。 在朴次茅斯地区，医疗福利协会（Medical Benefit Society）将造船所工人及其家属的医疗服务以每人每周 0.5 便士的价格承包出去。 参与这一承包的一名全科医生的账本显示，他一共上门看病 1 958 次，在诊所看病 4 650 次，收费 38 英镑 11 先令 1 便士，相当于每次看病 1.4 便士。 对于大一些的具体服务项目，收费标准要高些。

为了理解这些数据，需要了解当时的价格和收入情况。 在 1883 年至 1913 年间，货币价值基本没有改变。 1883 年一英镑的购买力在接下来 100 年降至 1983 年的 3.5（新的十进制）便士，只相当于当初购买力的 3.5%。 看 1905 年的几个价格可能更有意义一些：一幢新的连体砖制房屋是 150 英镑，石头的则为 100 英镑。 1914 年前成年矿工的年均收入是 145 英镑，矿工之间的收入差别很大。 年轻力壮的矿工能够挖到很多煤，而不那么强壮或年老的矿工则承担运输、搭木架、修理等其他需要保障矿井正常生产的工作。 挖煤工人每周在井下工作六天，每天工作八小时，完全手工切割和装载煤。 14 岁的男孩子每周 60 个旧便士，每年 31 英镑。 与女孩子每周工作六天半，每年收入 15 英镑相比，男孩子的境况要好多了。 由于在当地找不到有工资的工作，女孩子被迫背井离乡去伦敦做住家女佣。 如果和经济学家 Alfred Marshall 的估算相比，那更是糟糕。 Marshall 估计，大学教授年收入 500 英镑比较合理，而 Beatrice Webb 嫁给 Sydney 时每年继承 1 000 英镑，以维持他们作为英国主流社会民主的理论家一生的事业。 （Harrison, R.J., The Life and Times of Sidney and Beatrice Webb；1858—1905，the Formative Years，London：Macmillan Press，2000）煤矿工人从来都不富有，但也不至于穷到付不起约每周 6 个旧便士（0.025 英镑）的医疗费用。

[13] 参见 Williams, C., Democratic Rhondda：Politics and Society 1885—1951, Cardiff：University of Wales Press，1996。 我所知道的用当代话语来理解这些思想最好的办法，是看 Robert Blatchford 所写的《快乐英格兰》（Merrie England）。 这本书于 1893 年首次出版，后来于 1976 年由杰里曼出版社（Journeyman Press）重新印制了复制版，并添加了一个非常好的前言。 第一版卖了 2.5 万本，因此又重印了，并在几个月内卖了超过 70 万本，后来卖到了 100 万本。 独立工党就是在这一年成立的。 独立工党是工党的前身，是第一个有着广泛基础的英国社会主义政党。 在《快乐英格兰》出版前，在整个兰开夏郡（Lancashire）这一工业集中区，社会主义者总人数不超过 500。 12 个月后，人数达到 5 000 人。 这本书被翻译成了威尔士语、荷兰语、德语、瑞典语、意大利语和西班牙语。 据说美国版卖出的数量基本相当于其原版在英国卖出的数量。 Blatchford

知道如何写书给那些刚会看报的人读，他主要受 William Morris 的启发。 Morris 是第一个发挥想象力发展马克思主义并将其用于自己工作领域的英格兰人。 Blatchford 将其通俗化，他受欢迎的原因主要在于，他将马克思主义思想转换成符合常识的东西，而对于不符合常识的部分，他就予以删除。 但 1914 年战争一爆发，他就成为了一个鼓吹人类自相屠杀的成功宣传者。

[14] 1911 年，《英国医学杂志》(*British Medical Journal*)统计了 32 000 名英国医生的年收入，他们的收入总额为 800 万英镑，即人均年收入为 250 英镑，中位数收入少于 200 英镑。 与 20 世纪初英国其他贫苦劳动人民的医疗相比，威尔士矿工的医疗方案资金相对充足，医生收入不错，这得益于威尔士独特的按镑收费系统。 在其他地方，同济会收取统一的费用，不考虑收入的多少。 而在威尔士医疗方案中，则直接在煤矿办公室按每 1 英镑收入交 3—4 便士，从工资中直接扣除。 这样，医疗资金随收入升降，这又与煤的坑口价格及整个产业的繁荣程度相关。 煤的价格是波动的，经常波动很大，但在 20 世纪前 20 年，煤是主要的能源，明显有着无限的国内国外市场，因此煤的价格一直保持上涨趋势。 在有些医疗方案中，每镑收费直接交给了合同医生，在那种情况下，对医疗的投资增加就意味着医生个人收入的减少。 这一来，医生倾向于减少对房屋、设备和文职人员的投资，更不用说用于专科医生或护士的投资了。 但在规模较大、更具政治和社会意识的医疗方案中，每镑收费不是直接给医生，而是交给矿工的医疗救助基金，而医生的工资从基金中出，剩余的部分则投资于建筑、设备、员工、培训，以及委员会认为有助于改善方案参与者及其家属健康的其他方面。

[15] 20 世纪初之前，南威尔士的煤矿主大多数是小企业主，他们自己也是矿工或矿工后代，他们因此能贴近手下的工人，能够替这些工人考虑问题。 在 Powell Duffryn 和 Insoles 这样的大公司垄断矿业经济之前，矿工医疗救助方案已经广为接受了。 如果让这些大公司来做决定的话，他们的重大决定很可能并不会考虑劳动者的利益。

[16] 直到 20 世纪，很多手术都是在患者家中的厨房桌上进行的。 根据我个人在 Glyncorrwg 的经历，我的前任全科医生每周日上午都有小手术，这个惯例一直延续到 1948 年。 1948 年后，患者才可以在 Neath 和 Swansea 医院接受经过全面训练的外科医生的免费治疗。 不过，产科通常不包括在这种免费治疗范围中。 如果孕妇生产太困难，接生员无法处理，需要医生来处理的话，全科医生会收取一定费用，除非在合同中已经注明了包括产科医疗。

[17] 马克思和恩格斯在南威尔士煤田的影响在 Hywel Francis 和 Dai Smith 的书《联盟：20 世纪南威尔士矿工的历史》(*The Fed：A History of the South Wales Miners in the 20th Century*，London：Lawrence & Wishart，1980)一书中有详细的记载。 他们在英国工人运动中的影响以及所采取的奇特方式，在 Caroline Benn 所写的 Keir Haidie 传记中有出色的描写和客观的评价(Benn，C.，*Keir Hardie*，London：Random house，1992)。 Keir Haidie 被普遍认为是工党之父。 Caroline Benn 最好的总结在该书的 69—70 页，在该页她描述了马克思死后，在 19 世纪末社会主义复苏期间，Haidie 与恩格斯的大量通信：

Haidie 的批评针对的都是 SDF(海因德曼的社会民主联盟，即 Hyndman's Social Democratic Federation)，而不是马克思主义。海因德曼及许多左翼领导用 SDF 迫在眉睫的革命来吸引听众。Haidie 强烈反对这一点，"马克思主义家庭"也强烈反对这一点。不能将 Haidie 的话理解为他反对意识形态。在他给恩格斯的信中，他特别说道，

"我们不反对理想,认识到……它们在启发激励人方面的力量,我们更关心如何实现理想而不是梦想它。"

恩格斯在死前作为一名普通成员加入了独立工党,即工党的前身(Benn, C., *Keir Hardie*, London：Random house, 1992, p. 100)。 没有证据表明他与马克思思想出现了分离。

[18] Aberdare 地区的 Alastair Wilson 医生告诉我,他父亲是同情工人的全科医生,并且是少有的支持劳合·乔治国民保险法的医疗人员之一。 他父亲经常在村庄医院和另一名全科医生一起做疝气手术,那名全科医生则因坚决支持当地煤矿和钢铁雇主 Guest, Keen & Baldwin(简称 GKB)而出名。 他们两人很肯定地认为引起疝气的原因很明显,一个人认为是工作压力太大(从矿工联盟这方说),另一个认为是天生体质弱(从 GKB 这方说)。 而事实上,这两种说法都没有明显的证据。

[19] 谈到矿区的乡村医院为 NHS 奠定基础时, Bevan 说,虽然政府将其描述为志愿性医院,但很多乡村医院 97.5% 的收入来自于矿工交的费(Bevan, A., *Hansard*, 30 April 1946, vol 422, col 47. Quoted in Powell, M., 'Wales and the National Health Service', *Llafur* 2000；8(1):34)。

[20] Earwicker, R., 'Miners' Medical Services before the First World War：The South Wales Coalfield', *Llafur* 198；3(2):39—52, and Falk, L. J., 'Coal miners' Prepaid Medical Care in the United States, and some British Relationships 1792—1964', *Medical Care* 1966；4:37—42.

[21] 在哪里发现了煤矿,人们就在哪里采煤。 这样,就出现了很多相对偏远孤立的聚居地。 在那种地方,生活的方方面面都是围绕着这一工业而组织起来的。 在南威尔士,这种孤立的情况更突出,因为村庄与村庄之间都被山隔断了,这就形成了一种非常有特色的混杂且往往有些矛盾的文化,这种文化在矿区是很常见的:自力更生、造成内部不合的狭隘,加上一致对外的、有组织的团结。 与英格兰东北和中部地区的老煤田相比,在威尔士除 Merthyr Tydfil 地区的钢铁工业外,深井开采出现得较晚。 威尔士的煤矿开采从大约 1860 年才开始成为主要的经济和社会力量,但从那以后,却发展得非常快,以至于出现了移至南威尔士村庄的国际移民,其速度与同期移民至美国 Klondike 的速度大致相同。

[22] 医疗方案的日常决策由选举产生的委员会进行。 刚开始时委员会主要由煤矿官员组成,但从大约 1900 年开始,委员会成员主要来自英国矿工联盟南威尔士分部,当地称之为"联盟"(Francis, H., Smith, D., *The Fed：A History of the South Wales Miners in the 20th Century*, London：Lawrence & Wishart, 1980)。 委员会会议中对医疗救助会及与 BMA 争端进行讨论并做出重大决策。 这类会议在 Steve Thompson 的书中有很好的描述(Thompson, S., 'A proletarian public sphere：working class provision of medical service and care in south Wales, c. 1900—1948', chapter 5 in Borsay, A. (ed), *Public Service or Private Commodity？ Medicine in Wales*, c. 1800—2000, Cardiff：University of Wales Press, 2003.)。

在南威尔士的矿工或其他工人大会中,通常的做法是,任何人有话就站起来发表意见。任何人,不论其职务和地位如何,都可以参与辩论来表达对某件事的看法。此外,在这种公共会议中的演说包括了发言者与听众之间的交互关系,这样就保证了社会成员的意见和感受能得到清楚的表达。这类会议的新闻报道通常显示说话者会经常被在场者的附和声或反对声打断,因此,即使是平时不善言辞的群体和个人也能以直接的方式表达自己的感受,从而参与行动和政策的决策。

这种场景通常被描述为"雅典式民主",而当时阿提卡(Attica)地区三分之二的人口是奴隶,丝毫没有权利。矿工是真正参与民主的创始人之一。挖煤的性质与工厂生产的性质完全不同,因此与雇主没有什么全国性的争端,只有许多地方性争端。至少到 20 世纪 30 年代,煤的生产还几乎完全依赖于人工在易变的、不可预测的条件下工作,很少有机器的辅助。矿工的工资由他们挖出大块煤的数量决定,而劳动力的就业情况也随国际市场需求而升降,从而交替出现大量过度工作和大量失业。这让每个工会会员都有进行工资协商的经历,让他们对于工会工作有浓厚兴趣,并深刻了解团结的价值。每当联盟的地方分会要进行影响到整个煤矿或依赖它的整个村庄的重要决策时,就会举行群众大会,每个相关人员都会参加。如果民主的概念要体现真实的意义的话,那么在某种程度上它必须是可以测量的。最合适的衡量标准,就是承担这些决策所产生的后果的人们接受这些决策的程度。用这个衡量标准来衡量的话,矿工医疗救助会的兴起和后来的衰落就是参与式民主的兴起和最终衰落。即使到 20 世纪 70 年代,NHS 地方民主控制已消失得无影无踪之后很久,在威尔士矿区需要讨论大家普遍关心的重大问题时,还有可能召开这种会议。二战后南威尔士流行病学的先锋 Archie Cochrane 让矿工工会为他在 Rhondda Fach 地区组织过这样的会议,通过会议,他得到了 90% 目标人口的合作,进行了一个很难做的肺结核和肺尘病的研究项目,创造了人口反馈的新的世界标准。我们为医学研究委员会(Medical Research Council)在 Glyncorrwg 做的研究也是从这种全社区的会议开始的,非正式参与的情况与 Thompson 描写的一模一样。

[23] Rhondda Valleys 地区的第一所医院于 1896 年开业,当时只有四张病床,要为 10 万人服务。即使到 1914 年,也只有 88 张病床,为 18 万人服务(Egan, D., *Coal Society*: *A History of the South Wales Mining Valleys*, Llandyssul: Gomer Press, 1987, p.90)。

[24] 参见 Thompson, S., 'A proletarian public sphere'(详细注释信息见注释 [22])。

[25] Beatrice Webb 最先意识到在全国层面上的这个机会,并在 1909 年提交给济贫法改革的皇家专门调查委员会的少数派报告(Minority Report to the Royal Commission on Poor Law)中提到。不过,在多数派报告(Majority Report)中,她的提议被忽视了。英国医学生物化学的创始人及 20 世纪健康经济学的先锋 Benjamin Moore(1867—1922 年)于 1911 年提议建设致力于公共卫生的全国性公共医疗服务系统。不过,知道他提议的人更少。他估算,如果有一个医疗系统能将现有知识充分应用于全体人口,那么英国每年有 25 万起死亡是可以避免的。他的这些思想在《健康时代的黎明》(*Dawn of the Health Age*, London: J.&A. Churchill, 1911)一书中提出来了,并且于 1912 年通过他和一小群有相同想法的医学权威组建的国家医疗服务协会(State Medical Service Association,简称 SMSA)进行了表达。这一点引起医学媒体对其关注达两年,一直到战争瘟病淹没了所有的进步思想。这些思想似乎从未传达到处在工业区的一线医生。虽然在 1918 年此类讨论呈短暂复苏态势,但随着 Moore 因战后流感大流行而早逝,SMSA 的发展陷入消极状

态。 SMSA 于 1929 年解散，但剩下的成员于 1931 年随着社会主义医学协会（Socialist Medical Association，简称 SMA，20 世纪 70 年代更名为社会主义健康协会，即 Socialist Health Association，简称 SHA）重新露面。 SMA 与工党关系密切，于 1934 年将免费的、普及的综合性国家医疗服务引入工党的国家政策。 SHA 现在处在内部意见不一致状态。威尔士和苏格兰地区的 SHA 仍然通过威尔士议会和苏格兰议会倡导在 NHS 中实行礼物经济，但英格兰地区的 SHA 则模棱两可地跟随新工党的动向。

[26] Collings, J. S., 'General practice in England today', *Lancet* 1950；i：555—85.

[27] Irvine, D., Jeffreys, M., 'BMA Planning Unit survey of general practice 1969', *British Medical Journal* 1971；4；535—43.

[28] Leese 和 Bosanquet 研究了 1966 年至 20 世纪 80 年代初全科医生的投资策略，当时政府开始用大量补贴来支持投资（Bosanquet, N., Leese, B., 'Family doctors：their choice of practice strategy', *British Medical Journal* 1986；293；667—70）。 在五个表示有改进的指标中（见习护士雇用、场所改进或专用场所建设、培训参与、ECG 保有、随访诊所等方面的投资），32% 的诊所（高投资者）占了 71% 的正得分，几乎所有投资大的诊所都在富裕地区。 即使有大量的补贴，在工业及人口持续下降的地区，投资并未有效地改善诊所的效益。

[29] 用煤田历史学家 Ray Earwicker 的话来说['Miners' medical services before the First World War：the South Wales coalfield', *Llafur* 1981；3(2)；39—52]：

> "赚多少就付多少"的直接扣付制，使矿工的医疗有自己的优势。但真正让南威尔士医疗会有特色的是工人基金对医疗会的财政控制权及医疗服务工资制的创设。雇主与工人之间关于控制权的争端就这样解决了。来自雇主的抵制非常小……煤矿医生请求雇主反对这种改变，但立刻遭到了拒绝。医生们没有什么组织，只好被迫接受……

在 20 世纪初，当矿工和医生之间的激烈争端爆发时，这种情况很快改变了，当时 BMA 与其他工会一样厉害。

[30] 我在《新型医生：全科医生在社区健康中的作用》（*A New Kind of Doctor*：*The General Practitioner's Part in the Health of the Community*）一书中进行了详细解释（London：Merlin Press，1988）。

[31] 虽然矿工有 Benjamin Moore 和他那些有名的医学同事这样的盟友，但是这些医学知识分子与矿工及其医生之间在社会地位和地理位置上距离太遥远，不可能形成有效的政治同盟。 与 Chekhov、Semashko、Stampar、Evang、Guevara 和 Barghouti 等人所描述的欧洲和拉丁美洲的传统不一样，英国底层的医生很少将他们自己看作知识分子。

[32] 1934 年，Ebbw Vale 地区的争端几乎是完全重演。 当时，得到英国医学会支持的当地医生退出了他们签定的合同，之后，我父亲 Alex Tudor-Hart 医生和其他几名医生一起被南威尔士矿工联盟招去服务于 Llanelli 工人医疗救助方案。 Llanelli 的矿工、马口铁和铸造工人试图建设与 Tredegar 类似的更大的医疗方案，由专科医生而不是全科医生进行主要的外科手术。 他们提议减少付给合同医生每磅收入比例，将节约下来的费用用

于支付外科医生的服务，全科医生的收入中就少了手术费用。 经过长达 18 个月的激烈而有严重分歧的争端，老医生仍留住了大多数病人，但是新的方案仍被认为更合理。 英国医学会的主要谈判者是 Charles Hill，他后来领导 BMA 反对 NHS。 争端最后由仲裁解决，英国医学会得到了大多数想要的东西，但允许招收足够数量的付薪专科医生。 颇有影响的 1936 年政治和经济计划报告，提议将其作为未来 NHS 的模式（Davies，R.，'Workers and medical services'，in Edwards，J. （ed），*Tinopolis*：*Aspects of Llanelli's Tinplate Trade*，Llanelli Borough Council，1995，pp. 162—9）。

[33] Rhodri Morgan（虽然布莱尔一直反对，但他还是成为了威尔士劳工党领袖）喜欢忆旧，因此在普通老百姓有选举权后，威尔士的保守党从未成功成为当选的大多数。 这与苏格兰形成了鲜明对比，在苏格兰，保守党在许多农村地区一直很有影响力。

[34] 自由派、保守派、费边主义者和像 Robert Morant 爵士这样的改良派公务员中的帝国主义者，在第一次世界大战前夕进行了强劲的先发制人的改革运动，为第二次世界大战后完成的 20 世纪教育和福利性服务制度打下了基础。 这一运动有意将通俗社会主义思想吸收到帝国主义计划中，让英国公民获得在一个占主宰地位的帝国力量中的雇员的优势地位。 达尔文的进化论破坏了英国国教教堂对产业工人的控制，它又通过这种方式轻易地得以改造，形成社会达尔文主义及种族级别思想。 社会达尔文主义为法西斯提供了种子。 有关种族纯洁的优生学概念和现代国家福利之间的紧密联系，对于社会主义者来说是必要和有用的困窘，值得进行更多思考。 国家服务改革的深度和广度经常被低估，国家服务要成为民有、民治、民享的服务，而不应该成为社会控制的工具。

[35] 这一政策获得了一定成功。 德国社会民主党成为了世界上最大、最重要的社会主义党派，并产生具有内部包容性的独立文化。 德国在 1914 年前似乎在预定的路线上前进并差点形成世界上第一个社会主义国家。 然而，俾斯麦的保险方案将社会民主党的日程从革命变成了改良，使得到 19 世纪末卡尔·马克思的革命遗产被完全阉割了。

[36] 劳合·乔治从精算师那儿得知，1911 年出生的男性在 65 岁退休后，其预期寿命只剩下 12 个月。 今天，将退休年龄提高到 70 岁的议案意味着，在很多不健康的市中心地区，也能够付得起社会上层的养老金，其道理是一样的。 如果将退休年龄提高到 70 岁，以当今的死亡率算，30.6% 的男性领不到养老金，因为那时他们已经死亡了。 最大的输家是伦敦最贫穷地区的人，其中 Hackney 地区是最糟糕的，有 48.3% 的人活不到 70 岁生日（TUC report，*Work Till You Drop*，London：TUC，2004）。

[37] 济贫法的目的不仅是将穷人赶进工厂，而且还要预防革命，从而巩固当时的社会等级制度。 英国独有的、出色的健康统计数据（为马克思的《资本论》提供了重要的证据）的创造人 William Farr，在 19 世纪 70 年代写道，新的济贫法"保证人不被饿死，保证财产不在共产主义运动中受损"。

[38] Grigg，J.，*Lloyd George*：*The People's Champion*，1902—1911，London：Eyre Methuen，1978，p. 325.

[39] Wall，A.，'Reforming the Reforms'，in Iliffe，S.，Mostyn，J.，Ross，R. (eds)，*From Market Chaos to Common Sense*：*Papers on Future Policies for Health*，London：Medical World/Socialist Health Association，1993.

[40] Wall，A.，'So what would YOU do then，Andrew Wall？'，*British Journal of Health Care Management* 2002；8；151—3.

[41] Hari, J., 'This corruption in Washington is smothering America's future: how do you regulate banks effectively, if the Senate is owned by Wall street?' *Independent*, 29 January 2010.

[42] Labour Party general election manifesto, 1997.

[43] 公共服务商业化的重大举措是新工党政府1997年当选后不久决定的，它采纳了保守党的意见，将原本由财政部出资的公共服务项目通过私人融资计划(PFI)改由私人投资者出资。这些合同一般为期30年，由公司来建学校、医院和其他公共服务设施，有时还由这些公司提供工作人员，然后租给教育机构、NHS或其他任何接受了这套做法的公共代理机构。当保守党政府提出PFI时，在野的工党嘲弄他们是在秘密进行私有化。事实确实是如此。但它的成本非常高，因为政府借款的利息比任何商业机构要低得多(因为商业机构要承担合同商不履行合同的风险)。比如，为Neath和Port Talbot地区服务的Baglan Moors医院是威尔士唯一一所由PFI建造的医院，建造时花了5 400万英镑，但NHS在接下来的28年间要付给Baglan Moors医疗2亿7 000万英镑。和所有PFI项目一样，整个交易都在商业机密保护之下。政府宣称88%的PFI项目是按时、按预算交付的，但实际上70%的公共服务项目交付不按时，且73%的公共服务项目超过预算。在爱丁堡大学国际公共卫生中心(Centre for International Public Health)，Allyson Pollock的研究团队考察了财政部所引用的用于支持这一说法的五个研究。其中两个是国家审计署(National Audit Office, NAO)做的，其结论是，由于这些调查是完全基于对PFI项目经理的访谈，因此不能证明任何采购方式的效率。第三个研究是一家私营公司做的，其中没有任何采购方式的比较数据。财政部引用的第四个研究，尽管一开始说该研究会公开发表，但一直处在商业机密保护之下，因此无法对其进行分析。第五个也是最后一个研究是唯一一个有对比数据的，是由受财政部委托的PFI咨询和工程公司做的。而这个研究也只是将39个公共方案与451个运行中的PFI项目中的3个进行了成本与时间超标的比较，排除了已经失败或有问题的PFI方案，对公共方案与PFI方案用的是不同的基准，从而比较分别造成了多大程度的成本上升。在PFI合同存在的30年左右的时间内，所有的一切对公众来说都是机密，议会成员也无法问责。这些合同可以被当作商品在股票市场上进行交易，所以永远无法保证当初NHS谈判员批准的最开始的合同商会一直对其合同负责。成百上千万的教育、NHS、交通项目的股权在承包商和金融家的秘密交易中易手，产生大量的意外之财，而其代价则是纳税人的利益。

[44] NHS筹资的后果还无定论，但英国政府已经雇用了美国管理咨询公司麦肯锡(McKinsey)，要他们建议如何将NHS每年的预算减少200亿英镑。麦肯锡写了一个报告，没有发表，但内容泄露给了健康服务期刊(*Health Service Journal*, Vize, R., 'McKinsey have plotted a course, NHS managers must lead through it', HSJ, 2 September 2009)。该报告建议裁减近10%的员工(13.7万个就业岗位)，估计即将到来的医学行业失业情况，因而减少医学院招生，通过减少住院人数("近40%的人不必住院")和减少住院时间，将住院病人减少40%，卖掉价值83亿英镑的医院财产。第二天，麦肯锡既没有承认也没有否认这些外泄报告的准确性。一位政府部长暗示整个报告都未被接受，但是他没有解释是否有其他的方法来减少成本或保证资金。在传统意义上，我们一般认为政治家是被选出来制定政策的，而高级公务员则是被任命来执行政策的，而且，为了避免利益冲突，两者与商业界的距离最好保持得比较远。这些被人们选出来的人，到底是在什么时候、在什么地方决定将商业与公共服务合并起来？

〔45〕Himmelstein，D. U.，Woolhandler，S.，'The corporate compromise：a Marxist view of health maintenance organizations and prospective payment'，*Annals of Internal Medicine* 1988；109：494—501.

〔46〕参见 Kmietowicz，Z.，'Contract for GPs in England "failed to live up to expectations"'，*British Medical Journal* 2008；337：833。目前在英格兰中部有一个非常有魄力的全科医生，他开了一家非常大的诊所，并且没有合作伙伴，他雇用了 19 名领薪全科医生助手。根据 Tony Blair 提议的、大多数工党议员支持的新法，当这名全科医生决定退休时，他可以将他的诊所卖给出价最高的人，不管那个人是谁。Osman Bhatti 医生对伦敦东边 Newham 区雇用领薪全科医生的诊所做了个调查。调查表明，多于四分之三的诊所没有按医生和牙医审查机构（Doctors and Dentists Review Body）的建议给全科医生涨 1.5%的薪水。这些领薪全科医生承担了完成质量与结果评价框架目标的责任，但一半以上的全科医生没有领到任何额外的报酬，虽然这应该是奖励性报酬。很少有诊所根据英国医学会指导原则与他们的领薪助手签订合同，理由是他们负担不起，这就重新回到了 20 世纪 30 年代。

〔47〕根据 NHS 信息中心提供的数据，全科医生从 NHS 工作中得到的收入减去营业费用后的年纯收入最新数据在 2010 年 1 月 30 号出版的 *bmaNews* 中有所报道。

NHS 纯收入（万英镑）	n	2007—2008 年（%）	2006—2007 年（%）	2005—2006 年（%）	2004—2005 年（%）
25	260	0.8	0.8	0.9	0.5
20—25	650	1.9	2.2	2.4	1.4
15—20	3 560	10.6	10.7	11.4	7.4
10—15	13 220	39.3	40.8	42.9	36.2
5—10	13 610	40.5	39.5	36.4	45.6
<5	2 320	6.9	6.0	5.9	9.0

这些数据显示，中位数收入远低于新闻媒体中经常引用的数字。

〔48〕2006 年 2 月 6 日与东北德比郡基本医疗医院（NE Derbyshire Primary Care Trust）Bess Barrett 医生私人间的交流。后来发表的参考文献包括 Robinson，F.，'No private matter：taking the fight against commerce to the courts'，*The New Generalist* 2006；4：58—61；Barrett，E. D.，'Can general practitioners compete with big business? Changing drivers in the NHS'，*British Medical Journal* 2006；332：1335—6；Arie，S.，'Can GPs compete with big business？'，*British Medical Journal* 2006；332：1172—3。

〔49〕Timmins，N.，Masters，B.，Knight，R.，'US health executive offered top NHS role'，Financial Times，30 April 2007.

〔50〕关于在非盈利的公共健康服务领域内进行跨国投资，理查德在 1996 年的思想是这样的：

1996 年 9 月，美国管理医疗卫生项目（managed health care plans）的领导人们在墨西哥城会面,讨论将业务扩大到全球的机会。会议由美国健康计划协会(American Association of Health Plans)和国际健康研究学会(Academy for International Health Studies)组织。专题研究讨论了在以色列、朝鲜、委内瑞拉、加拿大、墨西哥、俄罗斯、法国、新加坡、巴西、新西兰、澳大利亚、波多黎各、南非、阿根廷的市场机会。在一个国家发生的事情越来越被商业利益驱使;美国在人权问题上对中国没有采取强硬路线,因为美国不想失去中国市场,但在知识产权方面却采取了强硬的行为,因为这对于商业社会很重要……在美国经营盈利性管理健康医疗项目的商人看不出为什么他们不能像其他行业的商人一样,在全球范围内进行竞争。事实上,他们也许不得不这样。华尔街希望他们不断壮大,这就意味着将更多人加入他们的项目。如一个健康项目划的高管所说,"很快,美国人的数量就不够满足我们的胃口了。"管理医疗项目已经覆盖了1亿美国人……世界银行现在主要关注贫困人口的公共医疗和基本医疗。它相信,增加富人的私人健康医疗能增加用于贫困人口医疗服务的公共资金,并且能提高私人医疗服务的效率和质量……因此,也许管理医疗制度——它兴起于有着世界最不合理的健康医疗系统的国家——会向全世界输出。就像越来越多的人从美国快餐连锁店获取食物一样,我们很多人也许会以某种方式通过美国管理医疗项目享受医疗服务(Smith, R., 'Global competition in health care', *British Medical Journal* 1996; 313: 746—755.)。

在他的辩护中,他宣称商业性供应商比自营的全科医生更有利可图、更有效果(Smith, R., 'Viewpoint: new arrangements might finally bring the best primary care to those who need it the most', *British Journal of General Practice* 2006; 56:361)。 我无法理解的是,他无法让自己相信在他的公司没有聘用到一个需要的医疗人员;我也无法理解,在没有调查过当地社区的情况下,他的公司能比 Bess Barrett 做得更好。

[51] Dyer, O., 'Court delays takeover of Derby practice', *British Medical Journal* 2006; 332;684.

[52] Foster, M., 'Judge holds up PCT private GP contract', *bmaNews*, 25 March 2006.

[53] 不过,这没什么可怕的。 这种事情在当地新闻报纸中有很多报道,但在广播或全国性的报纸中实际上被忽视了。

[54] 至少在伦敦东区,这一价格大概是所有想成为基本医疗提供者进行竞标所需的典型费用,不管他们是已经在 NHS 系统中工作的、有经验的全科医生,还是商业集团。 他们所有人都必须花至少 3 万英镑来准备标书。 事实上,除了最大的全科医生集团外,所有全科医生集团都被排斥在外。

[55] Cole, A., 'Private practice: contracts to allow general practices to be run by private companies were supposed to be a last resort, but is this really the case'? *British Medical Journal* 2008; 336;1406—1407.

[56] 从 2004 年开始,政府将商业性竞争引入全科医生医疗的政策,原因是新工党政府相信这会提高健康收益和效率。 历任部长都否认有扩大商业化供应医疗服务政策的打算,如果这是真的,那么政府就应该收集事实数据来比较全科医生供应与商业化供应,但事实上自从这一政策在 NHS 英格兰(没有在苏格兰或威尔士实施)通过医疗服务的替代提

供者(Alternative Provider of Medical Services,简称 APMS)合同实施以来,没有收集任何类似的数据。 因此,这一任务留给了爱丁堡大学国际公共卫生政策中心(Centre for International Public Health Policy)和王者基金(King's Fund),根据信息自由法,他们从英国基本医疗信托基金(PCT)收集数据,反馈率分别是 93% 和 80%,但这些反馈有很多不完整。 在给爱丁堡研究提供反馈的 49 个 PCT 中,只有 41 个提供了给商业性提供商的合同价值,其理由是商业机密。 除了正常上班时间的服务以外,他们估计只有 1% 的英国人口接受 APMS 供应商的服务(Hein, E., Pollock, A. M., Price, D., 'The commercialization of GP services: a survey of APMS contracts and new GP ownership', *British Journal of General Practice* 2009; 59:750—753)。

[57] Pritchard, L., Munn, F., 'BMA medical students committee annual student finance survey shows that even before introduction of the latest £3,000 tuition fees, average student debt after a five-year medical course is £20,172, and after a six-year course £22,365', *bmaNews*, 24 December 2005.

[58] 2009 年,卫生部证实有 16 个独立治疗中心将会在两年内被 NHS 购买,估计资金成本是 2 亿英镑。 这是因为第一批独立治疗中心合同包括"剩余价值保障",以减少私营提供商签订诊断和治疗选择性患病的五年合同的风险。 合同保证,在五年合同完成后,NHS 会回购剩余的资本财产,其价值按合同结束时的价值估算,这是在工作量保障之外的。 由于 2007—2008 年的金融危机让私营提供商很难重新融资,因此有可能在回购之后,再将这些资产重新租给他们(Gainsbury, S., 'NHS to become a landlord for Private Treatment Centres', *Health Service Journal*, 30 July 2009)。

[59] 为了避免亏损 650 万英镑,南安普敦基本医疗信托基金呼吁全科医生们将病人转到由商业性提供商 Care UK 经营的独立治疗中心。 Care UK 的合同包括一项内容是,不管有没有使用其服务,NHS 都要付费。 基本医疗信托基金说,南开普敦大学医院信托是最开始的 NHS 提供者,它比其商业性竞争对手表现好。 由于全科医生的雇主基本医疗信托基金面临破产,当地全科医生勉强同意这样做(Foster, M., 'GPs forced to send patients to ISTC to stop loss of £6.5m', *bmaNews*, 10 October 2009)。 这是在许多例子中典型的一个。

[60] 医院国有化有很长的路要走,但 Bevan 认为在当时的情况下,他显然无法把工作推行得更为深入。 通过皇家内科医师学会主席 Moran 勋爵,他与医院的专科医生达成了妥协,允许专科医生利用 NHS 资源进行私人诊疗并在 NHS 兼职。 他担心,要是不这样的话,这些医生会忘记他们在 NHS 中的职责,而在危险的私人护理中心工作(有人到今天还是这样)。 预计到免费 NHS 医疗很快就会消减对私人医疗的需求,他授权一个秘密的高级顾问医生委员会全权控制可观的新增养老金收入,他们根据秘密的标准来设定"杰出奖"(Distinction Awards),将这些奖授予那些本可以在私人诊疗中赚很多钱的人(Our regular correspondent, 'Foreign letters: London. National Health Service', JAMA 1949; 141:1236, and Lee-Potter, J., '"Honeymoon for medicine" is over, warns chairman of council', *British Medical Journal* 1993; 306:1073)。 Bevan 有一段很有名的话,说他用金子塞满了顾问医生的嘴,更重要的是,用权力填满了他们的手,让他们拥有他们个人不可能取得的员工、建筑、设备,让他们或多或少随意地使用这些资源,但他们必须给所有需要医疗服务的人提供免费医疗。

[61] 参见 Rivett, G., *From Cradle to Grave: Fifty Years of the NHS*, London:

King's Fund，1998。 这证实了 George Godber 多次强烈表达出的观点。

［62］数量更大的正在接受培训并且很快就会成为医院医疗队伍主力军的年轻专科医生是不是有同样的想法呢？ 这是值得怀疑的。 但他们没有什么发言权，更不想使用这种发言权，因为他们的职业发展由对老资历医生观点的认同程度决定。

［63］医疗服务过程（并非结果）的生产效率应该能用于测量 NHS 内部市场的成功。在到 2008 年的 10 年间，根据王者基金的统计，（过程的）生产效率事实上平均每年下降 0.4%（Appleby，J.，Crawford，R.，Emmerson，C.，*How Cold Will It Be*？ *Prospects for NHS Funding* 2011—2017，London：King's Fund and Institute for Fiscal Studies，July 2009）。 可是，市场化倡导者还在说提高 NHS 效率的唯一办法是继续增加竞争，减少合作，将此描写为"改革"。 我们等待他们的回应。

［64］将基金医院信托（Foundation Hospital Trusts）合法化的议案遭到了许多劳工党议员的反对，其反对程度超过了以前对任何新劳工政府措施的反对，包括对批准攻击伊拉克的议案的反对，但这个议案最后还是取得了大多数支持，是因为算上了苏格兰和威尔士工党的大部分议员。 虽然苏格兰议会和威尔士议会反对，但他们还是支持了这一项不会在他们选区实施的政策。 据我所知，目前还没人解释他们为什么一方面忠实于地方工党保持 NHS 公有的政策，另一方面却又忠实于中央工党将 NHS 市场化的政策。

［65］Colin-Thomé，D.，'Mid-Staffordshire NHS Foundation Trust：a review of lessons learnt for commissioners and performance managers following the Healthcare Commission investigation'，The Mid-Staffordshire NHS Foundation Trust Inquire January 2005-March 2009，29 April 2009. （Key documents：www. midstaffsinquiry. com/ documents. html）.

［66］我们有权威说法，它来自诺贝尔经济学奖获得者、芝加哥学派领导者。 它从 20 世纪 70 年代中期至 2007 年爆发的全球金融危机一直统治着全球各个商学院，它将马克思和凯恩斯永久地打入地牢："公司官员除了尽可能地为持股人赚钱之外，没有承担任何社会责任。 很少有哪个趋势能如此透彻地破坏我们自由社会的基础。"（Friedman，M.，Friedman，R.D.，*Capitalism and Freedom*，Chicago：University of Chicago Press，1962，p.133）。 这一原则在国际贸易法律中有体现，世界贸易组织、世界银行以及几乎所有贸易国法庭都对其进行了强化。 公司如果要做慈善的话，必须用证据来证明慈善工作总的来说能增加其利润，这是现实世界的定律。

［67］*Daily Telegraph*，22 August 2007.

［68］Sikora 教授这一断言的主要根据是 EUROCARE 的研究。 这一研究比较了各个欧盟国家的癌症存活率。 英国登记了 80% 的每年被诊断出癌症的人口，而意大利只登记了 28%，法国是 17%，西班牙是 16%。 该研究认为英国 NHS 的癌症治愈率低于依靠保险的医疗系统的国家，包括法国、德国、西班牙，甚至匈牙利。 在这个研究中，德国的 7 千万人口只用了 1% 的人口来代表，而该研究中超过三分之一的癌症病例来自英国，虽然他们只来自于欧盟总人口中的 12%。 即使在和英国一样有着完整记录的欧盟国家中（奥地利、丹麦、芬兰、冰岛、挪威、斯洛文尼亚、瑞典），也很难对癌症存活率的差别进行可靠的解释。 英国也只有少数几种癌症的存活率稍低，认为英国癌症医疗服务低于发达国家的一般水平是没有充足理由的，这只是来自于媒体对 Sikora 武断言论的报道，而没有来自癌症流行病学家的更谨慎的观点支持。

［69］1999 年，美国医疗管理费占了健康医疗总费用的 31%，而在加拿大这一数据是 16.7%，在 NHS 很可能只有 12%。 在 20 世纪 80 年代 NHS 走向商业化之前，管理费是 NHS 预算的 4% 至 6% 之间。 在美国，1969 年至 1999 年间，行政人员从占美国医疗服务劳动力总数的 18.2% 增长至 27.3%。 这些数据还不包括保险业员工（Woolhandler, S., Campbell, T., Himmelstein, D. U., 'Costs of health care administration in the United States and Canada', *New England Medical Journal* 2003；349：768—775）。 西班牙健康经济学家估计，美国健康医疗交易费用占 GDP 的 3.5%，而英国在大步"改革"之前，只占 0.2%，二者相差 15 倍（Lobo, F., Velasquez, G. (eds), Medicines and the Economic Environment, Madrid：Biblioteca Civitas Economia y Empresa, 1998. *Review in Journal of Public Health Policy* 2002；23：245—248）。 这说明，随着商业化程度的加深，行政管理费、交易成本，当然还有利润也增加。 基于税收的公共服务，用每一美元或英镑产生的医疗产出最大。 在其上台的前 10 年，新劳工党政府在英格兰增加了 30% 的 NHS 工作人员，但在同一时期，其管理人员增加了一倍（Shaw, E., *Losing Labour's Soul? New Labour and the Blair Government* 1997—2007, London：Routledge，2007，p. 117）。

［70］例如，在英国进行 NHS"改革"最主要的理由是医疗费用的增加及因此给企业带来的税收负担。 事实上，NHS 比任何发达经济中的医疗费用都低，部分原因是因为历届政府给它的资金都严重不足。 英国的企业税收更少，企业主管给自己开的钱更多，劳动力比除美国之外的任何一个国家都更有灵活性。 根据《今日管理》（*Management Today*)的调查，美国高管的平均工资最高，为 404 100 英镑，其次是英国，平均 394 103 英镑，法国 317 698 英镑，澳大利亚 263 669 英镑，日本 256 932 英镑，德国 243 242 英镑，瑞典 216 971 英镑。 日本最高税率是 65%，德国是 56%，瑞典是 55%，巴黎是 54%，美国是 51%，澳大利亚是 47%，英国是 40%。 员工裁员费在日本是 131%，澳大利亚 85%，瑞典 42%，美国 29%，法国 25%，而英国是 23%（*Guardian*，28 March 1999）。 显然，除美国外，英国给雇主提供的条件比其他国家都好，新劳工党此后一直坚决地保持这种支持。 Derek Wanless 爵士，是一位重要的商人，他主持了一项调查，他发现就其所要完成的任务来看，NHS 的资金严重不足。 他估计与欧盟在医疗上的平均投资相比，1972—1998 年的 26 年间，NHS 资金总计有 2 670 亿英镑的缺口（*Lancet* 2001；358：1971）。 关于负担能力和费用增加的言论是不负责任的。 瑞典紧随英国进行了类似的商业化（Nilsson, M., 'Sweden's health reform', *Lancet* 1993；342：979, and Walker, A., 'Erosion of Swedish welfare state', *British Medical Journal* 1991；303：267)，它的健康医疗费用在 GDP 中所占比重从 1982 年的 9% 降到了 1992 年的 7.8%（Gilson, L., 'Health care reform in developing countries', *Lancet* 1993；342：800）。 瑞典实行商业化改革的理由是：首先，其他国家都在这么做；其次，外包和内部竞争一定会让钱更有价值，所以成本会降得更快。 然而，尽管费用并没有降下来，但由于已经开始了，瑞典的商业化还在继续进行。

［71］当时最活跃的、有组织的专业力量是 NHS 支持者同盟，由盖尔斯医院（Guy's Hospital)医学教授 Harry Keen 医生领导。 撒切尔政府想推出医院信托，并将盖尔斯医院当做试点，现在布莱尔新工党政府到处推行医院信托。 Harry 多次尝试与当时劳工党影子卫生部长 Robin Cook 安排公开会面，却一直没有成功，所以他最后放弃了与劳工党的联合行动，虽然他本人一生都是劳工党成员，这样的经历很常见。 即使是那时，劳工党领袖对于与医疗行业结成紧密联盟也是非常谨慎的。 虽然他们喜欢将这一点归结于 1948 年医疗行业对 NHS 的抵制，但是对医生（或任何其他富有的职业群体）的反对，实际上为

处理财富与权力严重集中的社会问题提供了一个受欢迎的解决办法。

[72] 据参与这些谈判的一个主要参与者说，首相撒切尔夫人并不像部长 Kenneth Clarke 那么有信心，并建议政府在失去公众支持之前进行退让。 Clarke 说如果是那样的话，他就辞职。 这似乎已足以打破平衡，但让我更相信，英国医学会最大的问题是，对于胜利之后如何采取下一步行动缺乏清晰的看法。 但那个谈判的参与者并不同意我的看法。

[73] Shock，M.，'Medicine at the centre of the nation's affairs：doctors and their institutions are failing to adapt to the modern world'，*British Medical Journal* 1994；309：1730—1733.

[74] 就像与之非常相似的慕尼黑协定一样，这一让步迷惑了许多 Maurice 爵士的听众，让他们暂时放弃了批判性思维，放弃的时间长得至少足以解除集体抵抗。 我有一位信仰自由主义的朋友，名气很大，受邀参加了会议，他非常高兴。 "我真希望你也去了，朱利安。 你要是听了他说的话，会安心极了。 我想我们现在真的找到了处理这一可怕情况的方法。"

[75] 从 1980 年开始，人们普遍认为医生主要是为自己，而不是为大众利益服务。虽然这在一定程度上是对的，但难道在 20 世纪 80 年代比在 20 世纪 70 年代，或比 19 世纪 70 年代，更是如此吗？ 卫生经济学家 Alan Maynard 的观点典型地代表了这一新确立的看法："……除非我们先对付了医生，否则的话，医疗改革无法成功进行……临床医生主宰了医疗过程，而他们只代表了他们自己的既定利益……（我们必须）加强医疗机构的经理和经济学家的角色，他们会代表整个社会说话"（'Taking on the health clinicians：the National Health market'，*New Economy* [Institute for Public Policy Research]，Autumn 1994）。 没有任何证据表明，大众的信任从医生转向了 NHS 经理或卫生经济学家。

六

公 平 与 团 结

　　人体生理学和医疗实践是以一条理念为基础的，即人与人是相似的，国王所患疾病的奥秘可以通过解剖一个穷人来探究。团结是指所有人都是一类的，我们都是生死与共的社会动物，其生存靠的是互相帮助，而我们的遗传多样性是一种优势，而不是劣势。团结有坚实的人体生理学基础。要了解这一点，必须采用科学的、基于事实的方法来看待心理学、社会学、历史和政治，因为这些学科能帮助我们了解人类这个独特的物种。

医疗法西斯主义

　　虽然有团结的人文传统，但在第一次世界大战前的欧洲和北美，医生一直处于帝国优生运动的前列。这些运动奠定了法西斯主义的基础——相信人类按价值和天分排名，不同人群在名次表中次序由外部竞争决定，强者要获得奖励，弱者要获得惩罚。这些运动否认了人类的共性，认为人与人之间的差异比其共性更重要，而这些差异的价值大小是明显的、可预测的、永久存在的。[1]直觉胜过证据，领袖魅力胜过具有社会包容性和参与性的政治，权力胜过其追求的目标。所有这些特点，与两次世界大战之间医疗实践状况配合得天衣无缝。那时，医疗权威从其与科学松散的联系中获得权力，但又使其免于科学批判。特别是外科实践，常常采用工程模式，而不是生物学模式，更喜欢与乐观的确定性而不是慎重的质疑联系起来。在危机发生时，法西斯主义立刻接受了社会外科手术的思想，认为让一部分人受难是恢复社会健康必须要付出的代价，以此作为暂缓实施立法的理由。

法西斯主义来源于社会达尔文主义。社会达尔文主义主要在英国和美国获得比较大的发展。法西斯主义将物种间的生存竞争与社会中的生存竞争联系在一起。[2]1933年，德国拥有世界上最先进的研究队伍、最具创新精神的外科和内科医生，以及最成熟的大学文化。然而，所有这一切，都无法阻止其回到中世纪的神秘主义，无法阻止其对反对者及作为替罪羊的少数民族的压迫。所有这一切是由国家组织的，得到了街头暴力的支持，得到了警察与法官的容忍，得到了新兴的广播媒体的支持。德国的医生，则为这些思想提供了过分简单化的生物学依据。医生和护士优于其他职业人士，成为纳粹党的一个高级阶层。[3]到1932年，绝育立法已经成型，并在很大范围内被天主教、犹太教、社会主义优生育学家所接受，虽然这些人中间有很多最终都成为了它的受害者。由于有组织的反对派早已被监禁或谋杀，德国的安乐死计划在当时没有遇到专业人士或公众或主要宗教领袖的任何激烈的反对。[4]

这些事件背后的思想并不是德国独有的。[5]在20世纪上半叶，同样在这种庸俗化的准科学的理论指导下，美国至少有6万人被迫绝育。[6]在20世纪30年代，瑞典也采取了同样的措施。[7]在英国，这种简化的关于遗传本质的假设也被广为接受，英国政府也考虑过绝育政策的问题。幸运的是，英国并没有实施。到20世纪30年代中期，全世界的科学家都开始认识到这样做的后果，并对自由政府产生了一定影响。这一经验表明，在重大危机时刻，医学、临床实践、职业文化、传统的誓言本身都无法对抗最无人性的思想和行为。我们已经陷入了一个全球性危机，这个危机很可能会与20世纪30年代的危机同样严重。因此，这一经验在今天依然有启发性。

如果人们接受培训为了自己利益而对病人开肠破肚，这些人必须冷酷无情，这种冷酷很容易变成虐待欲。 在一些国家，政府和大众媒体授予穿制服的国家公务员或承包商或刑事部门使用暴力的权利，来对付被当作社会敌人的团体。 直到最近医学专业组织才开始在其成员中对此组织严肃的抵制，虽然不得不承认他们已经开始进行修正了。[8]

只有当团结自然地集中于我们自己选择的或为我们选择的人，而其他人被妖魔化或排斥在外时，才会出现对人道科学不人道的应用。 在人类社会的最早阶段是存在团结的，当时各个部落都生活在自己的小世界中，而其他的部落都是潜在的敌人。 部落的生存是最重要的，而人的生存不在考虑之列。 我们必须拒绝这样的排斥行为，医疗专业人员必须具有为有需要的人服务的责任感，不管是朋友还是敌人。 医生和护士们已经有了行业制度框架，现在比以往更需要他们严肃对待这些已有规范，抵制来自不负责任的新闻记者和平民主义政治家的压力。 在任何战争中，都有医护人员照顾朋友以及病伤敌人的事情。 日内瓦公约也许作用不大，但它为进步提供了一个立足点。

公平从来不是自来的

每天，医护人员比其他行业的人要更多地面临一个无法逃避的事实：没有自然出现的公平。 离开学校三天后，一个 18 岁的女孩突然死于脑干大出血：命运、上帝、抑或是发育异常让她长了一个没有预警症状的动脉瘤。 在哀悼者中，她在学校的一个朋友已经不知不觉得了白血病，几个月以后就会发病。 现在我们对这些疾病已经掌握了很多，十之八九可以治愈，但治疗可能会加大患者死于其他原因的风险，最终患者子女还是要成为孤儿。 不幸和金钱一样，你越不幸，就越容易变得更不幸。 疾病，包括成瘾倾向和其他被认为是自己造成的伤害，侵袭每个人的概率是差不多的。

公平是人类的概念。 要实现公平，人们必须先想象公平，然后将其施加于自然的世界。 健康公平是可能的，其公平程度取决于我们对自然和社会运行规律的了解。 推动临床医学和医学科学发展的任务是艰巨而迷人的，有新发现就是最大的回报，但这还远远不够。 要在自然世界中实现公平，首先必须通过人类自己设计的人际关系准则，在人类自身实现公平。 有人说，财产 90% 就是法律，而且财产就是权力，这包括制定和执行法律的权力，以及创造一种视这种状况为自然和必然的文化的权力。 从古到今，极度不平等的财产和权力分配一直是提高劳动生产率、促进社会发展的前提。 这就产生了一个矛盾的结果：物质现实中的、而不是想象中的社会公平，只有通过社会不公平才有可能实现。不过，公平的思想依然还在。 这一思想认为，在社会中，人民享受健康、有创造性生活的权利必须高于财产权。 NHS 已经提供了足够多的经验来证明这一思想已不再是乌托邦梦想，而是指日可待的现实。

我的邻居是谁

当我 1952 年取得行医资格时，NHS 的所有服务对全国任何有需要的人都是免费的。 将非英国公民纳入这一体系，初看起来似乎给 NHS 增加了无限的、无法负担的责任，但事实上这一担心是多余的。 如果一个希腊水手或一个法国厨师或一个美国女士来英国看望其生病的祖母时，不小心摔断了腿或感染了肺炎，我们首先考虑的是帮助他们，而不是问谁来付医疗费。 虽然可以让外国访客填写很多表格并承担自己的医疗费，但在一个已经是无现金交易的礼物经济中，如果要收取这些医疗费，其成本可能与所带来的潜在收益相差无几。

玛格丽特·撒切尔政府于 1983 年做了一个决定性的实验。[9] 在政府实施外国患者医疗收费新制度的前三个月中，谢菲尔德卫生当局的职工调查了 5 万名患者，其中共有 8 名需要支付医疗费，总费用为 4 066 英镑，而其中一半的费用是由从来不付费的患者产生的。 卫生当局决定如果从经济上来看值得的话，就将这些人告上法庭，但这种诉诸公堂的事情从来就没有发生。[10]

就像在 NHS 之前的时代拖欠医药费一样，通过法庭追回 NHS 的坏账所花的钱比坏账本身还多。 生病的外国游客是"医疗游客"（health tourist），而英国国民在国外则很不幸，这是一个非常普遍以至于报纸或平民主义政治家无法回避的谎言。 2008 年，英格兰 NHS 出台了向外国急诊病人收费的"病情稳定就必须出院"（Stabilise and Discharge）政策：如果三位会诊医生都认为患者状况稳定了，那么患者就要立刻出院，除非他们能用现金或信用卡付费。 这一政策有用吗？ 一位中年印度男人因为中风住进了西米德尔塞克斯医院。 他被告知，如果他不付医药费的话，就要在 48 小时内出院。 医院的创收经理（一个新官僚，这一职位的出现是为了迎合媒体的反官僚运动和仇外情绪）说因为患者不是英国公民，所以不能享受免费医疗。 这位经理说这种做法每年为医院直接节约了 60—70 万英镑，因此得到了政府的热烈支持。 "现在轮到卫生部"，他说，"来看看他们有多勇敢来使用新方法应对医疗旅游。"2008 年 10 月，由于许多全科医生拒绝执行，政府废除了这一方案。[11]英国的全科医生们显然比新劳工党政治家更懂得团结的意义。[12]

团结很简单，并且从广义上来说，更真实。 我们将它变得越简单，它就会变得越真实。 在医疗服务领域里，慷慨是一种自然的行为，它会收获慷慨。[13]虽然有很多相似的故事反驳这一点，但这些故事大多是小报上的轶事，或一些因为其特别而被人记住的特例，而 NHS 医护人员和患者的共同经历证实了这种乐观主义是有道理的。

风险集中

团结源于互惠和风险集中带来的生存优势。 如果我在强壮的时候帮助弱小的人，那么当我变得弱小时，我能指望强壮的人来帮助我——

这是互惠原则。[14]人类社会都具有这一特点，这一点在仅能维持生存的依靠狩猎和采集生活的经济以及游牧经济中尤为明显，而在有农业或工业剩余产品和医疗系统发展到一定水平的发达经济中，这一点就不那么明显了。 将所有一切包括在内的风险集中系统，比任何一种需要受益人付费的保险系统的效率要高得多。 最重要的是，它们都比单独计算每个人风险的私人商业保险的效率要高。[15]如果每个人都能根据个人需要享受医疗保健服务，那么由风险评估师、收保险金者、保险欺诈侦探、百万或亿万富翁董事以及这些富翁董事管理下的一大群以公司投资者为主的人组成的庞大官僚机构，都可以被解放出来做更有用的事，我们所要做的仅仅就是根据对人们收入的评估来交税。 这些税收为NHS的无现金内部经济（或其他要从商品转化为共享权益的服务）提供资金。 "改革"之前的NHS之所以有效，是因为没有人愿意生病，并且很多人很聪明、很开明，他们能够理解一辈子交税，是为了尽量少使用他们不希望享受的服务。 虽然媒体和被认可的专家不断告诉我们这是不对的，但无论是过去还是现在，大多数人在大多数时候依然是这样想的。 各地NHS的共同经历强化了这一观点，即使现在NHS状况不佳。 美国最大的问题是其国民和医疗专业人员都没有类似经历，因而不敢相信其他国家的人民会有他们自己不敢有的慷慨的信念。[16]

团结不是利他主义

不能将团结与利他主义混为一谈。 在这方面，我们需要保持清晰的头脑和现实的态度。 在《国富论》中，亚当·斯密说，大多数人在大多数时候的行为是从自己的利益出发的，这一观点是正确的。 可持续经济学讲的不是特殊的人在道德提升的特殊状态下的行为，而是普通人的日常表现。

利他主义指的是为了他人的利益放弃个人的利益。 对于信奉自由主义的学术研究者来说，利他主义是很重要的，他们的经历一再证明，一种大的社会道德心是一种经济负担，行为慷慨往往对其个人利益不利。 对于一代一代有组织的工人阶层来说，事实并非如此。 他们考虑的并不是利他主义，而是团结。 经验告诉他们，从长远来看，从整个工人团队的利益出发对他们最有利，能让他们获得最大的个人利益或家庭利益。 在市场经济之外建立的如 NHS 这样的机构，就是这种团结精神的表现，也是统治者对有组织的劳动者可能对他们的特权产生威胁的一种反应，而不是哪个群体的一种利他主义的表现。

有一种观点认为，医疗服务体系建设的指导原则是团结。 与此相反的观点认为，将医疗作为一种为盈利而进行交易的商品，其供应效果和效率最高。 充分发展的自由市场经济迫使每个人要么成功，要么失败。 这两种状态歪曲或破坏了人类的创造性，而创造性是我们通向美好未来的途径。 即使有的失败者通过某种方式从成功者那儿获得的面包屑比他们自己生产的仅够糊口的还多，最终成功者也会失败——开始他们会失去正直和自尊，然后会失去我们共同栖息的星球。

动　机

有没有人真的相信，贪婪比为社会服务的志向能更快、更有效地促进医学或医疗改革的进步？ 有没有人真的相信，如果是为了自己或雇主的利润，而不是为了真正成就一些事情，让世界变得更幸福，从而获得尊严与荣誉，伟大的医学先锋们会更努力工作？[17]

在明确以满足人类需要，而不是以盈利为目标的公共服务事业中，动机很少是问题。 NHS 员工普遍热爱工作，他们只希望让他们工作，使其达到他们所知道的标准。 如果当中有人看起来厌恶或害怕工作，那么一定是在工资、工作量或职工等级制度等方面出现了严重问题，但最重要的可能是，员工对他们的工作有没有控制权——服务是不是真正地以满足人们需要为目标，而不是致力于以商业管理为目标。

毫无疑问，利润会产生强大的动机，竞争会很快将懒惰者赶出市场。 不可否认，公共服务领域很多单位停滞不前，他们的员工满足于按照合同完成任务，对其所宣称的目标缺乏有想象力的投入。 治疗这一集体通病的方法不是雇主的利润，也不是对雇员的严格管理，而是毫无例外地将研究、教学、团队建设作为所有单位的基本功能，参与研究、教学和团队建设让员工们能不断从工作中学习。

团结是双向的，NHS 也需要患者和社区来帮助 NHS 员工。 当社会开始瓦解人与人之间的战争，成为消费者间的战斗，当为了等待看病而守纪律排队这一社会秩序已不存在，当个人需求成为不可抗拒的力量（如毒瘾），那么几乎不可能再重新恢复团结。 然而，没有其他的方法能让我们回到稳定的、发展的社会。 承认我们已经失去团结，是无条件地向贪婪投降，是对未来的背叛。 团结的空间已失去，NHS 各单位必须为重建团结提供必要的空间。

健康和医疗服务的内部不平等

我的母亲艾莉森·麦克贝思（Alison Macbeth）医生在第一次世界大战后就取得了从医资格，并且是第一批内分泌专家之一。 她 12 岁的时候，得了急性风湿热，当时这种病在穷人中很普遍，在她们家那种富足的医生家庭中也很常见。 她 52 岁的时候，由于二尖瓣狭窄患上了严重的栓塞中风，这是儿时急性风湿热带来的后果。 五年后，她又一次栓塞中风并导致死亡。

今天，急性风湿热已经在英国绝迹。 作为一个在相对贫困社区工作的全科医生，我在 1953 年至 1963 年间见过三起这样的病例。 这种病过去很普遍，但现在却很罕见，想在这方面积累经验的学生可以在西非、巴西、印度，偶尔在芝加哥、华盛顿和纽约的黑人居住区找到大量这样的病例。[18]急性风湿性心脏病和其他与链球菌感染相关的疾病如肾炎，与贫困有因果联系，这主要是因为穷人家中过于拥挤。 那种程度的物质贫困在英国已经很少见，除非是在近年的移民区和许多高失业区。[19]这当中的教训是，当富人与穷人生活在同一个城市时，部分富人的孩子也会得穷人得的病。

《每日邮报》对这一问题的本能回答是社会隔离。 有能力的人就退到已经市郊化了的乡村或有门控的城市社区；能送进监狱的或驱逐出境的就赶走；而如果是太穷或太地道的英国人，以上两种情况都不适用，那么这些人就应该闭嘴，行为规矩些。 毒瘾和艾滋病的经验表明，所有的门都没有用，所有的边界都是能穿透的。 幸运的是，只要有穷人，他们的疾病就会威胁到富人的后代。 除非为全部人口解决这些问题，否则的话，问题会一直存在下去。 如公共卫生医生注意到的：

> 一个国家的亚人口是独立的，不是一个单一的互相影响的生态系统——这一看法让美国陷入了社会经济结构和公共健康与秩序的危机。这一危机非常严重，以至于像预期寿命这样粗略的测量也显示出了恶化迹象。它反映了一个巨大的错误：将人口集中起来进行控制是一个错误。欧洲那些将弱势社区边缘化的公共政策或经济实践，有可能会导致与美国类似的危机肆虐。[20]

社会群体之间的巨大死亡率差异，以及他们整体上表现出来的更大的发病率差异，对每个人而言都是一种威胁。 虽然后来的技术性修复为我母亲提供了个人医疗解决方案（二尖瓣切开术、瓣膜替代术、心房栓子清除术，以及持续使用阻凝血剂），但是这些方法无论在效率上还是成本上都远远比不上早期的预防措施。 如果政治家们真想做的话，这些预防措施早在两个世纪前就可以非常容易地获得了——给穷人提供新住房，让他们拥有我们希望我们家人所拥有的生活条件。[21]直到第二次世界大战后，英国才有正式的社会化住房的国家计划，而即使是在那时，这个计划也没有彻底实施。[22]风湿性心脏病与冠心病之间几乎完全相似——两者都是社会流行病，两者都有两套解决方案：要么利用巧妙、昂贵、且社会效率低的外科修复术，要么是在计划性社会化住房、教育、食品经济方面进行巨大的改革，让人们成为有头脑的公民而不是被动的消费者，并提供进行明智决策的条件。[23]要做到这一点，并不是不可能的，就像在 20 世纪上半叶为所有人提供体面的住房一样。

来自美国、瑞典的长期证据一致表明，家庭、朋友、邻居、同事组成的人际网络比较大、较和谐、较持久、参与性较强的那些人比孤立的人寿命要长。 积极的、参与性强的社区对健康很重要。 这也许与具体疾病传播途径无关，而是与影响衰老速度和抗病能力的一般因素有关。[24]亲密的、互相支持的人际关系，对大多数人来说是健康生活的必要部分。 市场经济在没有管制的情况下造成的极度不平等、不稳定、一味追求物质的社会，本质上是不健康的。[25]理查德·威尔金森（Richard Wilkison）提供了大量来自世界各国的证据证明，不平等本身是造成健康不良的重要原因，而不仅仅是绝对或相对贫困，这一规律非常明显，即使是在最不平等的国家中的最富有的人，也比最平等国家中的最富有的人健康状况要差。[26]市场力量将人们分隔开来，并迫使他们互相竞争而不是互相合作，就像他们繁衍罪行和各种自私行为一样，市场让健康恶化，尤其是精神健康。 在各种将健康仅仅看成是不患病的已有思维模式中，这一点很容易理解，但不那么好证明。 但这种观点非常流行，因为它与人们的普遍经历一致，也是大多数社会学家的普遍看法。

健康和医疗服务的全球不平等

与社会经济的贫民区给国家健康带来危险相类似，在欧洲、北美洲、大洋洲之外的几乎所有国家中都存在没有得到控制的疾病，它们给全球健康带来同样的危险。 以前，世界卫生组织（WHO）的主要任务就是处理这个问题。 那时，世界卫生组织是联合国一个受人尊重的独立机构，承担着推进全球健康的责任，而不像现在一样是世界银行（WB）的穷亲戚。

世界银行在 20 世纪 70 年代后期开始对全球健康产生兴趣，当时的医疗服务行业吸引了一些投资者。 从 1984 年到 1989 年，世界银行与医疗服务相关的货款以每年 2.5 亿美元的速度增长，约占世界卫生组织预算的一半。 1996 年，世界银行在医疗服务方面的货款以加速度增长至今，世界银行在医疗服务方面的投资比整个世界卫生组织到 2000 年预算的两倍还多。[27]

这也反映了美国投资的模式转变。 在 1994 年至 1999 年间，美国三分之一的经济增长发生在服务出口方面。 根据世界银行的统计，仅在不发达国家，有私人资金参与的基础设施建设就从 1990 年的 156 亿美元增长到 1997 的 1 200 亿美元。 大约有 15% 是国外资金直接投资于公共项目，贷款和资助的附带条件是新的私有化政策、患者直接付费、自由进口药物。[28]一些有效的社会化医疗服务，在世界银行的压力下被瓦解并私有化了。 这些社会化服务曾经是成功实践的典范，如印度和斯里兰卡的社会化服务。 在私有化后，完全可以预见它给公共卫生带来的可怕后果。[29]2004 年 11 月以来，在欧盟中一直存在着斗争，以弗里茨·博尔克斯泰因（Fritz Bolkestein）为首的竞争力委员会（competitiveness council）希望建立一个统一的服务市场；而维护欧盟第52 款条约的人，则坚持每个成员国必须对自己的公共医疗服务负责。[30]参与这一斗争的人包括想获得重选的政客，以及 6 万名工会会员。 这些工会会员 2005 年 3 月在布鲁塞尔游行示威，提醒政客这一事实（英国主流媒体没有对此进行报道）。[31]

银行家有效地取代了健康专家成为全球健康政策的主管。 他们和世界贸易组织（WTO）一起反转了世界卫生组织政策 1946 年至 1990 年以来倾向于医疗服务社会化的一贯方向。 世界卫生组织偏向医疗服务社会化，并不是因为世界卫生组织支持社会主义意识形态，而是因为公共服务显然比私有化交易的效率更高。[32]

　　所有最有影响力的国际机构，如联合国教科文组织和世界卫生组织这样的分支机构，都建立于第二次世界大战后期。 当时，美国经济效率成倍增长，其对手国家要么被摧毁，要么已破产。 这些机构都主要依靠美国的资金。 所有机构的总部都设在美国，主要是为了保证孤立主义不会像1919年那样摧毁新兴的国际政府，只有世界卫生组织是个例外（它搬进了日内瓦国联的老楼）。 自那以后，美国对联合国的持续支持一直是有条件的，其条件是联合国要支持美国的政策。 当联合国拒绝支持美国入侵伊拉克时，小布什政府几乎要抛弃联合国及所有其分支机构。[33]在美国人心目中，美国辽阔，富有，军力强大，可以无视世界其他国家。 虽然事实表明并非如此，但这一思想太根深蒂固，不会在短期内消失。 在本质上相似的思想，在欧洲依然盛行。 它孕育了一个又一个的现代王国，有了现代王国，欧洲人和他们的美国后代就自然成为其他人类的主宰。 否认人类文明继续存在需要团结，其背后是对王国过去的记忆和现存的幻想。

　　然而这样的信念一定会失败。 我们的星球是不可分割的整体，两个世纪来不顾后果进行工业扩张，所造成的破坏也是不可分割的。 工业扩张完全不考虑对物质环境的破坏，更别说对人类关系、文化和自尊的破坏了。 由天真的理想主义者和现实的政治家在1945年创建的国际组织，能够使民主的世界性管理开始出现。 事实上，他们不得不如此。 气候变化带来的全球问题需要全球性解决方案。 世界上其他国家早已熟悉气候变化的破坏性，随着欧洲和北美城市开始经历类似的破坏性影响，人们会更多地从人类团结的角度来思考。

团结的终结？

　　这样的乐观有根据吗？ 第二次世界大战后，几乎所有的主流社会变革专家都认为团结的社会基础正在加速变弱。 重工业和制造业用人减少，消费者选择似乎要取代工会和政治组织，成为改善人们生活的方式。 部分过去的工人阶层现在被专家认为是中产阶层，工人阶层事实上被定义为处于经济边缘的人，他们中大多数没有工作，是失业者的替补队伍。

托尼·布莱尔在上任首相两年后，说他有一个：

> 解决贫困和社会孤立的十年计划。我相信，十年之后，中产阶级的规模将不断膨胀……许多人属于传统意义上劳工阶层，但他们的愿景和抱负远远超过了其父辈和祖辈。这些人将成为中产阶级中的一员，他们的人数达数百万之众。

和那些依靠他的支持发展了事业的人一样，他相信有进取心的中产阶层的自然意识形态就是消费主义。 他和新工党创立者以及"第三路线"党派，试图给本杰明·迪斯雷利的保守主义提供更广泛的群众基础，将上百万 19 世纪的自由党支持者，以及 20 世纪工党支持者全部纳入迪斯雷利极端爱国主义的帝国主义阵营和毕恭毕敬的仆人队伍中，从而将全社会置于单一的意识形态之下——小布什执政期间的美国似乎在某些时候做到了这一点。 对于几乎掌控整个英国经济的那些人来说，新工党也许比保守党更吸引人，因为新工党对他们的控制不构成真正的威胁，而且新工党与国家福利及平等主义词藻缔造者联系足够紧密，因而可能继续拥有传统劳动阶层选民的忠诚。 新工党可能在长时间内让保守党成为在野党，甚至取代它成为英国政府的自然执政党。

定义社会阶层

发达资本主义经济中的阶层结构已经发生了变化，这是不可否认的。 最早在英国和欧洲创造了社会主义医疗制度的社会群体的力量已经被大大削弱了，只有美国不是这样。[34]然而，现在出现了新的社会群体，旧的阶层差别依然存在：靠自己的所有为生的人和靠自己的工作为生的人，其中前者在有利可图时给后者报酬。 但是，劳动阶层的社会结构已经变化了。 这种新的社会结构，到底是支持继续将 NHS 发展为礼物经济，还是解散它让其成为市场失灵的受害者仅存的安全保障？这是我们需要思考的问题。

社会阶层可以按照地位、财富或收入等进行客观定义，也可以按人们自我认同的社会群体进行主观定义。 考虑到社会阶层能够推动社会变革，这种主观的定义很重要。 如果人们不认同他们所属的阶层，他们就不会按那个阶层行为模式采取行动。 马克思用社会阶层来分析社会的权力结构，他认为在任何社会，对基本生活资料生产的控制是所有的权力的基础。 他没有按财富、性别或种族来定义社会阶层，而是完全按人们对生产过程控制的性质和程度进行定义，我赞同他的观点。160 年以来，与马克思主义相关的其他一切都发生了变化，但我相信这一点是不会变的。

在只有少量或完全没有农民阶层的发达的工业经济中，独立的自给生产几乎是不可能的。 马克思认为社会有两大社会阶层：占少数的有势力的所有者阶层以及占多数的没有权力、没有财产、被所有者雇用的劳动者阶层。 这一观点显然在今天比在他 1848 年发表这一看法时更符合现实。[35]

虽然阶层划分是进行社会和历史分析的有用工具，但没有任何证据表明马克思想用它作为精确统计分析的工具。 他并没有详细解析社会形态，而是从社会变革者的角度对其功能、机理、运行方式进行了广义的分析。 要维护社会秩序与要变革社会所进行的分析，当然是不同的。 从大多数人的状态出发，用现有的数据，我们只能找出对商业、政府和社会政策有用的分类。

下列主观数据来自 1999 年选举和社会趋势中心（Center for

Elections and Social Trends)：

英国成人自我阶层描述的百分比	1966 年	1979 年	1987 年	1997 年
中产阶层	30%	32%	34%	36%
劳动阶层	65%	63%	62%	61%
不知道	5%	5%	4%	3%

到 2007 年，BBC 报道说英国社会态度调查（British Social Attitudes）表明，57%的人仍然认为他们属于劳动阶层。

我们可以将这些数据与英国 1951 年按职业统计的客观阶层划分进行比较。 如果按照以前的惯例，我们将户籍总署（Registrar General）所认定的 I 类、II 类、III 类中的非体力劳动者划为中产阶层，那么 1951 年这些阶层占总人口的 27.8%。 当时将 III 类中的体力劳动者、IV 类和 V 类划分为劳动阶层，他们占人口总数的 72%。 到 1995 年，按这种定义，中产阶层占总人口的 51.2%，而劳动阶层则降至 48.9%。

这表明，作为从文化角度划分的一个群体，劳动阶层（按那个定义）减少了，相应地变成了中产阶层。 但它与英国媒体广泛所采纳的美国媒体用词是不一致的，美国媒体将所有有工作的人都归为中产阶层（即美国总统候选人力求拉拢的"美国中产"，而与之对应的"英国中产"是英国媒体的政治讨论的核心）。 事实上，这一用词即使是在美国也备受质疑。 在美国，无论媒体是怎么认为的，很大一部分工人依然认为自己是劳动阶层。 据社会学家估计，美国劳动阶层的人数占总人口 60%以上。[36]

市场研究者将各种社会群体当作具有不同消费能力和偏好的消费者。 和以往一样，市场研究者将大多数白领工人看成高于最低层次的，将其划为中产阶层，而将所有体力劳动者划分成劳动阶层，不管他们多有技术，收入多高，都和没有工作但力争得到一个最低报酬的工作的人一样属于劳动阶层。 根据他们的定义，研究者证明了劳动阶层在总人口中所占比例快速下降，从 1975 年占英国人口的 64%下降到 1997

年的 52%，而中产阶层则相应地从 1975 年的 36% 增加到 1997 年的 48%，这与英国直至今日的制造业的衰退一致。[37]

自从工党在第一次世界大战后超过自由党，成为受欢迎的大政党后，按照这种传统定义的工业劳动阶层成了坚定的工党支持者，坚决支持 NHS 礼物经济中的风险共担。 虽然如此，始终有为数可观的一小部分劳动阶层支持保守党，即使是在工党的重工业地区的"根据地"，这一比例也很少降到 20% 以下。 这给了消费主义以稳定的支持，即人人为己。 然而，虽然在采矿、渔业、农业、制造和重工业领域，工人数量急剧下降，但是如果英国的工业劳动阶层有信心，能用现代词汇定义自身，并取得政治领导权的话，它仍然是一支强大的社会、文化和政治力量。 如果能与知识经济中新型商品所产生的新型劳动者联合起来的话，这一结合将比以往任何一种结合都大。 "中产阶层"的实际组成则极端可疑。 它显然包括许多白领工人，而他们并不比蓝领体力劳动者拥有更多的权力、财产或保障。 与采矿和大多数工业制造业工人不一样，白领工人大多没有武力团结的传统，但在过去 30 年中，他们是新加入工会的主力，这样的成就需要实实在在的个人领导力和牺牲才能取得。

有底层但没有顶层的中产阶层

"中产阶层"这一词意味着上面有一个高阶层，下面还有一个低阶层。 如果我们更喜欢北美流动社会的无阶层神话，在没有可观的、继承的财富或权力的社会中，其社会阶梯的中间阶层的上方和下方也应该各有一个阶层。 不管是哪种方式，都意味着社会有三层。 底层的是劳动阶层，其规模大小取决于有多少白领工人被划分为或自认为是中产阶层。 然而，马克思主义所定义的劳动阶层（自己不拥有或不控制生产组织和物质资料，必须从所有者那儿寻求雇用的人）显然依然存在，并占成熟经济中全部人口的80%。 这个统计的奥秘就是位于中产阶层之上的假想阶层。 "中产阶层"这一词预设了这一阶层的存在，但在人口普查中却被忽略了。 据一项市场研究，在1975年和1997年，中产阶层和劳动阶层共占人口的100%。 中产阶层之下有一阶层，但之上却没有了。 即使户籍总署也没有超级富裕这一类，比如年收入百万级的高级管理者。 这些人和其他高级经理和除教师（由于他们收入非常低，被划分为社会阶层Ⅱ类）之外的所有专业人士一样被归为社会阶层Ⅰ类，我们显然看不出有高层阶层。

和以前的时代不一样，现在很少有人愿意承认他们属于一个财富和权力都比别人要大得多的阶层。 极端富裕和极端有权势的人也不难在普遍存在的中产阶层中找到一席之地，至少在讨论社会性质时是如此。英国女王的个人财富在世界上名列前茅，[38]但BBC却将其描述成英国中产阶层价值观的化身，虽然女王本人完全没有体验过中产阶层生活。亿万富翁的大量资金资助是美国总统竞选的前提条件，在英国这也逐渐成为类似总统竞选的首相竞选的趋势。 尽管如此，不管在英国还是美国，高级职位候选者都不敢冒险以非中产阶层的身份出现。 事实上，作为总人口的一部分，巨富和超有权的人非常少，以至于在人口统计中没有这一类。

突然，在2007—2008年间的全球经济危机中，全球经济中的巨富所有者没法藏身了。 即使是媒体评论也开始质问为什么那些在全球金融市场上靠赌博创造出大量不真实财富的人，可以给自己付天文数字的收入，而当他们赌输了后，又由政府来拯救他们，然后他们又给自己开支票。[39]即使是在接近商业世界顶层的人，也开始提出些关键性的问题，他们质疑控制全球财富投资的人不计后果、不受管制地一味追求利润给资本主义社会带来的风险。 根据国家统计局（Office for National Statistics）的数据，到2009年9月，英国总净负债已经增至8 248亿英镑，占GDP的59%。 总负债中的1 420亿英镑是由对银行的资金支持引起的。 如果没有这一项的话，总负债就只有GDP的49%。 先前的政策计划投入最多不超过 40%。 在一次对商业领袖的讲话中，英格兰银行行长警告说英国的国家债务"正在快速上升，尤其是因为对银行系统的支持。 我们都会为这场危机对一代财政产生的影响而付出代价……套用一个伟大的战争领袖的话来说，在人类活动的历史上，从来没有这么少的人欠这么多人这么多钱。"[40]

尽管这样的警告来自于同行，伦敦和华尔街的赌场却正在回复到引发危机的政策上去。 在英国银行业被公众的钱挽救 12 个月后，经济与商业研究中心（Center for Economics and Business Research）预测银行最高层的红利支出将回到 50% 的年增长率，而这一预测现在正在变成现实。[41]

统治阶层很恐慌，这种恐慌不无理由。 资本主义并不是唯一可能的经济或社会形式，至少一些更有头脑的支持者认识到有必要进行某种根本性改革。 2009 年 8 月 9 日，几乎是全球金融危机爆发整整两年后，一群人聚集在伦敦：英格兰银行前副行长约翰·吉夫爵士（Sir John Gieve）、基金管理人和学者保罗·伍利（Paul Woolley）、金融服务管理局（financial services authority，FSA）主席和英国工业联盟（Confederation of British Industry）前局长阿代尔·特纳勋爵（Lord Adair Turner）。 此外，还有一些记者在《展望》（Prospect）杂志上报道这些人的思想，《展望》杂志也是给这些人看的。 特纳说话时比较轻率，他说，不应该让金融服务管理局来保护这座城市，要"非常非常警惕将伦敦的竞争力作为首要目标"。 金融领域，他说，已经"膨胀"了，并且吞噬了太多英国的"一流大学中非常聪明的人"。 金融领域有些部分的发展已经超过了"社会合理"的规模，开展着"对社会毫无用处"的活动。 当权者，他说，不应该听信那种扩大金融部门规模的活动必然有益的言论。 但是，并不是所有参会者都同意这一观点。"我并觉得不确定金融部门的合理规模有多大用处，就像确定化妆品工业的规模没有什么意义一样"吉夫说。 特纳回应道，"提高交易活动的资本金要求，将成为消除过多交易活动最有力的工具，如果提高资本要求还不够的话，我将乐于考虑金融交易税——托宾税……问题是，要得到全球的认同比较难。 在提高资本要求的同时，针对金融部门的一些特殊税收至少能够解决过高薪酬的问题。"

特纳的评论既没有得到财政部的支持，也没有得到新工党财政大臣阿拉斯泰尔·达林（Alastair Darling）的支持[42]，更没有得到英国其他主要政党的领导的支持。 当然，我们也不能期望他们支持特纳。 社会进步不是始于会议室，也不是从天而降，它要么来自于劳动群众日复一日的斗争，要么根本就不会发生。

特纳的评论对经典经济学的根基——利润动机的至上地位提出了怀疑。 虽然英国新工党不敢再这么说，但是有人，甚至统治阶层中有人敢这么说。 我们已经处于危机之中，每个人，毫无例外地，都需要思考自己的立场。 社会阶层的忠诚是真实的，但这种忠诚最终取决于我们所处的环境，而环境是不断变化的。

工业经济到知识经济的过渡

在每个成熟的发达经济中，我们都可以看到从制造业到服务业，再到新知识的生产过渡。[43]从体力劳动过渡到脑力劳动，并不一定意味着从自我界定为生产者过渡到允许他人将其重新界定为消费者。 煤矿工人、钢铁和马口铁工人以及与他们紧密相连的家人，迫使资本家认可由社会出资和组织的医疗服务系统，他们之间的团结不是自然而然地、无痛苦地、必然地出现的。 虽然南威尔士最终成了工人的斗争精神最高涨的地区，仅有克莱德（Clyde）地区可与其相比，威尔士国有化的工业和公共服务机构雇员比例也比英国其他地区要高，但这是一百年艰苦斗争的成果。 团结的社会基础确实变了，但对团结的需要比以往要大得多。 没有团结，以前团结带来的成果很快就会失去。 真正的问题是，在越来越以知识为重的经济中，其条件与以往非常不同，如何在新的社会构成下重建类似的团结精神呢？ 扩大了的劳动阶层，能成为比以往任何事物都更加强大的政治力量。[44]

消费主义自发和自我繁殖的属性，使其成为非常强大的力量，但其本质上有自我限制的矛盾。 市场资本主义鼓吹人是贪婪的消费者，但同时贬低了作为有社会责任感的价值创造者的人。 为了通过交换获得可以当成商品来买卖的幻想的生活，市场资本主义创造了一个贪婪、自私、没有友谊、没有团体、充满享乐主义大众哲学的社会。 自尊对于健康来说是至关重要的。 如果我们将这样的世界传承给我们的后代，我们如何能尊重我们自己？ 让 NHS 礼物经济当先锋，创造新的团结的社会基础，是下一章、也是最后一章的主题。

总结和结论

科学的人性化发展要将所有人口纳入其中，并且要建立在平等的基础上，即我为人人，人人为我。 人类的内在平等为医学提供了基础，而社会全覆盖则是高效的医疗服务系统的基础。 团结创造了国家医疗服务体系，而该体系的不足主要是因为缺乏团结。

消费主义与此恰恰相反，它认为人都是自私的。 它告诉我们，我们越富有，就越缺乏以前穷人之间的慷慨和友谊。 虽然现在上层的人几乎都有这类思想，但大部分人不会这么想。 至少在英国的医疗服务领域，公众对团结的信念，已经承受住了来自公众舆论影响者的持续30年的不断攻击。

即使是最具浪漫主义色彩的团结的概念，也不像消费主义那样忽视现实世界。 消费主义假定我们生活在小企业主经济中，小企业主自力更生，基本不需要国家。 事实上，现在没有这样的经济，也从未有过这样的经济。 小企业倒闭的速度和建立的速度一样快。 在新工党和保守党政府下，非选举产生的国家官僚机构不断扩大，不管他们用什么花言巧语掩盖真相。 自由—民主党派尝试在保守党和新工党之间建立另外一种中间派政党，却提不出清晰的思想体系。 在"改革"福利经济制度之前，国家出资和组织的企业太大，风险太高，令谨慎的投资者无法承受。 国有工业、服务和公用事业的私营化浪潮并没有减少国家资金投入，反而普遍增加了国家资金的投入。 只不过，以前是把资金直接投资于国家财产，可通过议会进行公共问责。 私营化后，资金变成了投资于大公司的巨额津贴。 以前国营时只要做到保本，而私营后一味追求利润，大量资金被用于警察和监狱，因为在充满无边无际竞争的社会里，需要有地方控制竞争的失败者。 新的国有企业模式是与大公司合作，大公司拿走利润，而民众则通过国家承担风险。[45]

团结对于衰落的工业劳动阶层是自然而然的事情，但对于上升中的中产阶层则并非如此，这样的假设貌似真实，其实不然。 公平与团结从来都不会自然产生，它们需要那些能从中获得最大利益而损失最少的人通过经验与斗争才能建立起来。 大多数所谓的中产阶层其实是新条件下的劳动阶层。 扩大了的劳动阶层要进行斗争，用新的方式在新文化中建设和维护团结。 将劳动阶层的定义边缘化为行将消失的工业失业者和长期失业人群，认为几乎每个人都属于中产阶层，从而宣称新的和平时代已经来临，这种阶层分析是建立在肤浅的假设之上。 现实是，国家依然由靠其拥有的财产而生活的少数人和靠其劳动而生活的多数人组成。 NHS 的未来掌握在多数人手中。

注 释：

[1] 冷战的一个结果就是，出现了几乎全球性的一个新形式的极权主义。 不过，不可否认的是，极权主义的很多丑陋的特征可以在它最强大的对手的行为中表现出来，在他们宣传的论调中表现出来。

[2] James Barr 是第一次世界大战爆发之前的英国医学会的主席，他提供了这方面的一个很好的例子（Barr，J.，'What are we? What are we doing here? From whence do we come and whither do we go?'，*British Medical Journal* 1912；ii：157—62）。 Barr 领导了英国医学会针对劳合·乔治保险法的反对运动。 他指出，从优生学角度来看，这个

法案不应该被通过，在这个法案下，在社会中混得不好的人将会干扰自然选择的过程，影响社会的优胜劣汰（Barr, J., 'Some reasons why the public should oppose the National Insurance Act', *British Medical Journal* 1911; ii:1713—15）。

［3］尽管这是事实，但它一部分是人为造成的。因为在纳粹出现之前，医生总数中犹太人的比例远远高于全国总人口中犹太人的比例，当时的大多数欧洲国家都有这个特点。在纽伦堡法案颁布以后，几乎所有的犹太人医生都被赶出了这个圈子。他们的非犹太人竞争者取代了他们［Light, D. W., Schuller, A. (eds), *Political Values and Health Care: The German Experience*, Cambridge, MA: MIT Press, 1986］。

［4］Burleigh, M., *Death and Deliverance*: *'Euthanasia' in Germany* 1900—1945, Cambridge and London: Cambridge University Press and Pan Paperback, 2002.

［5］Paul Martini 是一位有开创精神的临床药理学家，他在 1948 年的内科学会的大会上做了一个题目为"德国医学界的良知"的报告。他说："那些坐在纽伦堡的医生，某种程度上就是罪犯，我们希望跟他们没有任何关系。但是他们是那个时代的产物，那个时代医学的灵与肉，也是 19 世纪晚期和 20 世纪医学界的产品之一，不仅是德国医学界的产品"（Shelley, J. H., Baur, M. P., 'Paul Martini: the first clinical pharmacologist?', *Lancet* 1999; 353:1870—3）。

［6］Weindling, P., *Health, Race, and German Politics between National Unification and Nazism*, 1870—1945, New York: Cambridge University Press, 1989.

［7］Armstrong, C., 'Thousands of women sterilised in Sweden without consent', *British Medical Journal* 1997; 315:563.

［8］Miles, S. H., *Oath Betrayed: Torture, Medical Complicity, and the War on Terror*, New York: Random House, 2000.

［9］这让我想起撒切尔夫人对《新约·路加福音》第 10 章中关于善良的撒玛利亚人的寓言的看法。她在一次保守党大会上说："没有人会记得善良的撒玛利亚人，如果他只有良好的愿望，而没有钱的话。"她好像记不清自己都做了什么了。在回答"谁是我的邻居"？（我应该像爱自己一样爱谁？）这个开玩笑的问题的时候，耶稣讲了一个从耶路撒冷旅行到杰里科的男人的故事。他摔倒在一群小偷之中。一个牧师看到了，但没理会他，从路的另外一侧走过去了。一个利未人看到了，也同样没理会。过了一会，一个撒玛利亚人走过来。"这撒玛利亚人很同情他，走到他那里，给他包扎伤口……而且把他放在自己的胸前，把他带到一间旅馆并照料他。这个撒玛利亚人第二天离开的时候，拿出两个便士，请旅店的主人转交给他，并嘱咐说，请你照顾好他，如果你花了更多钱，我再回来的时候，我会把钱给你。"这个故事并没有提醒我们注意这个撒玛利亚人可能会陷入只有良好愿望的困境，他做了所有自己能做的事。他付钱让其他人以他的名义照顾那个需要帮助的人。今天，我们通过税收分担相互帮助的成本。那些喜欢自愿性慈善捐助而不喜欢收入税的人，其实就是现代版的牧师和利未人。

［10］*Times Health Supplement*, 11 March 1983, reported under the headline 'Gnat survives sledgehammer'.

［11］Frulong, R., 'Getting tough with "health tourists"', BBC World at Once, 29 April 2008.

[12] 在 1949 年，也就是 NHS 开始一年后，各种小报上流传着一些故事，提醒人们注意新的、免费的 NHS 中浪费资源的行为。 其中有一个故事是这样的：外国的海员大量流入利物浦去获取免费的 NHS 假牙，然后再回到巴格达，把这些假牙在集市上卖掉。 艾德礼的内阁担心故事是真的，就进行了一番调查。 结果发现确实有 10 名外国海员在 NHS 提供这种服务的第一年去看了牙医，但并没有发现他们滥用的证据，也没有在巴格达发现 NHS 所使用的那种假牙（Webster，C.，*The Health Services since the War*，*Vol. 1*，*Problems of Health Care*：*The National Health Service before 1957*，London：HMSO，1988，p. 131）。

[13] 英国游客在叙利亚或者古巴的时候如果得病或者遇到事故，会在当地的医院得到免费的治疗。 这种社会文明我们曾在 1948 年达到过，但现在我们已经把它甩在身后了。

[14] "为什么我们要抛弃谎言，对我们的邻居说真话：因为我们就是彼此。"（《新约·以弗所书》4：25）。 团结确实需要坦诚，需要认识到如果我们要有社区就无法挑选邻居。

[15] 在 1995 年，*New England Journal of Medicine* 的编辑 Arnold Relman 在芝加哥医学院举办的专家讨论会上做了一个报告，他在报告中指出，盈利性保险集团把保险本金的 20%—30% 当做利润，在支付医疗费用之前就提取出来（Wolinsky，H.，'Ethics in managed care'，*Lancet* 1995；346：1499）。

[16] 在 1988 年，56% 的美国医生表示他们个人是支持覆盖全国人民的医疗保险计划的，但 74% 的医生认为他们的大多数同事会反对（*Harper's Index*，28 August 2003）。

[17] Röntgen 在发明 X 光设备以后拒绝申请专利。 这样做的人还有：Fleming、Chain 和 Florey，他们发明了青霉素；Waksman，他发明了链霉素；Salk，他发明了小儿麻痹疫苗；Scribner，他发明了用于肾透析的静脉分流。 此外，还有无数的医学先锋们都是如此。 争夺人类基因组片段的专利，甚至是一些临床程序的专利，是最近才出现的事，这种现象被视为可耻和非法的，连美国的国会都这么认为（Gene-Macdaniel，C.，'US could ban patents on medical procedures'，*British Medical Journal* 1996；312：997）。 虽然在 1981 年到 1994 年之间有 1 175 项专利授予了人类 DNA 序列，它们之中的四分之三都属于美国或者日本的私人企业（Thomas，S. M.，Davies，A. R. W.，Birtwhistle，N. J.，Crowther，S. M.，Burke，J. F.，'Ownership of the human genome'，*Nature* 1996；380：387—8）。 那些致力于人类基因组研究的欧洲研究中心，都反对这个领域里的知识产权概念。 这些中心得到一些跨国医药公司的赞助支持，这些公司很清楚这种情形继续下去对这门科学的后续发展意味着什么（Berger，A.，'Human genome project to complete ahead of schedule'，*British Medical Journal* 1998；317：854）。 知识产权是一个使全球市场的某些部分兴奋的东西，但它也会让某些人害怕，与此相关的斗争结局还是未知的，它的影响也是只刚刚开始被人们理解（Frow，J.，'Information as gift and commodity'，*New Left Review* 1996；219：89—108）。

[18] 这完全跟种族没关系，不管怎么定义种族。 与之真有关系的是贫穷。 美国的公共医疗数据几乎总是根据种族来分类表示——黑人、白人和拉丁美洲人，而不是根据社会阶层分类表示。 但是所有的证据都一致地证明了收入是比种族更好的指标，是几乎所有与健康有关的变量的更好的预测变量（镰状细胞病等血红蛋白病是罕见的例外）。

[19] 自从 20 世纪 70 年代以来，人们不能理所当然地认为劳动人口的比例会不断上升，即使在最发达的国家。 一个多世纪以来，除了 1929 年到 1940 年之间的经济大萧条时期以外，美国一直在引领着全世界工资的变化。 大多数工人都开始相信生活水平会稳定上升，而且这在所有的地方都是可以实现的，只要大家都遵循同样的经济和政治道路。在 20 世纪 70 年代，这种财富的增长停止了，虽然受这些财富支撑的正式文化还在延续，但随着其物质基础的消失，社会中出现了越来越多的不满。 在调整通货膨胀之后，美国在 2000 年的平均小时工资比 27 年之前的 1973 年的水平低 8%，而且，有 4 000 万公民没有任何医疗保险。 在 1970 年，最富有的 5% 的家庭的平均收入是最穷的 20% 家庭的平均收入的 16 倍。 到 2000 年，这个差距扩大到了 25 倍。 在 1970 年，CEO 的平均收入超过他们的员工的平均收入的 39 倍。 到 2000 年，这个差距上升到 1 000 倍(Tilly, C., 'Raw deal for workers: why have U. S. workers experienced a long-term decline in pay, benefits, and working conditions?' *International Journal of Health Services* 2004; 34: 305—11)。

[20] Wallace, R., Wallace, D., 'Socioeconomic determinants of health: community marginalisation and the diffusion of disease and disorder in the United States', *British Medical Journal* 1997; 314:1341—5.

[21] Morris, J. N., Titmuss, R. M., 'Health and social change: I. The recent history of rheumatic heart disease', *The Medical Officer*, 26 August 1944:69—71.

[22] 很少有人还记得在 Aneurin Bevan 担任卫生部长期间，他还是住房部长。 由于20% 的英国住房被炸弹摧毁或者严重破坏了，在 1948 年人们对住房的需求比对医疗服务需求更迫切，因此住房就是优先考虑的问题。 Bevan 坚持按照最高的标准(完整的Parker-Morris 标准)盖房子，正是因为这样，1952 年之前建起来的统建住房现在仍可以使用而且状况良好。 后来建起的统建住房则恢复依据偷工减料的建筑标准，那些缺少良知的政治家们认为这种标准适合工薪阶层居住。 现在的政府则正试图彻底消灭统建住房，而社会上对住房的需求，特别是在伦敦，是非常大的，因此，政府的想法很难实现。

[23] Morris, J.N., 'Four cheers for prevention', *Proceedings of the Royal Society of Medicine* 1972; 66:225—32.

[24] Welin, L., Larsson, B., Svardsudd, K. et al, 'Social network and activities in relation to mortality form cardiovascular diseases, cancer and other causes: a 12 year follow up of the study of men born in 1913 and 1923', *Journal of Epidemiology & Community Health* 1992; 66:225—32.

[25] 根据西安大略大学的 James Havies 教授与位于赫尔辛基的联合国的世界经济发展研究机构(World Institute for Development Economic Research)的一项合作研究，在2000 年，世界上最富的 2% 的人拥有全世界资产的 51%，而最穷的 50% 的人口只拥有全世界资产的 1%。 其后的数据显示，随着全世界经济的增长，这种严重的两极分化正在加剧(*Toronto Globe & Mail*, 2006 年 12 月 5 日)。

[26] Wilkinson, R.G., Pickett, K.E., 'Income inequality and population health: a review and explanation', *Social Science & Medicine* 2006; 62:1768—84.

[27] Yamey, G., 'Why does the world still need WHO?' *British Medical Journal* 2002; 325:1294—8.

［28］Price, D., Pollock, A. M., Shaoul, J., 'How the World Trade Organisation is shaping domestic policies in health care', *Lancet* 1999; 354:1889—92.

［29］Nair, V. M., 'Health in South Asia: future of Kerala depends on its willingness to learn from past', *British Medical Journal* 2004; 328: 1497, and Jayasinghe, S., 'Health in South Asia: Sri Lanka needs to build on its strengths and gains', *British Medical Journal* 2004; 328:1497.

［30］这是欧盟新宪法投票表决之前的预备阶段中所发生的一件重要事情。 法国人比英国人更好地理解了这个新宪法,而幸运的是,法国是第一个投票的。 比最初的罗马条约更彻底,新宪法的第三部分强迫公共服务机构走向市场竞争,与包括跨国商业性供应商在内的主体竞争。 虽然每一个欧盟成员国里都至少有一个政党宣称把在未来实现社会主义当成目标,新宪法的这个部分差点让新自由市场经济合法了。 由于法国和荷兰的投票中绝大多数人投了反对票,这个投票过程不得不暂时停止了,但是争取让新宪法通过的斗争还会再来的。

［31］能否免除费用,取决于医疗服务是被归类为经济活动还是非经济活动,而这显然不是由是否可以生产出有用的产品决定,而是由是否为了追求利润决定。 色情文学、合法卖淫、赌博和避税咨询等活动因此都被归为经济活动,而我们不得不假装把 NHS 当成非经济活动,只有那些不需要使用者直接付费(分担费用)的服务才能免除费用。

［32］Editorial, 'A manipulated dichotomy in global health policy', *Lancet* 2000; 356:1923.

［33］Elliott, L., 'Impending crisis in the International Monetary Fund, World Bank, and World Trade Organisations', *Guardian*, 21 May 2003.

［34］在罗斯福新政的后期,美国差点就建立了自己的 NHS,超出了大多数人的预期。 在 1936 年至 1945 年间,美国的农村地区都建立起了医疗合作社。 *Saturday Evening Post* 把美国农业协会组织(Farm Society Administration, 简写为 FSA)的计划描述为"医疗保险的宏大预演"。 1942 年达到巅峰时,FSA 有 65 万农民加入了全面的医疗保险项目,在 42 个州总共有此类项目共计 1 200 个。 集体预缴的费用是由农民协会和县或者州的医生协会共同承担的。 集体预缴是由医疗费用 Lafollette 国会委员会在 1932 年一份名为《美国人的医疗服务:委员会关于医疗服务费用的最终把报告》(*Medical Care for the American People: The final Report of the Committee on Costs of Medical Care*)里提出的。 这个机构建立于 1927 年。 这份报告注意到当时的医疗资源并不是"依据需要而分配的,而是依据实际或估计到的付费的能力而分配的"。 美国医学协会把这份报告说成是"意图煽动革命"。 在 1945 年,它本来可以在杜鲁门总统的支持下通过 Wagner-Murray-Dingell 法案扩展成与很多发达国家的医疗保险项目相似的全国性医疗保险,但是国会在 1946 年终止了支持该项目的所有新政的立法。 FSA 项目的领导人 Fred Mott 博士和 Milton Roemer 博士后来去了加拿大,在萨斯喀彻温省(Saskatchewan)地区建立了全面覆盖的医疗保险项目,这个项目为加拿大现在的覆盖全民的单一支付者模型奠定了基础(Grey, M. R., *New Deal Medicine: The Rural Health Programs of the Farm Security Administration*, Baltimore, MD: Johns Hopkins University Press, 1999)。

［35］现在,这里的财产是指作为资本的财富,不是指供个人使用的物品,虽然手推车或者汽车可以归为它们之中的任何一种。 对于发达国家的大多数人来说,拥有的资本

几乎或者完全限于他们拥有的住房，而住房既有个人使用价值，也有市场价值。 政治家们渴望让尽量多的人接受财产所有者的合理观点，让他们摆脱梯也尔时代的"两公顷田加一头牛"的观念，让他们接受 20 世纪 80 年代撒切尔的平民资本主义的理念。 住房的性质正好迎合了他们的想法。 通过实施让社会化住房的租户购买的政策，她希望把那些靠自己拥有财富生活的人的意识形态能扩展到大量靠自己劳动生活的人。 公有房屋被以远低于市场价值的价格卖给了租户。 接下来，曾经被国有化的企业的股份也被以类似的低价卖出去了。 一代工人阶层，曾经是工党的可靠投票人，变成了更容易接受保守党想法的人。 新工党也走了同样的道路，接受了停止所有社会（国家）供应的住房，以及私有化被国有化的企业和公共设施。 结果是，英国无家可归的人从 1978 年的 5.3 万人上升到 1993 年的 28.7 万人。 钱都被地产中介、银行和投机者赚走了。 从对公共财产掠夺中获利的那代人，开始思考如何才能帮助他们的子女买到价格已经高高在上的栖身之所了（Victor，C. R.，'The health of homeless people in Britain：a review'，*European Journal of Public Health* 1997；7：398—404，and OPCS report，*The Health of Our Children*，London：HMSO，1995）。 撒切尔留下的影响就是，把房子变成消费性商品，把居住之所变成了投机性商品和可以开发并赚取利润的东西。 正如她所想要看到的，社会出现了分化，政治变得混乱了。 她的政策促使了第三个社会阶层的出现——既靠拥有的财富又靠劳动生活的人，这些人的思想与已有的两个阶层的思想不同。 不过，他们最终还是要在两种生活的基础之间做出选择。

这个重要的故事还没完。 自从 20 世纪 70 年代以来，投机导致住房的价格持续上升，这使得虽然人们的实际工资在下降，就像在美国一样，但人们却可以借钱支持不断上涨的消费支出。 到 2006 年本书的第一版面世的时候，美国的全国房价仍在以每年 15% 的速度上升。 全部 OECD 国家的房产价值的总和在过去的五年中翻了一番还多，从 300 亿美元升到 700 亿美元，高于服务和产品的年产出值。 用《经济学家》（*Economist*，June 2005）的话说："从来没有看见过房产的真实价格在这么多国家里在这么长时间里涨这么快"。 我在 2006 年版本的书中这样预测："由于上涨的房价几乎全部是投机性的，不代表物质生产的变化，这已经形成了一个巨大的泡沫，跟美国 1929 年—1933 年市场崩溃前的投机性泡沫可以相提并论。 那次投机导致了资本主义的、法西斯主义的世界性危机，也导致了第二次世界大战。 现在，生产使用价值的实体经济与生产财富的、概念上的经济之间的差距越来越大，概念上的经济中的财富很大部分是虚假的。 那些接受了他们已经成为成功的资本家的幻觉的工人们，一定会感觉到虚假财富的冲击。"在 2007 年至 2008 年的一系列事件证实了我的预测。

[36] Zweig，M.，*The Working Class Majority：America's Best Kept Secret*，New York：IRL Press，2001.

[37] 这是完全成熟的工业化国家的一个长期趋势。 根据《经济学家》杂志，由美国最富的 500 家公司获得的利润总和中有 45% 是来自于金融部门，而不是来自于工业产品或者非金融类服务。

[38] 根据 BBC 的报道，他在 2000 年的个人财富达到 19 亿英镑，在全世界排第 19 位。

[39] Fred Goodwin 爵士是苏格兰皇家银行（RBS）的首席执行官，他被称为 2002 年的福布斯商人（Borbes Businessman），这个称号是全世界商界的最高嘉奖。 在 2009 年 1 月的时候，我了解到他的银行亏损了 280 亿英镑，这个亏损值是英国公司在当前这场危机中

亏损的最高值。 RBS 的股票一夜之间就跌了三分之二，这家银行的估值从 500 亿英镑下降到 50 亿英镑。 新工党政府用 200 亿英镑本属于民众的钱挽救了这家银行，而且名义上获得了控制权，但同时，政府也宣布会尽快把它归还给私人部门。 政府还允许 Fred 爵士领取上一年工作的薪酬 420 万英镑，并在 55 岁退休时得到每年 57.9 万英镑的退休金（Hattenstone，S.，*Guardian*，24 January 2009）

〔40〕Seager，A.，'Bank crisis will burden a generation，says King'，*Guardian*，21 October 2009.

〔41〕金融危机之后，有 4.9 万个这样的银行家丢掉了工作，因此，他们预期 2009 年可以得到 60 亿英镑奖金，大大低于他们在 2007 年实际得到的 100 亿英镑奖金（Treanor，J.，'City bonuses to soar by half to £6bn'，*Guardian*，21 October 2009）。.

〔42〕Smith，D.，Goodman，M.，Marlow，B.，Walsh，K.，'Hammering the City：Lord Turner talks tough'，*Sunday Times*，30 August 2009.

〔43〕在第二次世界大战的末期，在美国 30% 的工作岗位需要受过教育的人，到 2000 年，这个比例上升到大约 70%。 一半的新工作岗位和 35% 的全部工作岗位现在都需要更高教育水平的人。 至少在一个人自己的工作范围内，诚实的习惯变得很宝贵，它与解决那些书本上找不到答案的问题的能力一样重要（Anderson，W.E.K.，'Green College lecture：Responsibility of the educator'，*British Medical Journal* 1989；298：1660—1）。

〔44〕对各社会阶层的投票行为的研究表明，自从 20 世纪 30 年代以来，英国和法国的产业工人阶层在投票方面的团结一致的程度并没有明显的下降。 通过物质财富进行的资产阶级化，被认为会让工人们把自己重新归类为中产阶级，但这个结论好像仅限于美国（Weakliem，D.L.，Health，A.，*The Secret Life of Class Voting：Britain，France and the United States since the 1930s*，Centre for Research Into Elections and Social Trends，Working Paper 31，Glasgow：University of Strathclyde，February 1995）。 即使是在美国，这个过程也比大多数媒体报道所暗示的更不完整得多。 格拉斯哥大学传媒集团的 Greg Philo 教授在评论英国 2001 年大选时说，选举的结果反映了 20 世纪 80 年代撒切尔首相实施私有化政策以来社会阶层的结构性变化（*Guardian*，13 June 2001）。 最富的 10% 的人的收入等于最穷的 50% 的人的收入，而 200 万成年人的收入来源只有州提供的养老金。 这意味着至少有三分之二的人口要依靠政府部门，这些人口包括很多传统的中产阶级，他们现在面临着他们的岗位被工业化的问题，原来"安全"的银行和保险行业的工作现在变成了低薪的呼叫中心的工作。 这正是健康和教育成为选民主要关注的问题的原因，这也是新工党重新获得"正常的"大多数选票的原因。 Greg 教授认为这种情况只有借助于财富税才能得以维持下去，同时要辅以外汇管制措施，以防止资金出逃。 作为一个代表大公司的新政党，新工党不可能推出这种税收或管制。 因此，如果工党要想重新夺回正常的多数选票，只能回归原来的承诺。

〔45〕市场失灵不会在任何本质上是公共物品的市场中出现，外包、公私合作或者私有化可以将风险从纳税人（全部人口）转到私人投资者，所有这些许诺因此都是假的，很多例子证明了这点。 在 20 世纪 80 年代，在第一次将老年护理中心私有化的浪潮中，85% 的护理中心转到了私人手中。 随着房价在 20 世纪 90 年代的飞速上涨，很多护理中心，特别是在英国最富的地方——英格兰的东南部的那些护理中心，获得了比提供服务所得的利润更高的地产增值。 由于私人部门的目标就是利润，他们很自然地就把房子卖掉了，

而那些本来应该由他们照顾的老人被赶了出去，不得不自己找地方住。 可见，要让私人拥有的护理中心被抛弃，并不需要它们每个都达到破产的境地，只要让它们的所有者发现能带来更多利润的其他机会就行了。 美国及其他国家的跨国公司对在拉丁美洲和欧洲的公共医疗服务中投资所产生的利润的预期往往过于乐观，因此，那些曾经把责任转移给跨国公司的国家发现自己仍然承担着那些利润最低的活动〔Jasso-Aguilar，R.，Waitzkin，H.，Landwehr，A.，'Multinational corporations and health care in the United States and Latin America：strategies，actions and effects'，in Mackintosh，M.，Koivusalo，M.（eds），*Commercialisation of Health Care：Global and Local Dynamics and Policy Response*，London：Palgrave Macmillan United Nations Research Institute for Social Development，2005，pp. 38—50〕。

七

学习的空间

　　本书引用了大量来自于实际医疗过程的证据，来证明将商业模式用于医疗服务系统是不合适的。 医疗服务系统的目标，是用最优的效率来服务全部人口的整个生命，而商业模式无论怎么修正，也做不到这一点。 以盈利为目的的投资，不可能有效地产生全体人群的健康改善这一副产品。 在现行英国和欧盟的法律制度下，只要将服务的责任外包给私营的服务提供商，他们就必然会忽视上面提到的证据，而将社会的需求置于商业雄心之下的次要地位。 其不良后果往往被掩饰，保护商业机密的法律会掩饰它。 政客们和媒体评论家显然无法跳出供应商或消费者的思维框架，也无法构想切实可行的合作社会而不是竞争性社会，因此他们也会掩饰商业模式产生的不良后果。

　　完全理性地发展和应用医疗知识，使其服务于所有需要它的人，需要的是礼物经济，它与不断发展的真实生活中不断做出的医疗决策的特点一致。 在礼物经济中，医疗人员与患者一道从他们的成功与失败中学习。 他们可以学习新的工作方式，发挥出内在动机和美好意愿的能动性。 目前的体制夸大了需求，忽视了需要，将患者和社区限定为消费者角色，挫伤或浪费他们的能动性。 礼物经济依赖于人际信任，而人际信任在商业交易中是没有可持续性的。 在礼物经济自身的合作过程中能建立起人际信任，不会因为在医疗过程中出现意外结果就打击医疗人员，从而破坏这种信任。

　　医疗服务系统中的礼物经济是合理的，这不仅仅因为礼物经济更快乐，更有想象力，更人性化，而且因为它可能更有效率。 它很可能可以提高医疗人员长期的责任心，促进患者明智地参与，从而以很少或零额外成本增加资源。 由于它支持对革新持怀疑态度进行评价，而不是轻易接受被商家夸大的需求，因此能够持续地发展，这一点与科学实验证明的进步很相似。 由于礼物经济的过程会接受公众的监督，而不是用商业机密的外衣掩饰起来，也不会被推销所歪曲，因此我们可以看到决策的正负两面的效果，并从中汲取经验教训。

本书提供的证据表明，从 1948 年到 20 世纪 80 年代初期，当允许（通常也是不情愿地，并且经常没有足够的资金）NHS 追求满足全部人口的需要时，我们开始发展 NHS 礼物经济。 虽然它有许多家长式作风带来的弊端，但与英国之前所采用的任何一种医疗体制相比，礼物经济式医疗服务的效率更高，更受公众、患者与医务人员的喜爱。[1]在礼物经济体制下，NHS 的工作文化开始转变。 利润动机从医院和专家诊疗的中心转移到边缘地带，并且通过发展医疗教育和研究被逐步摒弃。由于全科医生的个体承包者地位，在基本医疗服务中依然存在追求利润的动机，但是利润动机也会从中心转移边缘。 越来越多的全科医生在他们自身的经历中逐步建立了长期的个人责任心，学会了对登记在册的所辖人群负责。 将所有的人群加在一起，覆盖到每个人，他们都是社区中的居民，而不是偶尔出现的、没有归属的购买医疗服务的消费者。

路是走出来的[2]

这一新兴的新经济和文化只不过是一个开端。 人们对于医疗服务领域的专业兴趣从来没有消失过，只不过，这种兴趣在于其商机，而不是在于公共服务。 最初的政治领导人让 NHS 朝着新的经济和文化迈出了不确定的、试探性的第一步。 在新的经济和文化中，医患关系更平等，医疗服务的交易会减少，在公共服务领域内责任的分担会更普遍。

这一学习过程还远未完成，任何有实践经验的人都不会期望它很快完成。 患者和社区是医疗服务的共同生产者，而不是医疗服务的消费者；医疗专业人员要转换思维和行为方式，他们不仅是科学成果的使用者，而且要在意味着社会进步的科学发展过程中做出自己的贡献；医疗服务人员要遵守严格的道德职业操守，而不应屈从于商业的残酷本性。然而，这些思想从未被人们，甚至大多数 NHS 员工完全接受、发展或理解，更不用说被选出来的那些领导 NHS 的政治家们接受了。

NHS 法令颁布于 1946 年，开始实施于 1948 年，即使是在当时那么有利的条件下，经过了 40 年，变革者才渐渐梳理清楚这些思想。 即使政府过去主导了这个过程，而不是反对这一进程，也需要几代人的努力才能创造出能充分利用科学思维解决健康问题的全新文化。 依我个人经验来看，几乎没有变革者能在五年之内通过变革带来确确实实的变化。 如果希望能在五年之类出成果，任何新形式的实验，都是注定要失败的，因为任何一个真实的社区都至少需要五年才会开始相信变革者是严肃对待变革的，而不是将其作为个人职业发展的跳板。 由于人们已经习惯被欺骗，要想重新产生信任，人们首先要看到包围在职业和制度权力周围的墙坍塌下来。

我并不想暗示我们曾经有过一个黄金时代，而那个时代正在逝去。这里面确实有很多宝贵的点子，但是思想前进与消失的速度要大于行动。 日常实践的改变肯定是迟缓而犹疑的。 日常杂乱的需求每天都差不多将一线的医疗人员淹没，他们只能在其中摸索前进。 并且他们还经常面临人手不够、资金不足的现实，无法满足最有需求人群的需要。多数医院和基本医疗部门中的工作者工作都非常努力，尤其是在处于困难状态的地区。 1948 年他们是这么做的，今天他们依然是这么做。 医疗服务的内容和责任已经变了，但是工作的强度却更大了，因为今天能做的更多了。 他们已经做了很多，但还有更多的等着他们去做，这让医疗服务人员难以接受这个事实。[3]

我希望我没有让大家得到这样一个印象，那就是，在这一阶段，医学的进步没有被快速地利用。 事实上,医学知识比以往增长得更快,因为每一个答案都产生了更多的问题,这些问题带来新的解决方法。这一进程也许受到制度变革和国家政策的阻碍,但它是不可能停止的。这也表明,追求新知识所产生的动力,要远远大于追求利益所产生的动力。 通常认为,自从 20 世纪 80 年代初 NHS 市场化后,人体生物学知识发展进步得更快了,比 NHS 礼物经济遭遇严重危机前要发展得快许多。 其原因很多,但最重要的原因很简单,那就是,不管政府如何想如何做,科学知识是呈指数增长的。 如果科学知识能转化成有销路的产品,市场就会加速科学的发展,但它会阻碍社会性产品的发展。[4]

在评估国家系统中医疗服务的质量是进步还是倒退时,我们要非常地谨慎。 无论在什么地方对医疗状况进行第一次全面、审慎的评估,一开始其结果往往是令人震惊的,因为它比最悲观的专业人士所预期的都要差,在发达经济中认为可接受这种医疗状况的专家还不到一半。[5]在这个意义上,NHS 在 2010 年的表现当然远比其在 1948 年好。 虽然评估的时候必须谨慎,但这种评估必须做下去。 受商业文化的影响,在公共服务领域的交易关系产生了大量的财务工作。 除此之外,到 20 世纪 80 年代,在各个层次上评估与监管的工作量有了巨大的增加。 80 年代后的发展促进了理性决策(或者说,如果不受商业机密限制的话,应该可以促进理性决策)。 质量与结果评价框架(QOF)的制定,就是源于类似于我和许多积极的基本医疗探索者的经历。 虽然政府滥用质量与结果评价框架,将常规的评估和信息技术当作使基本医疗服务从属于商业要求的手段,但没有破坏质量与结果评价框架引入系统的潜在的积极价值。 将公共服务从商业中恰当分离出来后,医疗服务最初和后续发展所要求的创新性实践和研究,可以在很长时间里发挥作用。

我们知道得越多,能做的也越多,公众的期望因此也会大大提高。如果能做的与实际所做的之间的差距大得让人无法容忍,那么,这种将业务限定在能够获取商业利润的活动范围内的政策最终会失去公众支持。 所有经济发达、有能力支撑公共医疗服务的国家在这方面的发展都远远超过了我们。 即使无知的政府对教育和研究进行破坏，医学知识的指数增长也会继续下去，因为我们知道得越多，我们就越好奇，好奇心所产生的动力比贪婪产生的动力更强大。 呈指数增长的知识会引起公众期望的指数增长，并且这种期望会更理性。 在医学专业人士的支持下，人们不断地表达自己的健康需要，理性的需要将最终取代一些有时候显得很幼稚的消费需求。 人们并不一定需要接受过正规教育才能理解这点。[6]即使是在最坏的情况下，我们也有理由乐观看待未来的这种变化。 任何一个有能力满足人们基本需要，且基本可以保持每年增长2%—3%的发达国家，其生产能力不能总被追求利润最大化的竞争所制约。 制约生产力发展速度的唯一因素，是物质资料的可持续性。 如果生产的主要目标是为了满足我们以及未来世世代代人们的需要，而不是为了利润最大化或资本积累，那么我们就能比较容易控制这一因素的影响。 如果社会生产力能够保持适当的增长速度，而且人们把有意义的工作当成基本需求的内容之一，那实际上就没有什么是我们无法提供的。[7]

认识到医疗服务是一个生产过程，其投入、产出、效率都是可以测量的，那就向前迈出了一大步。 这一点，我们应该感谢玛格丽特·撒切尔。 她认为创造国家财富的唯一途径是生产可出售的商品以获得利润，显然，目前所有主要政党都认同这一点。 这正显示出了她的无知，她没有意识到，借助新兴的礼物经济，NHS其实已经在创造国家财富了。 显然，她和所有主要政党过去没有、现在也没有看到这一点。

在1948—1980年间的NHS中，我们有学习的空间，学习如何在更高等、更文明的社会中做事与工作，从而为后代留下一点东西，而不是像现在一样在很多方面什么都没为后代留下。 如果消费主义在公众中依然大行其道，如果我们找不出替代方案并将其置于旨在扩大民主社会与政治复兴运动的核心议程，那么这一空间就将岌岌可危。 在扩大化民主中，我们不是仅仅附和统治阶层达成的既成事实，而是主动参与到社会进步的建设中。

人民战争促生 NHS

NHS 源于 19 世纪采矿社区，其主要特征在当时已具雏形，只是到了第二次世界大战才在全国范围内发展起来。

大量的贫困与失业，同时伴随着追求不断增值的巨大的财富，而后是在战时充分利用人力和物力资源，这一经历告诉我们，我们无需容忍由追求自身利益的少数富裕家族做决策的经济制度。这就是政治上左翼与右翼的分歧所在，自从普通百姓开始在自己的政府中获得一点点发言权后，这种分歧就一直存在，所以那个时候的政治是真实的。投票选举权似乎对我们百姓，而不仅仅对政治家们，有重大的意义。它事关个人与家庭关系、工作关系，以及我们对生产或帮助生产什么感兴趣。最重要的是，它关系到我们如何创造未来，如何利用快速提高的劳动生产率满足更多人最重要的需要。

大约在 1940 年至 1945 年间，全国都处于这种状态，特别是军队和有前瞻意识的人——他们思考我们从战争中学到了什么，及其将如何影响战后社会的重建。营养学、传染病学、医疗服务组织方面的前沿研究，在 20 世纪 30 年代被政府所忽视。在 20 世纪 40 年代，当欧洲大陆从北角到直布罗陀到博斯普鲁斯都沦入法西斯控制后，法西斯侵略近在眼前，国家存亡危在旦夕。男男女女都成为启蒙运动的仅存成果的捍卫者，这些研究成果被认为是急需的、相关的、只要有政治意愿就可以应用的。历史上第一次，每个人都能在社会中发挥对社会有帮助的作用。如果市场无法形成某些产品，政府就会代表我们进行干预。[8]历史上第一次，每个人都有工作。每个人都有最低饮食保障，因而在物资贫乏时，饥饿与营养不良的情况事实上比 20 年来农民卖不出所生产的东西因而生产过剩时要好一些。历史上第一次，所有儿童都接种了抗白喉疫苗，而在平常的年代，每年都约有 3 000 名儿童死于白喉。[9]
历史上第一次，所有现有的医疗资源都被找出来并投入使用。 人们发现，医疗卫生资源严重不足，没有计划，分布不合理，这些问题的变换取决于变化无常的慈善而不是取决于有计划的、合理的税收。 历史上第一次，由于预计敌人轰炸会产生大量伤亡，在全国建立了输血和急救服务中心，并配备了细菌实验室和生化实验室及 X 射线诊断工具。

NHS 的物质和政治基础是在人民战争时期奠定的。[10]人们对自身利益的关注不得不退到次要地位上，全国努力争取集体生存，不惜采取冒险行为来突破顽固的官僚和等级制度的抵触。[11]在 1945 年的大选中，工党获得了压倒性的胜利，这代表了那个行为模式的胜利。 那时，旧秩序还未恢复过来，还没来得及采取反攻，也还未找到回归无管制的资本主义道路的借口。 而现在，又是由几个富有的男人决定我们要做什么，在哪做，如何做，而选举出来的政府也无能为力，被公众蔑视，民主这一思想再次被质疑。 在决策者中加入几个富有的女人代表了一种进步——这是一种奇怪的论调。

在 1940 年到 1948 年间，我们懂得了对于我们这个世界，对于我们的生活，什么才是真正重要的。 这一时期产生了大量新型的或创新的公共服务，我们的国家在某种程度上被看作是"福利国家"。 同时还出现了有创意的文化服务，其社会根基比以往要广泛得多。 所有这些发展都不是发生在商业世界之中。 在这样的学习空间里，人们的思考和行为不必考虑利益。 不错，我们需要收支平衡，我们的消费不能长期超过生产，但我们可以设计出达到目标的自己的方法，而不必考虑经理或股东的收益。 这是因为实行民选的国家，我们可以想象我们自己就是集体所有者，我们的工作资金来自集体税收。 至少在体育、文化、教育、娱乐这些领域中，有些部分是不需要考虑创造利润的。 人们可以像以往一样说话行事，超越卑鄙、自以为是、自私的商业界所设定的界限。 在商业世界中，一切都由账本说了算。

当然，这只是某些时候某些人的偶然想法。 这一想法并不明晰，充满歧义，但反对这一思想的人却清楚地意识到了这种思想的现实性和力量。 在 1945 年 5 月，这些思想的力量迸发而出。 反对者直到 1956 年才重新站稳脚跟，当时哈罗德·麦克米伦（Harold Macmillan）成功地用成千上万辆小汽车，而不是上千辆马车成功地重构了保守党。 至此，福利国家已经无法挽回了。

从 20 世纪 80 年代里根和撒切尔实施"新"经济政策以来，那些学习的空间已经一步一步地重新变得对商业世界和竞争开放，而对商业利益没有帮助的想象力则彻底失去了存在的空间。[12] 随着这些空间的失去，我们进入了一种新的极权主义社会。 在这个新型极权主义社会里，任何可想到的人类需求都被表示为个体需要，要通过单个物质产品或服务来满足，而以盈利为目的的商业机构出售这些物质产品或服务。是否保持与这种想法一致，成了检验忠诚度的标准。 如果有人提出其他组织工作的方式，那么一定会被"沉默的大多数"轰下去，而这"沉默的大多数"显然是由那些富裕得足以拥有或控制报纸、电视或广播的人所定义的。

今天，我们距离 1945 年那种充满希望的社会状况已经远得不能再远了，那时候，我们有集体的勇气、慷慨与想象力来创造 NHS。 它结束了自 1914 年 8 月以来难以想象的、痛苦的对人类独创性和努力的浪费。 难道我们要把过去的那些经历重来一遍，才能重新创造出全国性、甚至全球性的乐观和急迫心态？ 从那以后，我们学到了很多。 首先，是从建设初期所犯的严重错误中汲取了经验教训。 最初，我们试图建设一个更人性化的社会。 在我们试图建设的社会里，资本主义几乎还未起步，更不用说成熟，因而缺乏创造民主社会主义的社会制度，只能依赖群众参与而不是靠高压政策，最广泛地为每个人提供积极主动、发挥想象力参与财富建设的途径。 英国是最先进入这个隧道的，为什么我们不能成为第一个找到出路的呢？

我们需要在商业世界之外创造更多的空间并用立法对其提供保障。在那个空间中，我们能根据社会公认的优先次序，用不同的方式创造财

富。　在这些空间中，参与生产的人应该能贡献出来自实践并经过实际
经验检验的想法，他们能向工作中的成功与错误学习，能够根据生产和
创造的东西，而不是消费的东西来评判自己和他人。

斧头终将砍下

　　事实上，整个英国的印刷与广播媒体都认为，我们需要挥动斧头
砍向社会中的某一部分，削减它在整个社会中的比例，但并不是要砍
向拥有和控制我们经济的人，也不是要砍向那些引发危机的投机倒把
者，而是要砍向其他人，以及不以盈利为目的的社会机构。　公共服务
这一块已经被迫平均减少了25%的预算，而根据官方预计，有的领域
的预算降幅更是高达30%，有的政府部门则预算降幅要达到40%。
这些被消减的内容分大部分将会是福利预算，而上百万的新增失业
者所依靠的就是这些福利。　"工作的激励"（即失业的惩罚）将增
加，而政府却将减少公共领域的工作岗位。　受打击最大的是如威尔
士、苏格兰、北爱尔兰、英格兰中部和北部这样的重工业区。　私营
业主的工作取决于出口，而目前世界上所有国家都在努力增加出
口，减少进口。　按照这一模式发展下去，20世纪30年代的恐慌注
定将要重演。

　　我们当然需要根本性的改变，但那是何种变化呢？　要根除疾病，
而不是隔几十年整个社会就需要经历一次临危救治，我们需要找出原因
进行处理，而不是处理其后果。　穷人总在帮富人走出困境，现在需要
停止这一做法了。　我们的祖辈已经经历过这一切，我们知道它发展下
去将会是什么样子。　只有傻瓜才会再做这样的蠢事，他们这样做的目
的仅仅是为了保持一些幻想，直到下次危机爆发。　这些幻想是虚幻的
财富，代表的不是真实而有用的物品和服务的生产力，而是赌博，超量
生产任何和一切可以卖出去的东西，却不投资于数百万人无力负担的必

需品。 现实主义者最终会停止寻找救生圈，转去调查轮船沉没的原因，并找出应对措施。

我们需要对这样的危机进行手术处理——需要比自 19 世纪来任何一次都更深刻的社会变革。 即使是在经济学家中，也有一些人从 19 世纪 30 年代全球资本主义的严重危机中汲取了一些教训，那场危机产生的后果太可怕了，尤其是法西斯抬头与第二次世界大战。 威尔士格拉摩根大学（Glamorgan University）商学院院长艾伦·洛维特（Alan Lovett）教授，提出了这样的建议：

> 股东财富最大化这一奇怪的目标应该从公司法中删去，以免主管们以此为借口，为自己缺乏奉献精神而开脱。利润应该只作为一个约束条件，而不是目标。[13]（斜体是本书作者所加）

这句话从商学院里传出来，显得非常具有革命性。 它可以追溯到亚当·斯密那里，他正确地认识到如果将利润而不是人类需要作为生产的目标，就可以更有效地生产出有用的物品。 工人像机器一样工作，而不再是具有创造性的人，他们生产的不是最为人所需的，而是最有利可图的。 但是，凡事都有个限度。 这种方式的一个可怕后果是，先将人变成盈利机器的齿轮，然后在新机器出现后将他们抛弃，因为新机器能用更短的时间生产出更多的东西，并且对劳动力需求更少，能生产出人们被诱导后所需要的任何东西。 斯密分析的是不断进化的社会。 我们现在处于这样一点上：生产别针或面包所需的动机与一个更复杂的产品——通过医疗服务得到的健康改善毫无关系。

不管股市行情如何，医学知识依然会增长。 要利用新的医学知识，必须扩大而不是缩小 NHS。 NHS 必须雇用更多受教育程度更高、能力更强的人。 任何一种劳动力密集的人类服务都不能再削减工作了，否则会对已经是病态的社会造成更多伤害，因此，NHS 不能以牺牲劳动力来谋求发展。

如果英国能行动起来，那我们向世界发出的信号一定会得到广泛响应。 不管是在经济上，还是军事地位上，英国都已经不再是世界强国。 但是在意识形态和历史上，它依然有非常大的潜在影响力。 由于英国是现代工业和政治经济概念的发源地，因此我们依然拥有一个具有影响力的国际舞台。 如果 NHS 回到 1948 年最初设定的方向，我们的制度可能会有很大的国际影响力，它所产生的新知识和新思想比任何军队对世界的贡献和教育意义都大。 在英国工人运动试图冒充银行家的好朋友之前，在其历史传统中，我们仍然可以发现通过共享信息技术来建立更广泛更强大的新运动的基础。 工人运动成就了 NHS，孕育了其前身。 只有重建更大的工人运动，吸纳更多的人，才能维护并扩展 NHS。

重建工人运动的第一步是承认自己的错误。 如果有人认为那太难或太危险因而是不实际的，那么看看我所知道并尊重的每一个门诊医师的经历也许会有所帮助。 需要对他人生命负责的人，总会有些时候觉得自己做了一个错误的选择。 也许在做决定时，那是一个最好的选择，但后来的事情会表明并非如此。 一天，一个病人死了。 你的同事会安慰你说那并不能怪你，如果要他们做，他们也会和你做得一样，这是不可避免的，如此等等。 但事实上他们对自己说的是"上帝保佑，幸亏去的不是我。 如果我现在责备他，有一天别人也会责备我。"所以，那些安慰的话实际上没有用。 你知道你做错了，带来了灾难性的后果。 在那种情况下，只有一个明智的做法：去找死者的亲戚，告诉他们真相，让他们来裁决。 不要管那些法律建议，也不要考虑合同条款，没有比这更体面的做法了。 如果你不这样做，你不仅在那些直接相关的人眼中是有罪的，在你自己眼中你也是有罪的，并且负罪感会跟随你一辈子。 几乎在每个案例中，当你诚实地讲述了事情的始末，并表示你从中汲取了经验教训后，死者家属不会去找律师，也不会出于报复毁了你一生。 讲出真相比回避真相更容易得到谅解，也比你一辈子自己都看不起自己要好。

也许，指望那些不顾走上伦敦街头抗议的 200 万同胞而坚持发动不合法战争的人有这样可敬的行为是不太现实的。 然而，若想恢复英国的工人运动，其广大的支持者以及那些希望通过工人运动取得社会进步的人，必须承认其所犯的巨大错误：工人运动已经面目全非，没人需要它，它成了又一个将实际的决策权交给全球市场上那些拥有财富与权势的人的政党。

不要让我们等到一无所有时，再让斧头落下。

注 释：

[1] 在过去的十年中，尽管媒体上经常出现对 NHS 的批评和指责，NHS 仍然比其他那些多多少少保持以市场驱动的医疗服务系统更受欢迎，特别是相对于美国的医疗服务系统来说。 美国人不喜欢他们现在的没有系统的状态，但是有很多人害怕任何形式的变化，这种人数量多得已经遏制了 2009 年获得大多数人投票支持的改革方案，这些人选择了他们熟悉的、虽然不是好的东西。

[2] 旅人啊，地上本没路，路是人走出来的。 ——Antonio Machado(1875—1939，西班牙诗人)。

[3] 在 NHS 建立之前，南威尔士地区的矿区诊所的工作量正在下降，每天只有 70 次上门服务，每天上午和晚上只有 100 人来做手术(Levers, A. H., ‘The GP at the crossroads’, *Lancet* 1950；I：1369，echoing a similar letter from A. Sanjana in the *Lancet* 1950；I：1201)。 1961 年夏天我在 Rhondda Fach 山谷做代理全科医生期间，一个人在上午和下午要处理 60 个病人，工作要到晚上 9 点才能结束，在结束之前还要完成 25 个家庭上门服务。 此外，我还要参加轮流值晚班。 从对健康改善的贡献来看，这些工作中的多数都是没有意义的，但是提高了工作士气，也提高了医疗服务的可及性(这是非常必要的)。 显然，大多数不得不以这种方式工作的医生都感觉患者的要求远大于他们的客观需要，医学专业的学生就是这样被教导的。 纽卡斯尔的一项出色的研究证明了这点，研究表明，在一个落后的内地城市的全科医生们认为他们的会诊率比那个地区的正常会诊率水平高出两到三倍。 而实际上，他们的会诊率大概就处在平均水平上下，他们的平均会诊时间为 5—6.5 分钟，也是处于平均水平上下。 医生们主观估计的工作量与高的会诊率紧密相关，但是这被非常高的不看病的人的比例抵消了，这是因为，由于医生们的工作，很多人不需要来看病了(Bhopal，J.S.，Bhopal，R.S.，‘Perceived versus actual consultation patterns in an inner city practice’，*Journal of the Royal College of General Practitioners* 1989；39：156—7)。 医生们不知道那些登记注册的患者有哪些不去看病，除非他们走出去调查。 极少有医生在已经超负荷工作的情况下去做那种事，即使他想做。

[4] 例如，汽车和交通网络的发展已经非常迅速了，但是整个人口的合理的、可持续的流动性却被抑制了，因为政府用牺牲通往更大的个人自由的通道去换取汽车的生产、销

售和使用。

[5] 这是我个人在工作中发现的。 我认识的进行类似客观研究的同行也发现了相似的缺点(Hart, J. T. , 'Measurement of omission' , *BMJ* 1982;284;1686—9)。 多年在医疗服务的第一线辛苦工作的人都知道,要想向所有人提供完美的医疗服务,还需要很长时间。 有些人声称刚开始就达到了这种完美的状态,他们的话是非常值得怀疑的。

[6] 教育是极其重要的,但如果认为教育水平不高的人一定不会为自己考虑,那就错了。 在谈到 Bermondsey 地区选民的时候,Shapurji Saklatvala 博士写下了下面的警句:"欺骗会读书却不会思考的人,比欺骗会思考但是不会读书的人要容易得多"(It is much easier to deceive people who read but cannot think, than people who think but cannot read.)(Benn, C. , *Keir Hardie* , London;Hutchinson, 1992;p 394)。 他是英国的第一位信奉共产主义的国会议员,这样的人到目前总共只有三位。

[7] Irvin, G. , Byrne, D. , Murphy, R. , Reed, H. , Ruane, S. , *In Place of Cuts*; *Tax Reforms to Build a Fairer Society*, www. compassonline. org. uk, accessed 1 January 2010.

[8] 到 1943 年,英国全国的产出增长了 25%,但增长的产出几乎全部来自于国有部门,国有部门的支出占全国总支出的一半以上。 人们的生活成本自从 1943 年以来一直保持比较平稳,因为政府实行了严格的价格管制。 但是穷人的生活成本实际上有所上升。尽管有 36 万人死于战争,总人口还是增长了 3%(*Fighting with Figures*;*A Statistical Digest of the Second World War*, London;HMSO, 1995)。

[9] Hart, J. T. , 'The teaching of medical history and education for change' (Gale Memorial Lecture), *Social History of Medicine* 1989;2;391—8.

[10] Calder, N. , *The People's War*; *Britain* 1939—1945, London;Pimlico, 1969. 因为保密的要求有所放松,关于这一主题的后来的书籍提供的资料可能会更详细些,但是他们的作者不同于 Nigel Calder,他们并没有那个时代的亲身经历,这在我看来是个重大的缺点。 当然,战争不只有那一场。 在温斯顿·丘吉尔看来,那是一场关乎大英帝国生死存亡的战争。 他的保卫帝国和统治阶层的立场,得到了很多军官以及大多数应征入伍的新兵的很好理解,虽然他并不了解广大工人阶级的生活。 1945 年工党的大崩溃,让几乎所有的政治家和媒体都感到震惊,但对于那些在服务行业工作的人和他们的家庭来说,这并没什么奇怪的,他们对爱国主义有了新的理解。

[11] 虽然这些严格的措施从来没有彻底恢复,自从 20 世纪 80 年代以来英国的文化变得比以往任何时候都更厌恶风险。 制定任何一个决策都要做到:万一什么事情出错了,最终的责任一定在其他人那里。 如果没有人做好前期准备,考虑好各种可能的情况,学校的短途旅行都无法组织起来。 要是没有保险提供保障,任何事情都不允许发生。 这种抑制想象力的效应在教育问题上表现得极其严重。 最终,我们的临床医学也将会变成这个样子,如果我们继续遵循美国的道路,让律师们扰乱世界。 如果让所有的关系都遵循类似的基本市场交易模式,诉讼的噩梦就不可避免。 就像老师们把教育卖给学生,医生们把临床决策卖给病人,如果东西与预期不完全一致,人人都可以起诉卖者。人类制度需要好的法律。

[12] 这些空间到底多大程度上真正向想象力开放了呢? 不会超过各种级别的官员所

允许的程度的。 而现实中很少能达到那个程度，甚至在大多数时间里，根本就没有对想象力开放。 对于 NHS 或者其他的福利制度来说，都是如此。 但是，我们看得到了非常大的可能性，而这个看法至少在 1985 年之前占据了进步思想的主流地位。 不过后来，他们就被矿工罢工给彻底摧毁了，在英国持续了上百年的政治和社会思想结束了，它在英国持续的时间比欧洲其他国家都长些。 在新的知识经济的背景下，相信这些进步思想最终还会回来的。

[13] Tett, G., Fools' Gold, New York: Little, Brown, 2009.

译后记

终于完成了全书的翻译，有些释然，也有些忐忑。

本书还原了英国国家医疗服务系统(NHS)的建立与发展过程，从政治和经济两大方面深入剖析了推动这一历史过程的重要事件、人物，以及更深层次的复杂社会关系。本书篇幅不长，但信息量非常大，有大量的历史事实，也有大量深刻思考。本人对医疗卫生领域有多年的研究，阅读过国内外大量的相关文献，对现实中的问题长期关注。在翻译及校对本书译稿的过程中，一次次被书中的内容所震撼。

在当今世界中，经济利益成为了改变现实社会的最主要的因素，它渗透到政治活动中，影响着各种重要制度的形成和变迁。NHS 走向衰落，就是在这个大的背景下发生的。但是，经济利益，特别是少数人的利益，与国民的健康并不是一致的，甚至是冲突的。本质上以国民健康为根本目标的医疗服务系统或者医疗卫生制度，不能屈服于经济利益的强势，人们也不应该被由经济利益追求者编织的谎言所蒙蔽。

长时间以来，消费者主义已经在全球的医疗服务领域占据了主流地位，市场化的医疗卫生制度已经成了主导性制度安排。绝大多数媒体和学术界的讨论，都是以这个背景作为基本假设展开的。非市场化的医疗服务系统，曾在英国取得了巨大的成功。如今，它已快被历史的尘埃所掩盖，已从绝大多数人的视野中消失。人们对它的认识和评价，主要来源于零散的、不全面的二手资料，以及直觉和简单的逻辑性推理。

作为一种非市场化的医疗服务系统，英国的 NHS 究竟是什么样的？它与市场化的医疗服务系统有哪些区别？其效率如何？本书作者凭借数十年从医经历中掌握的真实资料和真实感受，呈现出了一幅珍贵的画面。 虽然，从表面上看来，作者是这个系统或制度的捍卫者，对其褒奖之词远远多于对其批评，但是，如果我们能够抛弃内心中可能的反感或者逆反情绪，冷静地思考，就会发现他所说的句句属实，而每句对 NHS 的褒奖都是对历史的真实再现，都是对当今医疗服务系统的有力批判，都是需要我们深刻反思的。 由于作者是医生，对医学及其在现实中的应用极为熟悉，他提出的建立合作型医患关系等建议颇具建设性和可行性。

在很多人眼中，NHS 之类的制度缺点也很明显，比如，等待时间过长。 经济学理论告诉我们，当一个产品或服务的价格为零的时候，人们对其需求是无限大的。 在一定程度上，这句话是正确的。 那么，将有限资源生产出来的产品或者服务有效地分配出去，确实需要一个合理的分配机制。 NHS 中等待时间相对较长，可以理解为该系统以患者接受治疗的急迫性作为分配医疗服务的标准。 而对急迫性的评估，不仅仅取决于患者自身的判断，还取决于医疗专业人士的判断。 相对于用愿意付出金钱的多少来决定医疗服务分配的系统或者制度来说，NHS 的这一分配机制更有效，它能够更合理促进医疗资源的有效利用，更好地真正解决人们的健康问题。 如果我们关注的根本问题是居民的健康，NHS 就是更好的制度——书中的对比分析，对此提供了有说服力的证据。 当然，NHS 的这种分配机制也有消极影响。 过长的等待时间，可能会让患者及其家属产生担心或者焦虑的情绪，也可能会导致错过最佳治疗时机甚至患者不治而亡的情况发生。 实际上，任何医疗服务系统都不是完美的，我们只能在权衡各种制度的利与弊之后做出次优选择。 NHS 这样的制度可能就是一种次优选择。

中国的医疗卫生制度正处于艰难的探索过程中。 对于所有关心中国医疗卫生事业发展，思考中国医疗改革的人来说，本书都是一本难得的好书，甚至是必读之书。 它将打开一扇窗，让大家看到另外一个被忽略的曾经精彩的世界，呼吸到颇有启发性的思想气息。

作为本书译者，我们追求忠实地再现作者的原意——"信"。 但是，中英两国有比较大的文化上的差异，译者对本书作者的语言风格不甚熟悉，这些都使得本人不敢保证做到"信"。 至于"雅"和"达"，更是不敢奢望。 因此，对于是否能够让读者们喜欢这本书，并真实和准确地理解书中内容，我心怀忐忑。 但我相信，只要读者们像译者一样细心思考、耐心揣摩，一定会被本书吸引，甚至被震撼。

本书由本人和妻子丁煜博士共同翻译，本人负责全部译文的校对和修订。 我们感谢原书作者朱利安·图德·哈特对翻译过程中的一些疑问和问题所给予的耐心和详细的解答，也感谢中南财经政法大学的李妍洁在注释部分的参考文献录入中给予的帮助。 特别要感谢格致出版社的钱敏编辑和王萌编辑及其同事给予的理解与支持。 对于本书译文中可能的疏漏甚至错误之处，本人恳请原谅和反馈。

林相森

2013 年 12 月于武昌喻家山

The Political Economy of Health Care:
Where the NHS Came from and Where It Could Lead
by Julian Tudor Hart
Copyright © The Policy Press 2010

本书根据 The Policy Press 2010 年英文版译出
2013 年中文版专有出版权属格致出版社
本书授权只限在中国大陆地区发行
版权所有　翻版必究

上海市版权局著作权合同登记号：图字 09—2011—137 号

图书在版编目(CIP)数据

医疗服务的政治经济学:英国国家医疗服务系统从
哪里来到哪里去/(英)哈特著;林相森,丁煜译.—2
版.—上海:格致出版社,2013
ISBN 978 - 7 - 5432 - 2305 - 9

Ⅰ.①医… Ⅱ.①哈… ②林… ③丁… Ⅲ.①医疗卫
生服务-研究-英国 Ⅳ.①R199.561

中国版本图书馆 CIP 数据核字(2013)第 278757 号

责任编辑 王 萌
封面设计 王 萌
美术编辑 路 静

医疗服务的政治经济学(第二版)
——英国国家医疗服务系统从哪里来,到哪里去
[英]朱利安·图德·哈特 著
林相森 丁 煜 译

出 版	世纪出版集团 www.ewen.cc	格 致 出 版 社 www.hibooks.cn 上海人&出版社

(200001 上海福建中路193号23层)

编辑部热线 021-63914988
市场部热线 021-63914081

发 行	世纪出版集团发行中心
印 刷	苏州望电印刷有限公司
开 本	635×965 毫米 1/16
印 张	19.75
插 页	2
字 数	212,000
版 次	2014 年 1 月第 1 版
印 次	2014 年 1 月第 1 次印刷

ISBN 978 - 7 - 5432 - 2305 - 9/F · 680
定 价 48.00 元